もっと臨床がうまくなりたい

ふつうの精神科医がシステムズアプローチと解決志向ブリーフセラピーを学ぶ

宋 大光・東 豊・黒沢幸子 著

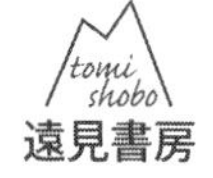

はじめに

本当に憂鬱な診察

「またか」

患者さんとその家族が診察室から出ていったのを確認すると、僕はいつの間にか一人つぶやいていました。その瞬間全身から疲れがどっと出て、力が抜けて座り込むように椅子に腰を下ろしました。診察中からその人たちは口にはしないまでも、その表情、態度、言葉の端々から、僕の診察に満足していないことは十二分に伝わってきていました。それを痛いほど感じながらも、自分がどこからどう話を聴けばいいのか、何をどうすればいいのかわからない。そんな情けない自分に嫌気がさして、頭がぼーっとして遠くを見てしまう。でもすぐ現実に戻されます。スタッフが次の患者さんを案内していいのか僕の顔色をうかがっているのです。当然待たせるわけにもいかず、「どうぞ」と言うしかない。そんな毎日が続きました。そうなると朝出勤するときから憂鬱で足取りは重くなります。

「今日もまた不満そうな顔をされるのかな」
「相手を怒らせたらどうしよう」

これまでの嫌な記憶がよみがえって、始まる前から診察が怖くなることさえありました。

自己紹介とこの本について

この本を開いていただいている読者の先生方、はじめまして。大阪で開業している精神科医の宋大光と申します。前述したのはスーパービジョン（以下、ＳＶとします）を受ける前の僕のごく普通の日常です。精神科医や心理士の先生方の中には臨床がうまくなりたいと考えている方が多いと思います。僕もその一人です。そんな僕がＳＶを通して、東豊先生からシステズアプローチを、黒沢幸子先生から解決志向ブリーフセラピーを学んできました。解決志向ブリーフセラピーは、ソリューション・フォーカスト・ブリーフセラピー、あるいはソリューション・フォーカスト・アプローチとも呼ばれています。そこで本書ではソリューションと通称して述べます。

この本は東先生から「ＳＶを受ける中での先生の成長を本にしてみないか」という提案をいただいて書き始めました。システムズアプローチやソリューションを解説する本ではありません。決して理解が早いわけでもなく、センスがあるわけでもなく、器用でもない僕がシステムズアプローチとソリューションを全く知らない状態からある程度身に着ける（無論、今も勉強中です）までに悩んだこと、苦しかったこと、気づいたこと、うれしかったことを書いたエッセイです。

できるだけリアルにお伝えしたいと考え、ＳＶ中にメモとして書き留めたノート、ＳＶを録音したものをもとに、当時の記憶をたどりながら書きました。ケースについてはできるだけ簡潔にするために、挨拶の場面や同じことの繰り返しになる部分は割愛し、当時の僕の診察の様子がそのまま伝わる部分を中心に書きました。プライバシーに関わる部分は、個人が特定されないように加筆・修正してあります。

システムズアプローチもソリューションも、理解の仕方や実際のやり方は人によってさまざまです。この本にあるシステムズアプローチとソリューションに関する記述は、あくまで東豊先生のシステムズアプローチ、黒沢幸子先生のソリューションを宋大光が解釈したものです。文中に出てくる用語の定義も同様です。また、この本は二〇一五年六月の最初の東先生のＳＶから二〇二〇年五月の最後の黒沢先生のＳＶまでの5年間の僕の軌跡を書いています。その間に僕の考えや臨床は変遷しています。時期によって書いていることに開きがあるかもしれませんがご容赦ください。

ＳＶは「できない自分をできる他人に見られる行為」と言えます。でも実際の臨床で患者さんが良くならず、できない自分を患者さんに見られるよりはましだと、医者を続ける中で考えるようになりました。臨床において、患者さんが良くなるかならないかの結果は白昼にさらされます。その傾向は患者さんの状況が切迫していればいるほど強まります。切迫している患者さんは今よりも楽になりたいと必死だからです。当たり前ですが臨床は真剣な場です。逆に言えば、真剣な場で少し臨床が見えてきたとき、少し結果が出たときのうれしさは医者としてこの上ないものです。わからないことも多いですが、時々そんなうれしいことがある臨床の途上に今僕はいます。決して背伸びをせず、今の等身大の自分で書きました。どうぞお付き合いください。

宋　大光

もくじ

第1部
東豊先生に
システムズアプローチを学ぶ

第１部まえがき

　この本を書くために、ＳＶを受けながら自分がメモとして書き溜めたノートの一番はじめのページをめくると、初めて東先生からＳＶを受けたのは二〇一五年六月一〇日でした。そこで、その日より前の自分のカルテを読み返してみました。すると自分でも薄々わかってはいましたが、一、二回受診してもう来なくなってしまう、つまり治療に乗らずにドロップアウトしていく患者さんがたくさんいました。しかも今カルテを読み返すと、なぜドロップアウトしたのかが手に取るようにわかってしまいました。もうそれは目をふさぎたくなるような感覚です。「よくこんな臨床で患者さんが来てくれてたな。これは僕以外の何らかの力のおかげに違いない」。そう思いました。

小児科から精神科に転科して

　僕は小児科医時代、周囲の優秀な先生方に圧倒された上に、ガイドラインを中心とする決まった治療に自分の存在意義を見出せませんでした。僕は何をしてるんだろう。これって僕じゃなくてもいいんじゃないか。そう考えていくと、結局今の僕っていらないんじゃないか。そう思えてきました。それが嫌で仕方なくてまた考えました。自分がいてもいいと思えるためには何が必要か。そうやって自問自答していくうちにたどり着いた結論は、自分が患者さんを治すことで人の役に立っているという感覚を得ることでした。そう思える科はないか。その時に以前から興味のあった精神科のことを思い出しました。精神科医になれば決まった治療ではなく、精神療法という名のもと自分と患者さんとの対話で治療ができる。そうすれば自分が患者さんを治しているという感覚が得られて、自分がいてもいいと思える。そんな思いで二〇〇九年四月、精神科に転科しました。

それまで全く精神科の経験がなかった僕を受け入れてくれたのは、急性期の患者さんを積極的に受け入れている精神科の病院でした。やる気さえあればたくさんの患者さんを診るチャンスをいただけました。精神科医として必要な知識、診断、薬物療法の勉強ができました。それらの知識を持って僕の思い描く自分が治す臨床をしようと考えました。

その当時、僕が思い描いていた自分が治す臨床とは、

「患者さんや家族に礼儀正しい態度で接し、正しい診断と治療方針をやさしく丁寧に説明し、その治療を実践することで患者さんを治す臨床」

です。

それまで医者としてやってきたこと、勉強してきたことが通用しない

その臨床は僕がそれまで受けてきた教育と経験を通して得たものであり、それをすれば患者さんは良くなると信じていました。もちろんこれは医師として正しい概念であり、それを実践することで良くなる患者さんもいます。少なくとも小児科医時代はこの概念で良くなる患者さんがたくさんいました。今考えてもその時の自分を否定するつもりはありません。むしろ医師として不可欠な概念であると言えます。しかし現実の精神科の臨床ではそれを実践しても、どういうわけか良くならないことが日常的にありました。皮肉なもので、自分が治す臨床がしたいと精神科に転科したのに、そちらの方が良くならない患者さんが多かったのです。それどころか患者さんに不満を持たれたり、面と向かって怒鳴られることもありました。そんな時はどうしていいのかわからなくなりました。それを収めるために再び医学知識で説明するか、自分の人生や臨床の経験を語るか、思い付きの持論を展開していました。すると患者さんや家族の不満や怒りはさらに膨らみ、最後は来なくなる。その繰り返しでした。

どうして勉強した通りにしているはずなのにうまくいかないのか。今まで教えてもらったこと、学んできたこと、やってきたことが精神科の臨床では通用しない。僕はよりどころを失い、自分の中で折り合いをつけられませんで

した。

最後に残るのは患者さんを問題視する気持ち、相性が悪かったんだという言い訳。何よりも大きいのは、患者さんとの対話で治療することを生業にしている自分がそれをできていない、その自己嫌悪でした。患者さんと会ったときに、僕はどのように話を聴けばいいのか、どのように話を運べばいいのか、何をすればいいのか。こうなってくると、もう何からどう手を付ければいいのかがわからない。診療中に自分が迷子になっていました。

でも、今思えば僕がしていたのは「おしつけ精神療法」でした。

そんなことが当時の臨床でどれくらいの割合であったのかはわかりません。でもそれがとてつもなく大きく感じられて、精神的にとても疲弊しました。それを水に流して、また次の患者さんに向き合うというのが苦痛でなりませんでした。自分に嘘をついているようで、それをなかったことにできなかったのです。当時、僕の僕自身への評価はこうでした。

「僕は医者なのに患者さんを治せない」

SVにたどり着いた

そんな状態から抜け出すにはとにかく臨床がうまくなるしかないと考えました。精神科医として臨床がうまくなるには診断や薬物療法をはじめいくつも方法があります。その中でもやはり精神療法で臨床がうまくなりたいと考えました。精神科医になって改めて、精神療法ができることが自分が精神科医であることの証だと思ったからです。でも小児科出身であったため精神療法にどんなものがあって、どんな先生がいるのかも知りませんでした。そこで周りの先生方に精神療法をどう勉強したらいいのかを尋ねて回りました。でもどの先生も僕と同じようにどう勉強すればいいのかわからず悩んでおられました。

そこで自分で探してワークショップや研修会に行ったり、精神療法の本や雑誌を手あたり次第に読みました。その中でいいなと思う先生がいたら、日本中どこであってもその先生の勤務先に直接電話をして、「外来を見学させてください」とお願いしました。全く面識がないので訝しがられたり、同じ先生の見学に二回行って、三回目をお願いすると「もう勘弁してほしい」と断られることもありました。いろんなことがありましたが自分なりに手を尽くしました。しかし学んだことを実際に臨床でやってみると、一部のケースでうまくいくことはあってもほとんどのケースはうまくいきませんでした。今考えれば器用でもない僕がちょっと勉強したり、外来を見学したくらいで真似できるわけがないのですが、当時は気づきませんでした。

そうやっていろいろ調べているうちに、アメリカの精神科専門医の養成ではＳＶが重視されていることを知りました。でも実際にＳＶを受けるなんて怖そうだ、第一ＳＶを受けている人なんて周囲にいないし誰から受けたらいいのかもわからない。そう思っていました。一方でそれまでのような手段で勉強したり、真似をしても患者さんは良くならない。ある時、こんな患者さんがおられました。中学二年生の男の子が強迫症状を主訴にお母さんと通院してくれていました。僕はなんとかその子の症状が良くなるようにと、これまで勉強してきたことをもとに頭を絞って薬物療法やアドバイスをしていましたが、いつまで経っても症状は良くなりません。半年が過ぎたそんなある日、息子さんを連れてお父さんがはじめて来られました。その診察でお父さんは「先生、プロやろ。うちの息子いつまで経ってもようなれへんやん」と一言。目の前でその男の子は僕を気の毒そうな目で見ていました。死ぬほど恥ずかしかったです。僕はぐうの音も出ません。そのお父さんのおっしゃる通りでした。僕がお父さんの立場なら同じことを言うと思います。

さらに悲しいことに、そんな臨床でも良くなる患者さんがいるのに、それがなぜ良くなったのか自分でわかりませんでした。そのうち、患者さんは僕じゃなくてこの大きな病院という看板を見て来てくれているんじゃないか、僕の着ているこの白衣を見て来てくれているんじゃないか。そんなのは自分の実力じゃない。僕はその状況に甘えている。自分の実力で患者さんに来てもらえるようにならんとあかん。次第にそう思うようになりました。そんなことを考えている時、ありがたいことにいろんな条件が整って開業できることになりました。そして僕は勤務していた病院を退職して、二〇一三年八月に開業しました。

開業してからは限られた時間の中で臨床をすることになりました。すると時間に焦るあまり「おしつけ精神療法」の傾向は強まります。僕の臨床は目も当てられないような状況になりました。そんな毎日が辛すぎましたが、それでも臨床は続きます。その上当時は開業したばかりで医療機関という組織としての体制がまだできておらず、毎日いろんなトラブルが起きて、一日が終わるともうクタクタでした。自宅に帰ってご飯を食べると、疲れと眠気で起きていられない。三食ちゃんと食べているはずなのに一カ月で体重が四キロ減る。そんな日々でした。

それでも僕には組織としての体制ができていないことより、臨床ができていないことの方が辛かったのです。臨床がうまくなれば楽になるはずだ。そう思って自分を救ってくれる精神療法を探し続けましたが、これだと思える精神療法は見つかりません。僕は精神科医としても迷子になっていました。


いつの間にか精神科医になって五年が過ぎていました。

そんな二〇一四年のある日、大学院（当時、僕は社会人枠の大学院生でした）で知り合った心理士の先生とお茶を飲みながら何気なく話をしているときでした。その先生は「臨床が一番楽しいですよね」と言われ、毎日の臨床が苦痛で仕方なかった僕にはその言葉があまりに衝撃的でした。思わず僕が「先生はなんという心理療法をしているのですか？」と尋ねると、「システムズアプローチです」と教えてくれました。それですぐにシステムズアプローチを調べてわらをもつかむ思いで、その年の九月に後に師匠となる東豊先生のワークショップに参加しました。

東先生はワークショップの冒頭に「**今から僕が話す内容はすべて嘘です。信じてはいけません**」とおっしゃいました。思わず笑いも出ましたが、その時「これは今までと何か違う」と感じました。そして東先生はその場で聴衆の先生方が即席で作ったケースに対して、ロールプレイを見せ始めたのです。僕は意味も分からずとにかく必死でそのロールプレイを見ました。その後、聴衆の先生方が「あの時なぜそうされたんですか？」「その時何を考えていたんですか？」「次はどうしようと思っていましたか？」などと、その面接中に東先生が考えていたことを質問されました。すると東先生はそれに特殊な専門用語を一切使わず、すべて面接内で起こっていることを根拠にして説明されたのです。その光景を見ていて、「聴衆の前で自分の臨床を見せられるなんてすごい。しかも即席でそれができて、それを説明できてる。これや！　これしかない」と確信しました。

……と言いたいところですが、システムズアプローチが何かわからない僕にはそんなことを思えるわけがありません。当時の気持ちを正直に言えば、それができるすごさに感動したことは確かですが、これが今の自分を救ってくれるはずだと祈るような気持ちでした。そこでその日に東先生にご挨拶をさせていただき、その後も東先生のワークショップに参加して無理やりお会いできる機会を作りました。そうやって何度かお会いしてから、押しかけて「どんな方法でもいいので、システムズアプローチを教えてもらえませんか」とお願いしました。僕があまりに行き詰まっているように見えたのでしょうか。東先生は「ええよ。SVしてみるか？　形式は何でもええよ」と言ってくださいました。追い込まれているので、SVが怖いなんて言っている場合ではありません。

「やっと救世主に会えた。これでやっと目の前に道が見えた」

本気でそう思いました。二〇一五年五月のことです。

こうやって東先生からのSVが始まりました。

SVを受け始めたころ

形式は何でもいいと言われたもののどうしていいかわからず、ケースを自分なりに紙にまとめようと思いました。でもどうまとめていいのかさえもわかりません。そこで勤務医時代にしていたように患者さんの年齢、性別、主訴、家族構成、診察時の様子、病歴、検査の結果、診断、治療経過などを書いたものを持って東先生を数回尋ねました。東先生から「これは聞いた？」「なんでこうしようと思った？」といろいろと質問され、当然そんな視点はないので答えることができず、さらに頭の中は混乱しました。これではダメだと思い、苦しまぎれに「紙以外の方法で臨床がうまくなる方法はありますか？」と尋ねると、「自分の面接をビデオに撮ってそれをSVするのが一番ええけどなあ」と東先生。それですぐにビデオカメラを買い、患者さんへの同意書を作り、さっそくビデオによるSVを受け始めました。

それからはSVを受ける以外のケースでも、自分の勉強と次回の診察までの仮説、戦略を考えるために、仕事が終わって自宅に帰ってから、一人で自分の診察のビデオを見ました。ところが一人で自分のビデオを見ても、どこをどう見ればいいのかわかりません。それでもとにかく見続けました。そしてその時に湧いてきた疑問をメモしておいて、次のSVで質問しまくる。それでその場で東先生がおっしゃった言葉を一言一句取りこぼさないように必死にメモしました。メモが追い付かないときは携帯で録音しました。それを帰りの電車の中で読み返したり、聴いたりしながら、自分が気づいたことや思いついたことと一緒に整理しなおし、改めて清書してその日を終える。翌朝に出勤したら清書したものを読み直してからその日の診療に臨む。それを使える場面があればすぐにやってみる。それがうまくいけばまたやってみる。うまくいかなければ、何がまずかったのか考え直して修正してまたやってみる、それでダメなら東先生に質問する。それを東先生が夏休みの八月以外毎月続けました。

またこのころ少しでも早くシステムズアプローチを身に着けたくて、東先生のSV以外にシステムズアプローチに関する研修会や本を調べました。良さそうに見えた研修会は参加し、本は読んでみました。その中でも特に良かったものがありました。まずは広島で村上雅彦先生と金丸慣美先生がされている広島ファミリールームの研修会。これはほぼ一年かけて講義とロールプレイの研修を通して、体系的にシステムズアプローチを勉強できました。次に大阪で夏に吉川悟先生がされているサマーセミナー。これはとても密度の濃いものでした。本は東先生の『セラピストの技法（旧版）』（日本評論社）、吉川悟先生の『家族療法―システムズアプローチのものの見方』（ミネルヴァ書房）。そしてシステムズアプローチを知ってから出会ったソリューション。それをご専門にされている森俊夫先生と黒沢幸子先生が書かれた『〈森・黒沢のワークショップで学ぶ〉解決志向ブリーフセラピー』（ほんの森出版）。この三冊の本は読みながらページが減っていくのがもったいないと思うくらいよく書かれた本でした。

この部の構成

この部の各章のテーマは東先生のＳＶを受けながら指摘してもらったこと、教えてもらったことの中で「これで自分の臨床が大きく変わった」と感じたものだけを選んでいます。各章の順番は「システムズアプローチを理解するときに僕はこの順番で壁にぶつかってきた」と感じた順にしました。そしてそれぞれのテーマごとにＳＶに提出したケースを挙げながら、その時のＳＶの様子、自分で振り返って気づいたことや考えたことを書いています。

第1章 自分の枠組みから自由になる

患者さんの話を聴いていると、いつの間にか自分の枠組み（枠組み：人がその事象に対してした意味づけ）にとらわれていました。これがシステムズアプローチを実践する上での最大の壁でしたし、今もテーマになっています。

〈ケース〉

特別支援学校に通う小学三年生の女の子と両親が「（娘が）同じフレーズを繰り返す」を主訴に来院しました。女の子は診察室に入るなり「バスが嫌い！」と繰り返しながら、体を左右に揺らせていました。お父さんはそれを収めようと、やさしく女の子の肩に手を置いていました。お母さんは疲れきった表情で、娘さんの問題について話し始めました。

母：いつもこんな感じで同じフレーズを繰り返すんです。
宋：それっていつからなんですか？
母：小さいころから物をくるくる回したり、散髪屋さんの看板から離れられなかったりで。場所見知りまであって、スーパーにも入れないんです。それと一歳から保育園に入ってたのに友達の輪にいまだに入れないんです。

授業中にじっとできなくて、座ることもできないんです。あ、同じフレーズを繰り返すのは五歳からで、そのフレーズも一時間も二時間も言い続けて、それが最近はひどくなってきたんです。それから……

（お母さんは興奮気味にしゃべり続けました。その間女の子は体を激しく揺らし、お父さんがそれを抑えようと肩を持っていました。）

宋：それを無視したことはありますか？

母：あります。無視するとどんどんひどくなります。

宋：それを無視し続けたことはありますか？

母：そんなことしたら、もっとひどくなります。

宋：ひどくなったら、どうしてるんですか？

母：テレビを見せたり、音楽を聞かせています。

宋：するとどうですか？

母：一旦はフレーズは収まりますが、今度はテレビなんかの音量を最大にしないと気が済まないんです。どうしたらいいかわからなくて。

宋：同じフレーズを言わないときだけ、ご褒美としてテレビや音楽を聞かせるのはどうですか？

母：テレビや音楽を聞かせるのが精一杯です。でも音量が大きくなると私もイライラしてきて、それに注意するとまた同じフレーズを繰り返すんです。……

（お母さんが一人でしゃべり続けて、それに圧倒されてどうしていいかわからなくなりました。）

宋：お母さん、すみません。時間が来てしまったので、今後もまたお話をお聞きしますね。

母：どうしたらいいでしょうか？

宋：次回、またその相談に乗りますね。すみません、時間なので（汗）。

お母さんは不満げな表情で黙り込んでしまい、無言のまま出て行かれました。お父さんは女の子の肩を抱いたまま、申し訳なさそうに頭を下げておられました。

ビデオを見終わって

宋：（不安な気持ちで）先生、どうですかね？
東先生（以下、東とします）：うーん。無視するとか、ご褒美とかってどこから出てきたん？
宋：いや、音を出してるのは注意喚起だと思うので、無視したほうがいいかなと思って。
東：ご褒美は？
宋：強化子になると思って。
東：それは全部先生の価値観、枠組みやろ。**自分の価値観はいらんねん**。まあ、いらんことはないけど、それは後や。そういうこちらの意味付けや枠組みは後。まずは相手の枠組みに合わせるねん。
宋：はい……。（東先生の言葉の意味もよくわからず）ではどうしたらよかったのでしょうか？
東：まずはお母さんがなんでこんなにもしんどそうにしてるのか、対応にこだわっているのかに興味を持って、それを聞いていく。そしてお父さんはお母さんが語るこの子の問題をどう思ってるのか、お母さんがしんどいときにお父さんはどうしてるのか……（その後は東先生の見立てや介入の解説が続きました）

自分の価値感を大切にしてきたのに

「自分の価値観はいらんねん」
頭をいきなり後ろから強く殴られたような感覚でした。

それまでの僕は自分の価値観を中心にして臨床をしてきました。患者さんやご家族から「先生、どうしたらいいでしょうか？」「こんな風にしてもいいんでしょうか？」「これは病気なんでしょうか？」などと尋ねられたら、僕にとって必要な情報だけを集めたらすぐに「～してみてください」「それは～です」と答えていました。相手の話す内容に対してすべて僕の価値観で判断して、良い、悪い、こうすべきだ、それはだめだと決めて、それをそのまま告げていました。もちろん相手や内容によって言葉の言い回しを変えたり、柔らかく伝えたりはしていましたが、していることに大差はありません。僕の枠組みをそのまま告げる。要するにやっていることはそれでした。それが患者さんのためになると信じていましたし、僕が判断して答えることが自分の役割だと思っていました。

このケースで言えば、東先生が指摘された「無視する」「ご褒美」というくだり。それまで学んでいた行動療法から来た僕の枠組みです。それを問題行動を減らすという目的で提案していました。行動療法を用いたことが問題なのではありません。行動療法の枠組みが入るような見立てがあったわけでもなく、その枠組みが入るような話の流れを作ったわけでもなく、いきなり僕の枠組みを押しつけていたのです。このＳＶで指摘していただいて初めて気がつきました。

焦る気持ちから自分の枠組みを押しつけていた

この診察の中での僕はお母さんのしんどい語りに飲まれていました。お母さんの語りが「しんどいんだから早くなんとかしてよ」というメッセージに聴こえて、どうしていいのかわからず焦っていました。早くなんとかしたくて苦しまぎれに自分の枠組みである行動療法に持っていこうとする。お母さんはそれに対して反論する。僕はそれを抑えにかかろうとまた行動療法に持っていこうとする。あとはそれを繰り返して時間切れ。次回の予約も取らずに帰られました。

ＳＶで一回気がついたところで、長年やってきた習慣です。すぐに押しつけをやめられるわけもなく、それはその後も続きました。いつの間にかこちらの枠組みを押しつけたくなって、説得に入り、患者さんよりもこちらが多弁になります。途中でそれに気づくときもありますが、自分でも止めれません。もう時すでに遅しです。そのたびに東先生からよくこう言われました。

「宋先生がこうやって話が長くなったときはろくなことないからな」

この言葉は心にグサッと来ます。あ、またやってしまった。

自分の枠組みに気づいていなかった

ある時のＳＶでこんなことがありました。不登校の息子さんを持つお母さんが一人で来られた初診の冒頭で「少し学校に行き始めたんですけど」と言った瞬間に、僕が「それはすごい」と言っていました。

東：これは再診か？
宋：いえ、初診です。
東：再診かと思った。初診ならこの発言はありえないで。登校し始めたことがこのお母さんにとってどんな意味があるのかまだわかれへんやろ。お母さんの枠組みを確認せずに、先にこちらの枠組みを言ってしまってるやん。
宋：あ……（冷や汗）。

これが当時の僕の臨床を象徴していました。

「不登校の子が登校しはじめたことはいいことだ」

これが自分の枠組みだということに気がついていなかったのです。

僕がよく陥っていたパターン

ＳＶが始まった当時、臨床のそこら中でこんなことをしているので、僕には果てしなく課題がありました。しかし、その分だけ改善点も果てしなくあり、そのおかげで気づいたことがたくさんありました。それを少し書いてみたいと思います。

当時の僕がよく陥っていたパターンは大きく３つありました。

１つ目は初診でガムを噛む子、挨拶をしない子、タメ口を使う人に僕が反発していたパターンです。僕には「初対面の人には礼儀正しく」という強い枠組みがありました。もちろんこれは社会で生きていく上で大切なことであり、今もこの考えは正しいと思っています。でも僕はその考えを臨床で押しつけていました。そんな患者さんが来られると、直接的にティッシュを渡してガムを出してもらったり、挨拶してくれるまで待ったり、わざと敬語を連発したりと、その人に対して礼儀を正すように促していました。冒頭からそんなことをしているので、良い関係は作れず、当然治療はうまくいきません。バカみたいな話ですが、当時は真剣にそんなことをしていました。

２つ目は患者さんやご家族が「薬の効果が落ちたので、薬を変えたい」と言うことに僕が反発していたパターンです。医者である僕は「薬についてはこちらが決める」という自分の枠組みを持っていました。これは状態の評価や診断についても同じだったので、極論すれば「医療に関して患者さんは医者の言うことに従うべきだ」と思っていました。医師が正確な評価や診断をもとに治療する。もちろんこれは正しいことであり、評価、診断、治療をすべて患者さんが望むようにしていてはそれは大きな問題になります。それを忠実に守ろうと、評価、診断、治療のすべてを自分が背負って進めていこうと思っていました。システムズアプローチでも評価や診断を用いて、治療することを良しとします。ただ、大きく違う点があります。システムズアプローチでは評価や診断、治療は自分の枠組みであると認識し、それを患者さんと共有できる枠組みとして用いることで、患者さんの枠組みの変化を促します。この章のはじめのケースにあった僕のように自分の評価や診断、治療を正しいものと思い込んでしまうと、枠組みが違う人には受け入れられず、治療はうまくいきません。

３つ目は「医者として患者さんの問題に答えを提供しなければならない」という自分の枠組みにとらわれて失敗

するパターンです。これまた医者としては非常に当たり前の枠組みです。医学教育を受け、医者としての時間を過ごしてきた僕にはそれが体に染みついています。でもこの枠組みにとらわれすぎると、患者さんの問題があたかも自分の問題のようになり、患者さんの代わりに僕がその問題を解決しよう、その答えを探し出そう、と必死になります。いつの間にか、僕は医者として患者さんの問題の答えを自分が持っているべきだと思い込んでいました。すると、患者さん本人の様子や治療全体が見えなくなります。僕があまりに問題を何とかしようと必死になっているのを見かねた患者さんから「先生、そんなに深刻に悩まないでくださいよ。私、大丈夫ですから」と逆に諭されてしまうことさえありました。

2つ目の枠組みも3つ目の枠組みも、それをそのまま実行するということは関係性としては主従関係を作るわけですから、こちらが背負う関係になるのは当然ですね。

そんな時、東先生からこんなことを言われました。

「『〜しよう』というの、やめたら？」

ハッとしました。それまでの僕は「〜しよう」と思いが強くて、あたかも数学の難問を解いているかのようにケースがとても難しく見えていました。それからは「〜しよう」をやめて、ただひたすら話を聴いて患者さんの枠組みに合わせることにしました。するとそれだけでうまくいくケースが増えました。

自分の枠組みに巻き込まれることもある

これら3つのパターンに気づいてから、もう1つ気づいたことがありました。臨床では相手の枠組みに巻き込まれるだけではなく、自分の枠組みに巻き込まれることもあるということでした。もし相手と自分の枠組みの両方に巻き込まれると、それはもう悲惨な臨床になってしまいます。まさにそれをしていたのがこの章のはじめのケースでした。お母さんの「この子が問題」という枠組みと自分の「自分が答えを提供しなければならない」という枠組みの両方に巻き込まれていました。それでどうすればいいのかわからなくなって、苦しまぎれに唐突に行動療法を提案していたわけです。

それが自分の枠組みだと意識できるか

僕にとって「自分の枠組みから自由になる」というテーマは言われて「はい、そうします」とすぐにできるものではありませんでした。ある程度できるかなと実感できるまでに、初めて東先生に指摘されてから二年はかかったと思います。自分の枠組みを持つことは、意志を持つ一人の人として自然なことです。人の話を聴いているとほっておいても勝手に自分の枠組みが湧いてきます。もちろん仮説や介入自体が自分の枠組みであるため、自分の枠組みを持たないと治療もできません。それが東先生がおっしゃった「自分の価値観はいらんことはないけど、そういうこちらの意味付けや枠組みは後」という言葉の意味だと思います。

ただ、それを所詮は自分の枠組みだと思って、持ったり捨てたりの出し入れが自由にできるか。それができるかできないかは大きな違いです。これがシステムズアプローチを実践する上で、最も難しいところではないかと思います。治療するためには自分の考え（枠組み）は絶対ではないと思いながらも、仮説や介入という自分の考え（枠組み）は大切にしなくてはなりません。人は生きていくために、自分の考えを大切にする相互作用を普段から繰り返しています。システムズアプローチを学び始めて、自分の枠組みを出し入れするこの作業に、人としての根幹を揺るがされました。

実際にその出し入れができるためには、その枠組みを自分の枠組みとして意識できていることが前提になります。今も僕は自分で気づいていない無意識の間に、自分の意味付けや枠組みが先行してる時があります。特に、自分の枠組みとあまりにかけ離れた枠組み（例：「常識」が全く違う）、あるいはあまりに近い枠組み（例：「常識」がすごく似ている）を持ってる人に出会ったときは注意です。あまりにかけ離れた枠組みの人だと自分の中に湧き上がってくる強い拒否感によって、相手を問題視し始める可能性があります。あまりに近い枠組みの人だと強い親近感によって、相手に必要以上に合わせてしまう可能性があります。

このSVの数カ月後に、自分とはかけ離れた枠組みを持った患者さんがすごくしんどそうな様子で来られました。その時はその患者さんに対する強い拒否感、つまり否定的な自分の枠組みに気づくことができました。それに引っ張られてしまいそうになる自分を必死に抑えて、最後までその患者さんの枠組みに合わせることが初めてできました。診察の最後にその患者さんは「先生、楽になりました」と笑顔になっていました。その方が診察室から出た後、一人になってから「よっしゃ！」と言いながらガッツポーズしたのを覚えています。あまりにうれしくてそれを誰かと共有したかったのですが、誰もわかるはずはなく、それはかないませんでした（笑）。

第2章 人の枠組みからも自由になる

システムズアプローチを学ぶ上でこれも大きな壁でした。患者さんの話を聴いていると、その人の枠組みなのにそれがあたかも正しいこと、ゆるぎない真実になって、気がついたときにはその人の枠組みであったはずがいつの間にか自分の枠組みになっていました。

〈ケース〉

中学一年生の男の子を持つお母さんが「息子が家で暴れる」ことを主訴に一人で来院されました。その家庭は父の家庭内暴力で男の子が二歳のときにご両親は離婚しており、今は生活保護を受けながらお母さんと男の子の二人で暮らしています。お母さんは身寄りがなく、受診の数カ月前からようやく区役所の相談員に男の子の暴力について相談を始めたところでした。

母：（診察室に入って座るなり泣きだして）私、もう無理なんです。
宋：どんなことがあったんですか？

母：息子は我慢ができない子で、私が言うことを聞かないと家で暴れるんです。私、それが怖くてなるべく息子を怒らせないように言うことを聞くしかないんです。でももう限界で。
宋：それは大変ですね。いつからですか？
母：小学校高学年くらいから少しあったんです。それが中学に入って学校の友達とうまくいかなくなってからひどくなって。ご飯のメニューが気に入らないと、大声で「こんなもん食えるか」と怒りだすんです。夜になったらお風呂で体を洗えとか、服を着替えさせろとか。そうするしかなくて。
宋：それは大変ですね。
母：生活もむちゃくちゃで。夜に寝ないでずっとゲームしてるんです。ちゃんと夜に寝て朝に起きる生活をしてほしいのに。だから今日もここに連れて来れなかったです。
宋：区役所の相談員の方はなんておっしゃってますか？
母：本人が一番辛いから、本人が落ち着くまで寄り添ってあげてくださいと言われるんです。でもそれはこれまでもやってきたし、もうこれ以上できないんです。私は母親としてだめなんでしょうか、先生。実はあの子が小さいときに主人が私に暴力をふるっているのを見せてしまったんです。その影響が今のあの子にあるのかなとも思うし。
宋：その影響はわかりませんよ。そんなことよりお母さんは一生懸命やってこられたんじゃないですか？
母：（大泣きしながら）そうなんです。ずっと寄り添ってきたら、こんなことになって。もう限界なんです。
宋：そうですよね。本当に大変だと思います。
母：生活保護の担当の人から仕事に行くように言われるのですが、息子がこの状態では仕事に行ける気がしないんです。
宋：それはそうですよね。
（その後も宋がお母さんのしんどさを聞き、お母さんは自分のしんどさを語るというやり取りが続きました。）

母：先生、あの子、ほんとに我慢ができないんです。私はどうしたらいいんでしょうか？
宋：今後は息子さんを我慢させる方法を一緒に考えていきましょう。
母：（話し疲れた上に落胆した様子で）……はい。

ビデオを見終わって

宋：どうでしょうか？
東：先生はお母さんの話はよく聴けてるな。
宋：はい、でもどうしたらいいのかわからなくて、ただ聴くだけになってしまいました。どうしたらよかったのでしょうか？
東：ここまでの話やとお母さんが暴れる息子さんに困ってるということしかわからんなあ。
宋：はい。
東：どうするのかというのは後やで。我慢できないっていうのを扱ってたけど、それはあくまでお母さんの枠組みやろ。もちろん暴れる息子さんに困ってるんやろうけど、お母さんの中で一番の心配事は何かな？　暴れる息子さんを見たらどんな気持ちになるんやろう？
宋：あ。
東：こちらが期せずして、お母さんからご主人の暴力の話が出て来てたやろ。先生はその影響はないって言うてたけど、お母さんはその暴力を見せた自分を責めてる可能性はあるよな。もしもやで、お母さんが元気になって本気で中学一年生の男の子に怒ったら今の親子関係が変わる可能性もあるわけやん。と考えるとその暴力の話についていくのもありかもしれん。なんでお母さんはこんなに息子さんに弱気なんやろうって。そう考えるのもありや。
宋：はい、そうですね。

東：世の中には息子さんに十分勝てるお母さんもたくさんおるのに。
宋：そうですね。
東：もしかしたら暴れる息子を見て、息子がこうなったのは自分のせいやと思って離婚した自分を責めてるのか、離婚したご主人が我慢できない人でそれと重ねて息子の将来を心配してるのか。我慢できない息子というその枠組みがなんでその人の中で大きなテーマになってるのか、それはいつからなのか、何かきっかけがあったのか、誰かから言われたのか、どこかの本で見たのか。一つ枠組みが出てきたら、その枠組みができていった歴史を聞くことは大事。
宋：そうやって聞いてくんですね
東：ただここで一つ注意点があるねん。そうやって相手の枠組みに興味を持つことは大事やけど、その枠組みをこっちが本気で信じてしまったらアウトやで。
宋：僕、息子さんを我慢させなあかんって本気で思ってました。
東：そうか。我慢させようって思ってもいいけど、それはお母さんの枠組みやと思って聴けてるかやな。その人の語りはあくまでその人の枠組み。その枠組みを使ってその人のシステム（２つ以上の要素が相互作用し、目標または機能を有する集合体）、コンテクスト（文脈）、パターンを変えるためにその枠組みを聞いてるんだという姿勢があるのが前提やで。
宋：はい。でもまだその意味がわかりません。
東：どこが？
宋：枠組みを使ってシステムを変えるってところが。
東：まあ、今はええ。まずはその人の枠組みなんやと思って、興味を持ってそこを聞いていこう。
宋：はい。

人の枠組みに何度も巻き込まれる

ＳＶの中の僕の発言のとおり、この時の僕は本気で大変なお母さんのために暴れる息子さんを我慢させようと思っていました。

「それはあくまでその人の枠組み」

初めてこの言葉を聞いたときは、あーそう見るものなのか、そう思いながらも意味がわかったようなわからないような。正直、腹に落ちる感じはありませんでした。それからも何度もその人の枠組みに巻き込まれては、それをＳＶで指摘してもらいました。

フィルターを意識すると枠組みから少し距離が取れるようになった

ＳＶで何度も指摘してもらううちに、枠組みを見ようというフィルターを持って話を聴くと「これは枠組みだ」と気づけることがありました。でもそのフィルターを意識することを忘れると、また元の自分に戻ってしまって、知らない間にその枠組みがあたかも当然の事実のように信じ込んでしまっていました。そんなことを繰り返しているうちに、少しその人の枠組みと距離を取って聴けるようになっていました。そのフィルターは実は自分の枠組みを認識するときにも有効で、フィルターを意識すると「あ、今浮かんできた、これは僕が今枠組みを持ったな」と自分に言い聞かせるような注意信号が頭の中に出てきました。人の枠組みを意識するようになって、同じくらいの時期に自分の枠組みも意識できることが増えてきました。すると臨床の中での自分の言動、行動も少し俯瞰できる感覚を覚えるようになりました。ああ、システムズアプローチでいうメタポジション（第三者的な客観的な立場から見る立ち位置）ってこういうことかな、と思うようになりました。枠組みという言葉の意味が自分の中に入ってくると、自分の枠組みからも相手の枠組みからも少し距離が取れて、それと同時にメタポジションもついて来たというイメージです。

診察時間や電子カルテを言い訳にしたくない

あまりにも僕が自分の枠組みと人の枠組みに巻き込まれて悩んでいたので、見かねた東先生から「診察時間をもっと取れる特別枠を作ったら？」「電子カルテを打ちながらやと視覚情報が減るで。それでだいぶ情報を見落としてる。電子カルテを打つのを誰かに頼んだら？」と何度となく提案してもらっていました。ただ、開業医として経営上それは困難でした。限られた時間の中で自分で電子カルテを打ちながら臨床をする。この環境でやるしかありませんでした。でも本当のことを言うと、僕は診察時間や電子カルテを言い訳にしたくありませんでした。だって自分の意志で開業してこの環境にいるわけだし、臨床をシステムズアプローチでやると決めたのも自分です。誰かに頼まれてしているわけではありません。もし患者さんから診察時間の短さや電子カルテを打つことに不満を持たれたなら、それは僕の臨床力に問題があるからだと思いました。内心ではこの限られた厳しい環境の中でやったほうが早く実力がつくのではないかという期待もありました。それで逆に東先生に聞きました。

宋：でも先生は短い時間しかないとなったら、それでもできるでしょう？

東：そやな。できるな。面接を早く回そうと思えばできるし、遅く回そうと思えばできる。

これが臨床ができる人の言葉であると思っています。

枠組みの周辺のことを聞くようにした

少し枠組みから距離が取れるようになってから、東先生の次の教えである「その枠組みに興味を持つ」「その枠組みができた歴史を聞いていく」ということを意識しました。相手の枠組みに意識して乗り、なぜその枠組みができたのか（その歴史）、その枠組みがあることでどんな気持ちになるのか、それによってどのような影響を受けているのかなど、その枠組みの周辺のことを聞くことはいろんな意味で有効でした。これらを尋ねて答えてもらう対話をすることで、ジョイニング（相手の枠組みに合わせること）にもなり、僕にとってもその人の枠組みがはっきり見えてくるようになりました。その対話をしていると、勝手にその人が何かに気づいて「あ、先生、わかりました、私」と話し出してくれることさえありました。その対話自体が問題の中で混沌としているその人のシステムを変化させ、対話自体が介入になっていたのです。それで変化しない場合でも、その対話で得た情報である程度見立てが立てられるようになり、介入が浮かんでくるようになりました。あとは浮かんできた介入の中でその人が一番乗りやすそうなものを選択して進めていく。枠組みの周辺のことを聞くことは治療の入り口になりました。

そんなことを何度か経験しているうちに東先生の言う「システムを変えるためにその枠組みについて聞く」こと、それが枠組みを使ってシステムを変えることなのだと理解できました。

どの枠組みを扱えばいいのか

そんな風に理解してから、枠組みという言葉の意味がさらに自分の中に入ってきました。でもまだわからないことがありました。枠組みとして捉えるように言われても、その人の語りのほとんどはその人の枠組みです。どの枠組みを実際の面接の中で話題として扱っていけばいいのかわかりません。東先生にそれを尋ねると、「その人が一番話をしたそうな話題を扱えばいい」と教えてくれました。そこで対話の中でその人が何度も話に出す話題について聞くようにしました。するとその人はすごく話をしやすそうにしたり、顔がすっきりして見えました。そうやってるうちにその人の枠組みが明確になってくるので、それを話題として扱えばいいんだと気づきました。それからは面接の中で「～という部分が困っておられるんですね」「～という部分が心配でらっしゃるんですね」とその人の枠組みの確認をしたときに、「そうなんです」と答えてもらえることがぐっと増えました。

その人の枠組みを扱うことに気づいて

それに気づいてからこんなケースに出会いました。五〇代の女性が「夫から視野が狭いと言われる。自分はアスペルガー障害なんじゃないか」という主訴で一人で来院されました。

女性：夫から「お前はほとんど社会に出てないから視野が狭い。そのせいで俺に細かいことを言ってくるんや。そんな細かいことを気にしてたら、社会でどうやってやっていくんや。お前は家にばかりいるからイライラするんや。外に出て働け」と言われるんです。
宋：そんなことを言われるんですね。
女性：「お前はなんもわかってない。もっと世の中を知れ」って。それでネットで調べたらアスペルガー障害っていうのが出てきて。もしかして私、これなのかなと思って。視野が狭いとアスペルガー障害なんでしょうか？
宋：それだけではわかりません。ところで、そういうことを言われだしたのはいつからですか？
女性：結婚するまではそんなことは言われなかったんです。お付き合いしてる時はやさしい人だったんです。でも結婚して一緒に暮らし始めてから冷たくなったんです。
宋：びっくりしたんじゃないですか？
女性：そうなんです。急に変わったんで、びっくりしました。夫は仕事が忙しくて。その上に同僚と飲みに行くこともあって、余計に帰りが遅くなるんです。それで私が小言を言うもんですから。
宋：小言とは？
女性：早く帰れる日はないのかとか、一人で家で寂しいとか。
宋：お家で一人でご主人を待ってると寂しいですよね。
女性：そうなんです。
宋：視野が狭いと言われるとどんな感じがしましたか？
女性：たしかに私、短大を卒業して事務員として働いていたのですが、一年もたたないうちに今の夫と結婚したので、ほとんど社会を知らないんです。その後は子育てをしてきましたし。
宋：今お子さんは何歳ですか？
女性：二〇歳です。
宋：これまで長くお家を守りながら、子育てをされてこられたんですね。
女性：はい。
宋：そしたら社会に出る暇もなかったでしょうね。
女性：そうなんです。
宋：そしたら視野が狭いと言われたらお辛いんじゃないですか？
女性：そうなんです。
宋：さきほどご主人はやさしい人だったとおっしゃいましたが、もともとはやさしい方なんですか？
女性：そうですね。夫の言うことを聞いていれば機嫌がよくて、ご飯のときにおいしいものを私に先に食べさせてくれたり、疲れてるときは近くの温泉に連れて行ってくれます。
宋：そうなんですね。他にもご主人がやさしい時ってあります？
女性：駅まで車で送ってほしいというと、主人の出勤の時に送ってくれます。
宋：もしかしてご主人って亭主関白で、男性として自分を立ててほしい人ですか？
女性：そうです！
宋：そうなんですね。立ててあげればやさしい方なんですね。ところで本当はご主人との関係をどうしたいですか？
女性：仲良くしたいです。毎日結局言い合いになってしまうので。
宋：ご主人と仲良くしたいんですね。それではこれからご主人と仲良くしていくための方法を一緒に考えていきましょう。

女性：はい、お願いします。
宋：じゃあ、そのためにご主人がどんな時にやさしくしてくれるのかをノートに書いてきてくださいますか？
女性：わかりました。

女性の話しぶりから、ご主人が言う視野が狭いという言葉をご本人は素直に受け止めており、ご主人に責められているにしてはご主人に対するネガティブなイメージはそれほど大きくないように見えました。どうにかしてご主人から言われることで出来上がった「自分は視野が狭い」、つまり「自分が問題」という枠組みから何か違う枠組みにシフトできないか。そんなことをなんとなく考えていました。そこで最初のジョイニングをした後に、何度か出てきた視野が狭いという枠組みに一旦は合わせることを意識して、その枠組みの周辺のことを聞きました。その枠組みの歴史を聞くために、視野が狭いと言われたのはいつからかと尋ねると、期せずして結婚するまではやさしかった、一人で家で寂しい、というご主人への愛情ともとれる言葉が出てきました。それを頭に起きながら、視野が狭いと言われたらどう感じるのかという枠組みを明確にする質問を続けました。視野が狭いということをご自身で認めたので、またその歴史を聞いて、それをノーマライズ（その問題は普通であると肯定すること）で一旦認めてみました。その上でもう一度、ご主人に対するポジティブな部分を引き出してみました。そうすることで「自分は視野が狭い」という枠組みから離れて「ご主人との関係」という枠組みにシフトできました。その枠組みを強化するためにご主人と仲良くしていくための方法を考えるという診察の枠組みにして、それを観察課題にしました。

それから二週間経って二回目に来られたときにはとても元気そうで「本当に楽になりました。主人がやさしいときの共通点がわかりました」と言ってくれました。その後もご主人と仲良くしていくための方法を考えるという枠組みを維持して、その話し合いを診察でしています。

僕にとってはＳＶで学んで気づいたことをそのまま自分なりに実践してみただけでした。でもそうしているうちに少し全体が見えてきている自分、思いもよらない展開からそれに合わせて自分も動けているという小さな自信が生まれました。

人は意味付けをしたくなる

人は印象的な出来事があるとそれに対する理由付け、つまり意味付けをしたくなります。多いのは善悪どちらかの意味付けです。

同じ出来事であっても、

「今の自分は～のせいでこうなった」
「今の自分があるのは～のおかげだ」

どう意味付けするかはその人の自由であり、その人の視点次第です。
もしその意味付けがいくつか浮かんでくるときは、それを何か一つにまとめたくなるようです。

「今の自分は～のせいでこうなった」＋「いやでもあの時の苦労のおかげで今の自分がある」
↓
「結局、人生は～だ」

そうやって一つにまとめたほうが自分が納得できて楽になれるからです。その意味付けが繰り返されると、より強固な枠組みという状態に発展します。悪く意味づけた場合、あるいはその意味付けに善悪が混在して一つにまとめられない場合、それは楽なものではありません。自分の中で整理がつかずにしんどくなったり、迷いや葛藤が生まれます。そんなときに人は何か、あるいは誰かに助けを求めるのかもしれません。

僕のシステムズアプローチの用語の理解

枠組みという言葉の意味が自分の中に入ってくると、コンテクストという言葉の意味も自分の中に入ってくるようになりました。

それまでの臨床で「息子が発達障害かどうか心配」という主訴のお母さんの何かの話題に対して、一通り話を聞いてから僕が「それは子どもには普通にあることですよ」と言うと、お母さんは楽そうにすることがありました。何も考えずただ、それは子どもには普通にあるからと本気で思っていたのでそれをそのまま伝えていただけです。ノーマライズという言葉さえ知らなかったので、自分がノーマライズしていることもわかりません。もちろんそのお母さんにそれを伝えることで枠組みが変化するなど、考えてもいませんでした。今考え直すと、このお母さんは息子さんが何かするのを見るたびに「この子は発達障害かもしれない」と思い（意味付けて）、それを繰り返すことでそれはお母さんの枠組みになっていました。それが「子どもには普通にあることなんだ」と言われたことで枠組みが変化し、繰り返されていたお母さんの中でのパターン、つまりコンテクストが変化していたわけです。でも当時の僕は自分でそれをしておきながらそれに気づいていませんでした。そこからまだ「息子が発達障害かどうか心配」という当初のお母さんの枠組みに縛られて、発達障害についての質問や検査をするかどうかの話題を自分からしていました。それに気づいてからはお母さんの楽そうな顔を見て、はと我に返って、「あ、もうコンテクストは変化したのだから、もうこれ以上の話はいらない。今のノーマライズした枠組みを維持すればいいんだ」と思えるようになりました。

枠組み、コンテクスト、関係性、パターン、循環。システムズアプローチには用語がたくさん出てきます。当初はそれらの言葉の意味、使い分け方、それこそその関係性がわかりにくくてなかなか自分の中に入ってこなくて、言葉の意味ばかり考えている時期がありました。それで本を何度も読み返したり、東先生に聞いたりもしました。

でも本や説明はあくまでもその人のものです。自分のものではないので、すぐには入ってきません。言葉の意味ばかり考えていると「今のこれはコンテクストかな？」などと頭がそればかりに行って余計に混乱することもありました。そんなことを繰り返していたある日、臨床をしている最中に「あっ」と思った瞬間、用語ごとその意味が自分の中に入ってきました。枠組み、コンテクスト、関係性、パターン、循環はすべてシステムという言葉に集約されていたのです。言葉は記憶するのではなく、ニュアンスでつかんだほうが実践で使えます。言葉で記憶すると忘れてしまいますが、ニュアンスでつかんでいると忘れません。自分のものになっているので自在に使えますし、表現しようと思えば、いくらでも自分の言葉で表現できます。用語の意味にこだわらず、臨床を続ける中でそのニュアンスをつかめば十分だと思います。

また少し人の枠組みから離れられた

僕を枠組みから離してくれた東先生の言葉がもう一つあります。

「ここは医療機関なんやから問題を語るのは当たり前やで」

そうなんです。患者さんは基本的に問題を語るために医療機関に来るのであって、いい報告をするために来てくれる患者さんは多くありません。その後、それをそのまま経験できるやり取りがありました。通院中の四〇代のうつ病の女性が来られました。ずいぶんうつ病は良くなってきていました。

女性：（元気な表情で）先生、だいぶましになってきてます。

宋：そうなんですね。どのあたりがましですか？

女性：でも外に出るのがしんどいです。特に人が多いところ、にぎやかなところは疲れます。それに……

（しばらくしんどい内容について語られたので、それに合わせて傾聴）

宋：それは大変ですね。ところで、先ほどだいぶましになってきたとおっしゃったのですが、どのあたりがましになってきてますか？
女性：前は朝に起きたときに気分がしんどかったんですけど、今は朝は気持ちがいいです。
宋：たとえば？
女性：朝ご飯何を作ろうかなって考えることができるようになりました。
宋：それはよかったですね。
女性：そうなんです。
宋：他は大丈夫そうですか？
女性：はい、他は大丈夫です。ありがとうございます。

患者さんは医療機関ではしんどいこと、悩んでることなどの問題を語るものだという枠組みを持って来られます。それに気づいてから、また少し人の枠組みから離れることができました。元気そうな顔で笑いながら問題を語る患者さんに対して「なんとかしないと」とそのたびに緊張していたことからも卒業できました。

第3章　目の前のすべての現象を肯定的に見る

このテーマは枠組みから自由になるというテーマとつながっています。患者さんはどうしても否定的な視点で話をされることが多いので、それに巻き込まれて僕までその否定的な視点で話を聴いてしまっていました。話される内容、人など目の前の現象を一旦否定的に見だすと、いいところが一瞬目に入ってきてもすっ飛ばしてしまいます。最後はもうあら捜しになります。そうなるともう止められず、ますます視点が否定的になっていきました。

〈ケース〉

（娘の）生活リズムが乱れていることを主訴に中学三年生の娘さんとお母さんが来院されました。受診されたのはその年の一〇月で翌年の二月には高校受験を控えていました。お母さんは大事な時期なのに生活リズムが乱れていると焦っている様子でした。

母：生活リズムがむちゃくちゃなんです。金曜日になると寝ないでゲームとテレビを見て、土曜日はそれで一日中眠ってしまい、それで晩に寝れなくなって日曜日はまた昼間に寝る状態で。

宋：（本人に）そんな状態？
娘：はい。常に眠くて、授業中も寝てしまうんです。
宋：それは受験生としては困るよね。
母：そうなんですよ。それをなんとかしたくてここに来たんです。生活を変えないといけないと思うんです。
娘：……（下を向く）。
宋：そんな感じ？
娘：はい。
宋：生活を変えるためにこれから自分でどうしようとかあるの？
娘：（自信なさげに）今週の金曜日には塾から帰ってきたら、すぐにお風呂に入って、〇時までには寝ようと思ってます。
宋：そうなんだね。それはいいね。
母：先生、この子、いつもこればっかりなんです。口だけでこう言って、実際はしないんです。これまでもこんなことは何回もあったんです。
娘：……（黙って、下を向く）。
母：もう一〇月なのに。何を考えてるのかさっぱりわかりません。
宋：そうなんですね。ご家族で精神科を受診されたことがある方はおられますか？
母：主人がうつ病で通院していて、今は仕事を休んでいます。先生、実はこの子が夜になると部屋の中に誰かいるって言うです。
宋：それはいつからですか？
母：中二になってからです。
（その後もお母さんは娘さんの問題について語り続け、宋はそれを聴き続けました。）

宋：すみません、時間になってしまったので、生活リズムを整えるためにこれからまた話を聞かせてください。
母：……（黙り込む）。
娘：（下を向いたまま）

この日は予約を取って帰られましたが、後日キャンセルの電話がありました。受付スタッフが次の予約はどうされますか？と尋ねると、お母さんは「今のところ考えていません」とおっしゃいました。

ビデオを見終わって

宋：先生、これ、正直どうしていいのかわからなくて。
東：うーん。どの辺が？
宋：いや、もう全部です。何をどう持っていけばいいのかわからなくて。
東：そうか。いろんなやり方があると思うけど、僕ならこうするっていうのを言うで。これが絶対というわけちゃうからな。
宋：はい。
東：これは娘さんもお母さんも受験を控えて生活リズムのことで困ってるんやな。
宋：はい。
東：そのために娘さんもお母さんもそれぞれの立場でどないかしようとがんばってるわけや。
宋：はい。
東：先生がさっき本人に聞いてたやろ、生活リズムを変えるためにこれからどうするって質問。
宋：はい。
東：あの流れもありやな。この面接での話を聴いてると、一見問題ばっかりなように見えるけど、実際はその人らなりに解決努力をしてるはずやねん。クリニックまで娘さん本人とお母さんが来てるんやで。どこまで本気かわからんけど、本人も生活リズムを変えたいて言うてるやん。

宋：はい。

東：そしたら生活リズムを変えるという枠組みに乗って、生活リズムを変えるためにこれまでどんな努力をしてきたのかを本人とお母さんにそれぞれ聞く。この感じやとお母さんが本人を起こすなんてこともしてるやろう。そしたら、その時本人はどんな反応なのかを聞いていくことで、関係性も見えてくる。この面接を見てると少なくとも親子で仲は悪くなさそうやん。お母さんが起こしたら、本人なりに何か努力してる可能性もあるわけや。

宋：あ、そうですね。

東：目の前で起きてることを肯定的に捉えることは大切やで。どんなに相手が問題を語っても、こっちの頭の中では「この子はお母さんに従順なええ子なんかな？　お母さんも一生懸命育ててきたんちゃうかな？　親子でいい時間を過ごすこともあるんちゃうかな？」とか逆に肯定的なことを考えながら話を聴くねん。

宋：僕、完全にこの生活リズムの問題をどないかせなって思ってました。それでどうしたらいいのかわからなくなって。

東：それはええねん。どないかするという考え方は要るよ。でも具体的にどうするかなんてそんなんは後や。そんなことよりこの目の前のシステムをどう捉えるか、どう見てるかや。まず見立ててから、介入や。具体的にどうするかなんて最後の話や。

宋：でも、どうしたらいいのかがどうしても気になってしまって。

東：どうするかなんて話になって相手がそれに乗って来てる時点で、もう変化してるねん。

宋：え？

東：具体的にどうするかなんてなんでもええねん。たとえば、この面接の中で生活リズムを整えるために朝に起きて親子で一緒に好きな朝ご飯を作るって話になったとするで。そしたらその朝ご飯を作るって枠組みをこの親子と先生とでやりましょうって決まった時点でそれはもう変化してるねん。どうするかって課題を出した時点で変化してないと、それは変化してるとは言えへんねん。

宋：え、まだわかりません（汗）。

東：この面接の中でのやりとりが大事っちゅうことや。相手が本気でそれに乗ってくるかどうか。こちらが乗せられるかどうか。逆に言うたら共有さえできたら、どんな変な枠組みでもええねん。朝から二人で逆立ちでもええねん。要は相手とそれが共有できるかどうかや。

宋：なるほど。

東：さっきと逆のこと言うで。たとえばもしこのケースで、これまでずっとお母さんの言うことを聞いてきて実はもうしんどいって話が娘さんから出てきたとするで。そしたらその話を膨らまして、娘さんがお母さんに「もう自分でするからほっといてほしい」って言うて面接の中で反抗したとする。そしたら娘さんの自立という枠組みで、娘さんはもう中学生やし自分で考えてやれる子、お母さんも娘さんにかまうことを減らして楽になってもらうという話にもできるかもしれん。

宋：ほんまですね、すごいですね。

東：みんなどうするかばっかりに目が行くけど、それは違うで。そこに至るやり取りが大事なんや。それがないのにいきなり虫退治（以前に東先生が発表した技法）いうてやってもうまくいかんで。

宋：そういうことなんですね。

東：ほんでこれ、なんで家族の精神科歴って聞いたん？

宋：いや、僕、習慣的にこれ聞いてます。情報という観点以外、特に何も考えてません（冷や汗）。

東：あ、そうか。もしそれを使うならお父さんがうつ病やったら、お母さんが苦労してる可能性もあるよな。うつ病で会社休んでるご主人を抱えて、受験生の娘さんの心配までしてるんやで。そらしんどいやろ。そこを労うことでジョイニングしてお母さんとの関係も作りやすい。そのうつ病のお父さんとこの子はどんな関係なのか？　もしかしたらこの子が大変なお母さんを手伝ってくれてるかもしれへん。いろいろ妄想がわいてくるわけや。

宋：はい。

東：そうしたらうつ病のお父さんを抱えながらも娘のためにがんばってるお母さん、娘もお母さんのことを気遣いながら自分のことをなんとかしようとしてる娘。そんな肯定的なストーリーができるかもしれへん。でもこれも全部相手に確認した上で、相手がそれに乗るかやで。たとえばそういうノーマライズが入るかもしれへん。

宋：はい。そう見るとこのお母さんがいい人に見えてきました。

東：そうやろ。

宋：そう見えてくると楽ですね。

東：そやねん。その人がいい人に見えてくると楽やねん。

肯定的な視点を持てると「問題」に巻き込まれなくなる

医療機関を受診する人たちは何らかの「問題」を抱えて来られます。すると多くの場合、否定的に「問題」を語ることになります。それを聴いているうちに、なんとかしないといけないという自分の枠組みが大きくなります。相手が語る「問題」に飲まれてしまい、どうしていいのかわからない状態になっていました。これもまた自分の枠組み、人の枠組みの両方に巻き込まれていると言えます。そうならないために常に肯定的な視点を持つことが大切なのだと感じました。そうすることで、相手の語る「問題」を離れて見ることができます。

受診する人たちは基本的に否定的な視点を持って来るので、精神科医として肯定的な視点を持つことだけでも、大きな治療の武器になります。

僕は結局否定的に見ていた

このＳＶで自分がやっている矛盾に気づきました。診療で患者さんのお母さんに「子どもさんの良いところを見てあげてください」「褒めてあげてください」と口で言いながら、自分はそのお母さんを問題視していました。口で肯定的なことを言いながら、頭の中は違っていました。言ってることとやってることが違うというやつです。結局、否定的に物事を見ていることに変わりはないため、誰かあるいは何かを問題視して「これを正さないと」と思っていました。ほぼ力づくですが「正す」ことで、確かに「正す」ことができるケースもありました。でもそれをしていると、次には必ずと言っていいほどそれが通用しないケースに出会いました。あるいは「正す」ことができたと思っても、時間が経つとまた元のシステムに戻っていました。僕自身が誰かあるいは何かを否定的に見ていたからです。患者さんを問題視していたら、表面的にいくら繕ってもそれは出てしまっているはずです。それが患者さんにも伝わってしまう。うまくいくわけがありません。

口では肯定的なことを言って、頭では否定的なことを考えている。たとえ「正す」ことができてもその診療が終わると、体に力が入っていたのかやたらと疲れました。はじめはなぜ疲れるのかわかりませんでした。ずっと後になってわかったのですが、口で言うことと頭の中が真逆なので、そのギャップがしんどかったのです。

自分がどう意味付けするかで治療は変わってくる

どんなことも良い意味付け、悪い意味付けをすることができます。要はそれをどう意味づけるかです。患者さんが悪い意味付けをしているのを僕はそれに合わせて悪く意味付けするのか、反対に良く意味付けするのか。患者さんが良い意味付けをしているのをそれに合わせて良く意味付けするのか、反対に悪く意味付けするのか。その操作が自在にできることが大切です。どちらにするのかはこちらの基準ではなく、どちらのほうが治療を進めやすいかで決まります。

多くの場合、患者さんはいろんなことを否定的に意味付けているので、それを肯定的に意味づけていく方がシステムの変化につながりやすくなります。そのためには自分が肯定的な視点を持つ必要があります。このケースの僕のように、患者さんが否定的に語っているのを同じように否定的に見ていては、結局のところ同じような発想に陥り、糸口が見つかりにくくなります。

その人がいい人に見えてくると、治療がしやすくなる

前述の通り、このSVで会話している中で最後に気づいたのですが、どんな問題を語る人も、その人がいい人だと思えることが大事です。それまで問題を語る人を見ると、「かわいそうだな、なんとかしないと」あるいは「しんどいな、疲れる人だな」と思っていました。このように何かが問題、誰かが問題と自分が本気で思った瞬間から視野は狭くなるので、他の視点で見ることができなくなります。かわいそうだなと思うくらいなら、まだジョイニングにはなるのでましです。「この患者さんは疲れる人だな」なんて思って僕が患者さんを問題視したときにはいつもうまくいきませんでした。このケースも同様に、初診の1回でドロップアウトしました。このケースでは、僕がこのお母さんを何かで問題視していた可能性はあると思います。だからSVの最後に「このお母さんがいい人に見えてきました」、なんて発言が僕の口から出たわけです。

肯定的に見ることのメリット

治療する側である僕が目の前の人、語られている内容、そこで知覚できるすべての現象を本気で否定的に見たり、問題視をはじめるといろんなデメリットが生じます。一番最悪なのは、最初から目の前の人との関係が壊れることです。他にも問題に自分が巻き込まれてその問題を強化してしまう、それが長引くと治療する自分も患者さんも疲れてきて、お互いに対して否定的な感情を持ちやすくなる。当然、治療関係は悪くなっていきます。何より解決から遠ざかることになります。肯定的な視点を持てると、これらはすべて逆になります。自然と目の前の人と良い関

係が築ける、そのことでお互いに楽になる、問題に巻き込まれないのでその他の視点が生まれる、それによって解決につながりやすくなる。

実際に肯定的な視点を実践してみると、自分でも知らない間に相手を労う言葉が口をついて出ていました。その人のいいところ、がんばってるところ、苦労してきたところ、その問題が起きたことにはそれなりの事情があることに自然と目が行きました。その人たちのストーリーが頭に浮かんできて、想像しやすくなったんです。すると解決に向けての発想が広がりやすくなりました。肯定的な視点も否定的な視点も、ドミノのように頭の中で広がっていくようです。

ケースには1対1対応で答えがあると思っていた

「具体的にどうするかではなく、面接の中でのやり取りでそれを共有できているかが大事」

という東先生の言葉。

それまでの僕は「こういうケースにはこうする」といったように1対1対応で答えがあると思っていました。そういう風に学んできたとも言えますが、もしかしたら追い込まれていた僕はすべてのケースをパターン化してしまいたいと思っていたのかもしれません。でも実際のケースはそんな単純に行くことはありあまりません。診察でのやり取りでの共有をすっ飛ばしていたからです。僕が「こうしましょう」と言って、患者さんやご家族が「できるかなあ」みたいな微妙な顔をしたときはほとんどうまくいきませんでした。そう考えると、本やワークショップで習ったことをただそのままやってもうまくいかないのは当然でした。それまでのやり取りでそれが共有できていなかったからです。

それはワークショップに参加した時の僕の質問にも表れていました。質問の時間になると、「今のお話はよくわかりました。ではこんな場合にはどうしたらいいですか？」と以前に経験した困ったケースが頭に浮かんできて、それに何を言えばいいのかを質問していました。僕の視点が「何を言えばいいか」「何をやればいいか」に行ってしまい、その場のやり取りに行っていなかったのです。

すべてのケースはケースごとにシステムが違います。主訴や経過が似ていてもシステムはケースによって全く違うので、実際の診療でのやり取りも全く違ってきます。似たシステムかどうかも、システムを見てみないとわかりません。治療システム（治療者とクライエントが繰り返している相互作用）という観点で行くとさらに違います。僕が治療を担当するのと他の先生が担当するのとでは、診察室で行われるやり取りが全く違ってくるからです。以前はこれに気づかず、同じ問題の治療というのは誰がしても同じ結果になるのが基本。そう思っていました。

それらを気づかせてくれた東先生のこの言葉はとてもありがたかったです。

どうしたら臨床がうまくなるのかを東先生に繰り返し聞いた

当時の僕はどうしたら臨床がうまくなるのか。それしか頭の中にありませんでした。東先生に会うたびに飽きもせずそんなことを繰り返し聞いていました。そのたびに東先生は嫌な顔をせず、毎回違うことを答えてくれました（おそらく面倒な奴だと思われていたはずです）。

その日も東先生と飲みに行くタクシーの中でそれを尋ねました。

宋：先生、どうしたら臨床がうまくなるんでしょうか？

東：（車窓から四条河原町の街を見ながら）そうやなあ。こんなこと言うたら身も蓋もないねんけど、しゃべりが上手かどうかやな。

宋：え？

東：だってしゃべりが上手やと、どんな話にでも相手を乗せていけるからな。

宋：なるほど。それで先生の研究室には落語のＤＶＤがあるんですね。

東：そうやな（笑）。

東先生はもう面倒くさくなって、こんな嘘かほんまかわからん話をしたのかもしれません。本当に身も蓋もない話です。でも僕はこの時、本気でしゃべりが上手になれたらいいなと思いました。

閑話休題。すみません、本題に戻ります。

自分が治療したことで患者さんが良くなった！

このＳＶのあと、こんなケースに出会いました。不登校の後に高校を中退して、ひきこもりになった十八歳の息子さんとお母さんが来られて、（息子が）意欲がわかないと親子で思いつめた様子でした。

母：この子、高校一年の時に教師の嫌がらせにあって、そこから学校に行けなくなったんです。
宋：そうなの？
本人：はい。
宋：どんなことがあったの？
本人：授業中に先生が間違って板書したのを指摘したら、そこから目をつけられてしまって。提出物を出しても細かいところまで間違いを指摘されたり、授業中に僕だけ厳しく注意されたり。
宋：それは大変だったね。
母：そうなんです。それから全く学校に行けなくなって。今は外に出ることもできなくて、ほとんど家にいる状態なんです。
宋：そうなの？
本人：はい。外に出ると人が自分のことを笑ってるんじゃないかって感じて。その視線が怖くて。
母：特に人込みに行くとひどいんです。この前は人込みの真ん中で大声で泣いてしまって、動けなくなったんです。何かしたいとかの意欲もないみたいで死にたいと言うんです（涙目）。
宋：そうだったんですね。そんな中、今日はよくここまで来れたね。外に出るの、大変だったんじゃない？
本人：（少し笑顔）はい。
宋：どうやって来たの？
本人：電車で。
宋：え？　電車に乗れたの？
本人：なんとか治したくて、がんばって来ました。
宋：それは偉かったね。
母：（笑顔）
本人：（笑顔）
宋：本人もがんばっていると思いますが、もしかしてお母さんも息子さんをこれまで支えて来られたんでしょうか？
母：高校でそんなことがあったんで、私がもう学校なんて行かなくていいって言ったんです。
宋：そりゃそうですよね。そんなことがあると親としては学校に行かせたくなくなりますよね。
母：そうなんです。でも私が学校に行かなくていいって言ったから、ひきこもりになってしまったのかなって思って。
宋：（本人に）そうなの？
本人：いえ、お母さんはその時も学校に抗議してくれました。
宋：そうなんや。それはありがたかったよね。
本人：はい。
宋：他にもお母さんが君にしてくれたことある？

本人：いつもご飯を作ってくれてるし、何かあったら話を聴いてくれるし。
宋：そうなんやね。そしたら、ひきこもりはお母さんのせいなの？
本人：違います。
母：(泣いてる)
宋：そうですよね。お母さんがいたからこそ、しんどい中でもやってこれたんやもんね。そしたらこれからここで、どうやったらもっと元気になれるのか一緒に考えていきましょうね。
本人：はい（笑顔）。
母：はい（笑顔）。

このケースは肯定的に見るという視点だけを持って臨んだケースでした。すると僕の予想を超えて、2回目に来た時には親子の表情が別人のように明るくなっていました。実際に少し外に出られるようにもなっていて、あまりの変化に僕自身びっくりしました。診察では親子で泣きながら「この二年間がすごく辛かったけど、ようやく動けるようになった」と感謝してくださりました。親子の二年間を想像して、僕も泣いてしまいました。

自分が治療したことで患者さんが良くなった。自分に対してそう思えたことが何よりもうれしかったのを覚えています。今振り返ればしっかりとした見立てを意識したわけでもありません。どうしても否定的な視点から離れたくて、やみくもに肯定的な視点を実践してみたんだと思います。このケースの診察中は全体を肯定することにとにかく必死でした。どんな否定的な内容が出て来ても、どうにかして肯定しよう。それだけを考えていました。

自分に少し肯定的になれた

このケースでの変化を目の当たりにして、肯定的に見ることの威力の大きさを感じました。よく考えると、人は何かに対する不満や批判を口にしますが、一方で自分が悪かったんじゃないかと思っていることがよくあります。

そんな時に「それでいいよ、そうなったのは仕方ないよ。それでもよくやってきたね」と肯定されると「そう思っていいんだ」と元気がわいてきます。人を肯定することが治療につながるのはそのためではないかと思います。もしかしたら僕も臨床ができるんじゃないか。この時からそんな気持ちが芽生えました。そう思えると、それまで自分に対して否定的だった僕が少しだけ肯定的になれました。それと同時に、システムズアプローチのすごさと面白さを感じるようになり、わからないことが多いながらもシステムズアプローチに夢中になっていきました。

この頃だったと思います。僕がシステムの話をあまりにうれしそうに話していたのか、スタッフ（心理士）からニヤニヤされながら「院長、システムの話をしてる時、うれしそうですね」と言われました（笑）。

その後、全体を大きくノーマライズすることでうまくいくケースが何例か続きました。すると僕の中に少しの自信が生まれて、「結局いろんな問題はなんとかなるもんだ」というそれまでになかった楽観的な発想が生まれました。臨床でいつもつきまとっていた「うまくいかなかったらどうしよう」という自分へのプレッシャーもかなり減りました。

ある研究会で聴衆から「どうしたら臨床がうまくなりますか」と質問されたときに東先生は「自分の臨床に、失敗という句読点を打たないことです」と答えておられました。自分のしたことを否定的に見ると、思考が固くなって視野が狭くなり、実際の臨床でも否定的な発想になりやすい。逆に自分のしたことを肯定的に見て、「自分がしたこのことは、もしかしたら治療的にはこうつながるかもしれない」と思えると、思考が柔らかくなって視野が広がり、実際の臨床でも肯定的な発想が生まれやすい。そういう意味だと理解しています。

第4章

目の前の人たちの関係性を見る

システムズアプローチを学ぶまで、臨床の中で関係性を見るなんていう視点は僕にはありませんでした。複数の人が来ても、いつも誰か一人への個人面接になっていました。

〈ケース〉

六〇代のご両親、四〇代のお姉さん、お姉さんのご主人、弟さんの五人で来院されました。その家族は日本酒製造の会社を家族で経営しています。問診票は弟さんが書いていて、そこには「姉はコミュニケーション障害なんじゃないか」「家族療法をしてもらいたい」とありました。五人で来られましたが、受付で弟さんがまず先に弟さん、お姉さん、お姉さんのご主人の三人で入って、あとで弟さんとご両親との三人で入りたいとおっしゃったので、それに従いました。

診察室のベンチには左からお姉さん、お姉さんのご主人、弟さんの順で座りました。お姉さんは面倒くさそうな様子で少しイライラしており、その横でお姉さんのご主人は緊張しており、弟さんはイライラしているお姉さんに気を遣って疲れているように見えました。

宋：今日はどのような流れで来ていただくことになったのでしょうか？

弟：（疲れた様子で姉に）話したら？

姉：（面倒くさそうに）いや、弟からこのままじゃこれから会社も家族もだめになるから家族療法を受けようって言われて。

宋：弟さんに言われて、お姉さんは来ていただいた？

姉：はい。

宋：それはそれは。（弟に）そうなんですか？

弟：はい、僕が誘いました。僕らは家族で会社を経営しているんですが、小さな会社なのに仕事中に姉と父が口論になって。しかもそれを他の社員のいる前でするんです。

宋：（姉に）口論になる？

姉：父はうちの会社を立ち上げた創業者という立場なので、もういい歳なのにいろいろ指図してくるんです。またその内容が全部時代遅れで、今の業界の流れに合ってないんです。私らが会議で決めたことまで後からあれこれ指図するんです。しかも会議に遅刻したりするんですよ。普通の会社じゃありえないでしょ。

宋：そうなんですね。

姉：もう父は黙って引退すればいいものを、もうすぐ七〇になるのにまだ現場であれこれ言うんです。

弟：いや、そりゃお父さんはこれまでの経験があるし、長年ついてきてくれた社員との信頼関係もあるから。

宋：それで今お困りのこととは？

弟：社内で仕事中に父と姉がもめるのだけはやめてほしいんです。

姉：お父さんが変わらないとそれは無理。

弟：そしたらお姉ちゃんは変わるの？

姉：お父さんが黙ってくれたらね。お父さんが変わらないと私は変わらないよ。
宋：（姉のご主人はずっと緊張したまま無言だったので）お姉さんのご主人さん，そんな感じでしょうか？
姉の夫：はい。そうなんですかね。僕は経営にまでは入っていないので。
宋：というと？
姉の夫：結婚してこの家に入ってきて，一社員として働いてるんです。
宋：あーそうなんですね。そしたら義理のお父さんと奥さんとがもめなくなったらいいという今の話については
　どう思われますか？
姉の夫：それはそのほうがいいでしょうね。もめると社内が変な雰囲気になりますからね。
宋：そうなんですね。そしたらこれからお父さんとお姉さんの関係について一緒に考えていきましょうか？
弟：（姉に）それでいい？
姉：（仕方ないという表情で）いいよ。でもお父さんが変わらないと私は変わらないからね。
宋：ではご両親に入ってきていただいて，交代しましょうか。
弟：はい。
（一旦お姉さん，お姉さんのご主人，弟さんは退室し，改めてご両親，弟さんの三人で入室しました。ベンチには左からお母さん，お父さん，弟さんの順で座りました。）
弟：（表情が少し明るくなって）ありがとうございました。
宋：いえいえ。（ご両親に）先ほど，息子さんからお父さんと娘さんが口論になるとお聴きしたのですが。
父：いや，娘はね，昔から自分の思い通りにならないと歯向かってくるんです。しかも息子よりも後から会社に
　入ってきたのに，他の社員の前で社長の娘だからって偉そうにあれこれ注意するんですよ。長年働いてくれて
　る年上の社員にもそれをするんです。長年働いてきてくれた社員なので，それを見てると私もつい「その言い

方はだめだろ」と注意するじゃないですか。そしたら、こっちに食ってかかってくるんですよ。私と娘の間で息子が苦労してるので、それも心配で。

宋：あーそれはお父さんとしてはご心配ですよね。入社する前はお姉さんはどんなお仕事をされてこられたんですか？

父：本人は詳しいことはあまり言いたがりませんが、人間関係でうまくいかなくて、いろいろ職場を転々としてたみたいです。

弟：先生、姉はコミュニケーション障害があるんでしょうか？

宋：え、それは？

弟：そうやって他の人とうまくコミュニケーションできないし、僕が姉に何度説明しても父のせいにして、自分ができてないことは言わないんです。

宋：そうなんですね。お母さんはどう思われます？

母：昔から普通の会話はできるんですけどね。確かに主人とはいつもそうやって言い合いになるんです。

宋：そうなんですね。（弟に）お姉さんにはコミュニケーション障害のお話はされてるんですか？

弟：いいえ、まだしてません。今回は会社と家族のために来てくれと頼んで連れてきたので。

宋：そうだったんですね。それではコミュニケーション障害かはこれからお話をお聴きしながら考えていきますね。まずはお父さんとお姉さんの関係についてこれから一緒に相談していきましょう。

弟：はい、お願いします。でも父と姉は一緒に来れる関係ではないんです。今日も別々で来たんです。

宋：そうですよね。そしたら、どうしましょう？

弟：僕が父を連れてくる日と姉を連れて来る日を分けて連れてきます。

宋：あ、ではそうしてください。

ビデオを見終わって

宋：どうでしょうか？
東：先生はこれをどう見てた？
宋：いやー、お姉さん、きつい人なんやろうなあと思いました。
東：それで？
宋：お姉さんが仕事でできてることはないか、これまでの経験を生かして社内で活躍できないかなどの話にして、お姉さんを肯定して、乗せていくのはどうかなと思ってました。
東：それもあるかもしれんな。でもそれで今この人たちが一番の問題にしてるお父さんとお姉さんの関係はどうするの？
宋：それでお姉さんが社内で浮くことはなくなるかなと。
東：うん、それで？
宋：……
東：いつも言うように、お姉さんがきついとかの自分の意味付けは後や。その意味付けでそこにいる人たちが乗ってこれるかどうかが大事なんや。その意味付けや枠組みを相手と共有できてはじめて治療になるんやで。
宋：あ、僕またやってしまってますね（へこむ）。
東：これはいったい誰が困って家族を連れてきてるん？
宋：弟さんですね。
東：そうやんな。さっきからずっと弟さんが主導で動いてるよな。ここを調べて連れてきたのも弟さん。だれがどの順番で入るのかまで決めてたな。家族も弟さんに従ってる。
宋：はい。

東：それに先生がついて行ってるのはいいと思う。あとはお母さんとお姉さんのご主人はお父さんとお姉さんのもめごとから一歩引いてる感じやな。

宋：はい。

東：これだけ家族みんなが来てくれてるんやから、家族の関係はよく見えるやん。お姉さんのことで困ってるお父さんと弟さん、それに反発してるお姉さん。一歩引いてるお母さんとお姉さんのご主人。

宋：僕、お姉さんに変わってもらうことばっかり考えてました。

東：そらお姉さんに変わってもらってもいいんやで。誰が変わってもいいけど、そこにいる人らの関係性を見てるかどうかや。こっちがどうするかなんて後の話や。まずお父さんと弟さんは関係がしっかりできてるよな。ここはＯＫや。それで今はお父さんも弟さんもお姉さんには勝ててないんやろ。もっと言うたら、弟さんがお姉さんに勝てるかどうかやろ。そのためには弟さんがお父さんとお姉さんの間で苦労してるというお父さんの枠に乗って、弟さんにしっかりと発言権を持たせるためにお父さんが引退して弟さんを社長にするというストーリーが今後作っていけるかどうか。家族みんなとそのストーリーが共有できるかどうか。その引退を機に、弟さんは社長としてお姉さんに指示できる立場になれるのかどうか。これは世代交代の問題とも言える。

宋：あー。これ実はあとでお父さんが自分はもう引退するって言うてたんです。

東：そうか。そしたらお父さんには引退してもらって、弟さんの相談役になってもらったらええやん。それでお父さんも立てておく。あとは弟さんに頑張ってもらって、社長として部下であるお姉さんに指示できるかどうか。

宋：はい。

東：ええか。話の内容とちゃうで。とにかく目の前で起きてる現象を見て関係性を知る。はじめの三〇秒が勝負やで。誰が来ているのか、その来てる人たちの様子、並び方、動き、一人の人の動きに他の人はどう動くのかを見て目の前にいる人たちの関係性を見立てる。

宋：それはたとえばどこを見ればいいんでしょうか？

東：たとえばこのケースやったらお姉さんと弟さんの間にお姉さんのご主人が座ってるやろ。ということはこのお姉さんのご主人が二人の緩衝材になってるのかもしれん。弟さんとご両親が入ってきたときに弟さんの表情が明るくなったやろ。そしたらこの三人の関係はＯＫやな、とか。

宋：そういう風に見るんですね。

東：うん。**見立てるときにまずすることは場の把握や。**その場には誰が来ているのか。その人たちはなんでこの場に集まっているのか。もっと言うなら誰が・なぜ・何のために・どのように動いてこの場を作ったのか・この場で自分はどういう立場に置かれてるのか。そんな情報を問診票から得たり、経緯、ニーズ、枠組みなんかを聞いてしゃべってもらうことで、自分を含めた治療システム全体の関係性を知れるやろ。その情報と今自分が目で見ながら予想してる関係性の見立てが正しいかの答え合わせをする。確認作業に入るわけや。もしそこで予想と違ってたらその都度修正して、見立てをより正確なものにしていく。まあ、言うても全部同時にしてるねんけどな。

宋：うわ、すごいですね。できますかね？

東：できる。とにかく早くパズルのピースを集めたい。そしたらこっちの気持ちが早く落ち着くから。

宋：はい。

東：**面接はいかに早くこちらの気持ちが楽になれるかが大事。**

宋：あ、そうかもしれませんね。こっちが楽だと治療がしやすくなりますよね。そしたら患者さんも楽になる。

東：そういうことやな。それからこちらが何をするかという話やけど、その時大事なのは目の前に出てきた枠組みや関係性を使うことや。こっちが一から何か枠組みを用意することもあるけど、まずは**目の前に出てきたものを使う**という意識が大事。

宋：それ、難しいですねー。どうしてもこっちが何かせなあかんって思ってしまうんです。

東：そうやろな。でもそんなんいらんねん。とにかく目の前に出てきたものを使う意識でやってみ。
宋：はい。でも、こちらが一から枠組みを用意するということもありなんですよね？
東：ありやで。でもこっちで枠組みを用意して、それに乗せていくんやったら、何をつっこまれても全部答えられるくらいの準備をせなあかんで。そこで答えられへんかったらそんなん乗るわけないからな。
宋：あー、そらそうですね。

実際の臨床での関係性の見立て方

システムズアプローチとは関係性を見るものだというのは本で読んで知ってはいましたが、このＳＶを受けるまで、それを具体的にどうやって見ればいいのかわかりませんでした。初めてこの見方を聞いてシステムズアプローチのすごさを感じたと同時に、そんなことが自分にできるのかと不安になりました。

このケースは家族五人で一気に来られて、弟さん主導なんだというのはわかりましたが、他の関係性を意識なんてできていませんでした。ＳＶの中での僕の発言のとおり、お姉さんを肯定する中でお姉さんに変わってもらおうと考えていました。それは僕が持ったお姉さんは「きつそうな人」という枠組みとお父さんや弟さんがいうお姉さんが問題という枠組みが僕の中で一致してしまって、それらに巻き込まれていたとも言えます。でも実際は東先生の言葉通り、来院の経緯で誰が一番困っているのか、入ってきてから座る順番、診察中の様子や会話に出てくる枠組みから、誰と誰がどんな関係にあるのかという関係性が見える部分がたくさんあります。弟さんが主導でがんばって家族みんなを連れて来ており、実際に一番困っているのも弟さんなので疲れた表情になっている。そこに連れて来られたお姉さんは面倒くさそうにしている。お姉さんと弟さんの間をお姉さんのご主人が緩衝材になって座っている。今お父さんと娘さんとは関係が良くないので別々に入ってきてるし、その間で気を遣って動いてるのが弟さん。お父さんはそれを知っているので息子さんのことも心配。お姉さんのご主人とお母さんはそこまで積極的ではなさそうなので、今の問題からは一歩引いてる可能性が高い。

東先生の解説を聞いたあとに振り返ればこんな風に関係性を見ることもできますが、それまでの僕は家族で来てくれてるのにその関係性を見ずに、誰か一人に対して個人療法をしていました。このケースでもなんとかお姉さんを肯定して、持ち上げて変わってもらおうと考えていました。これは決して間違っているわけではありませんが、関係性を見るという視点とは違います。

まずは場の把握、そしてその確認

東先生がおっしゃった、場の把握をしてからその後に確認に入るという教え。これは非常に有用です。後で、自分でもう一度振り返って、このように理解しました。

まず第一段階の「場の把握」とはその場に誰が来ているのか、その場はどのようにして作られたのか（誰が、なぜ、何のために、どのように動いて）を知ること。それでその人たちの枠組みや関係性が大まかに見えてきます。第二段階の「確認」とは場の把握で得た見立てを頭に置きながら、それが正しかったかを診察が進む中で目で見て、耳で聴いて確認し、必要に応じて修正することです。目でその人たちの動きを見て、耳でその人たちの語りを聴きます。誰がどのように入ってくるのか（表情や様子）・誰がどのように座るのか（自ら座るのか、それを誰かが指示するのか、そしてそれぞれの距離感）・誰がどの順番で、どう語るのか。それらに実際に触れることでもう一度枠組みや関係性を見て、先ほどの見立てを確認します。誰がどの順番で、どう語るのかとは、はじめに誰から話し出して、次に誰が話すのか、それぞれの人は何（あるいは誰）を問題にするのか、その問題に対して肯定的なのか、否定的なのか、一人の人の語りに対して他の人はどう語るのか、そしてその人たちがその語りを最終的にどうしていくのか。たとえば誰か一人にみんなが合わせるのか、口論になって収まらないのか、みんなの意見が一致して収まるのかなど、その人たちの動きが一周するのを見ます。最終的に自分たちで処理しきれず、治療者であるこちらに「どうしたらいいでしょうか？」と振ってくることもあります。それもその人たちの動きですし、自分が治療システムの中にいる証です。

この二段階を経ることで見立てをより正確なものにしていきます。多くのケースの場合、この時点でもうほぼ見立ては出来上がってしまいます。すると自然と何をすべきか、いわゆる介入が見えてくる。しかも介入は目の前に出てきた枠組みや関係性を使うことになるので、決してこちらの押しつけにならず、相手にとっても無理がありません。これだと本当に短時間での診療が可能になります。

ところで、東先生のパズルのピースという言葉。僕にはその言葉の意味がピンと来ず、ずっと引っかかっていました。何をピースとすればいいのかがわからなかったのですが、ピースとは場の把握で得られる関係性と枠組み、そして実際の診察の中で直接見ることで得られる関係性と枠組みのことだと、ずっと後になって気づきました。ピースが集まってパズルの絵の全体が見えれば、自分が何をしたらいいのかが見えてきます。パズルのピース。絶妙な表現だと思います。

問診票の内容を変えてみた

このＳＶの後に、枠組みと関係性がよく見えるように問診票の内容を変えました。誰が受診してほしいと思ったのか、誰が当院を調べて来たのか、その問題に対して誰がどのように対応してきたのか、その対応の結果どうなったのか。診察をする前に、まずはその問診票を細かく読み込みます。それで仮の仮説を立てる練習をしばらくしていると、だんだん患者さんや家族に会う前になんとか仮の仮説を自分で立てられるようになりました。すると実際に会う前から少し心に余裕ができて、診察室でも関係性を見ようという意識が持てるようになりました。その人たちの表情、様子、距離感、動き、反応の仕方に目が行くようになったのです。この二人はこうかな、それでこんな枠組みになるんだな、とか。それによって人の枠組みからも自然と距離が取れて、巻き込まれることも減りました。

相互作用として両方の立場から見る

東先生はこんなこともおっしゃっていました。

「必ず相互作用として両方の立場からものを見る。だからこそ、中立の立場で見ることができる」

複数面接なのに知らない間に誰か一人の肩を持ってしまったり、誰か一人を問題視することが多かった僕にはとても心に残った言葉でした。相互作用、関係性を見るということを意識すれば、そんなことがなくなります。それぞれの立場から見れば、当然その立場なりの枠組みを持つことになるからです。「なるほど、この人からすればそりゃそうだな」と自分も納得しながら話を聴けます。すると、目の前にいる人たちのそれぞれのストーリーが見えてきて楽になりました。さらに中立になって自分の視点の切り替えをしやすくしようと、人の話を聴くときにはそれを聴いて自分の中にわいてきた枠組みとは反対側の視点を意識するようにしました。そうしているうちに自分の視点がまた少し柔軟になりました。

否定的に物事を見ると疲れる

そうしながら中立を意識した仮説を立てる練習を繰り返しているうちに、関係性を見ることは肯定的に見ることにつながっていると気づきました。たとえばお母さんが息子さんに合わせている様子があれば、お母さんは息子さんに合わせる関係という仮説にします。でもこの仮説は決してお母さんが弱いとか、息子さんが強いとかそういうニュアンスを持たず、お母さんは息子さんに合わせることのできる人、息子さんはお母さんに合わせてもらえるようにできる人という見方ができます。そうやって肯定的に見ていくと臨床で疲れることが減りました。以前の僕はお母さんがしつけができていない、息子さんが甘えすぎ、といったように否定的に見ていました。するとその診察が終わってからすごく疲れました。その時はなぜ疲れるのかわかりませんでしたが、この経験を通して人は否定的に物事を見るとエネルギーを消耗するのだと気づかされました。

関係性を見ることを実践してみた

この後にこんなケースに出会いました。言葉の遅れを保育園から指摘されたことで、二歳の娘さん、お母さん、母方のお祖母さんの三人で来院されました。

宋：今日はどういった流れで来ていただいたのでしょうか？

母：私は家で娘と意思疎通はできてるのでそんなに心配してなかったんですけど、保育園の先生から他の子と比べて言葉が遅いと言われて。

宋：そうなんですね。お母さんとしてはそこまで心配されていなかった？

母：はい。まあ、でも確かに二歳にしては単語しか出ないし。

宋：おばあちゃんはお孫さんの言葉についてはどうお考えですか？

祖母：確かに遅いです。いやね、実は（母を指して）この子の旦那さんが仕事から帰ってくるのが遅くて、ほとんど関わってくれてないんです。

宋：（母に）そうなんですか？

母：はい。でももうずっとなんで期待してないんです。

祖母：でも先生、父親の関わりって、子どもの成長に大事ですよね？

宋：それは一理ありますが、お父さんはそんなにお忙しい？

母：でも週末に家にいても子どもと関わろうとしません。

宋：もしお父さんが関わってくれたら、娘さんにいい影響はありそうですか？

母：それはそうだと思います。私もずっとは関わってあげれないし。それにこの子、体を動かすことが好きなんですけど、私は体を使っては遊んであげられないので。

祖母：（うれしそう）

宋：でもお父さん、ここに来ていただけますかね？

母：言えば来てくれると思います。

祖母：（笑顔）
宋：そしたら次回はお父さんも一緒にきていただいてください。
母：わかりました。

このケースは母方のお祖母さんがお孫さんの受診にまでついてきており、お母さんとお祖母さんは距離が近い関係にあること、お話の内容からご両親は距離が遠い関係にあることがわかりました。また、お祖母さんはお父さんを問題としている枠組みがはっきりしていました。その枠組みをお母さんも認めて、さらにはお父さんを連れて来れるとまで言ってくれました。そこでお父さんに来てもらうことにしました。もちろん、お父さんに子どもに関わるように説教するためにお呼びしたわけではありません。お父さんの枠組みを確認してから今後どうするかを考えようと思っていました。少なくとも、お父さんをお呼びするという枠組みとすることで、今目の前にいるお母さんとお祖母さんへのジョイニングになります。もし運が良ければ、お祖母さんの「父親の関わりは子どもに大事」という枠組みにお父さんも乗ってくれるかもしれないとも考えていました。後日、お父さんに実際お会いしてみるとお父さんも「娘に関わりたいけどどう関わっていいのかがわからなかった」と言ってくれました。そこで、娘さんの言葉を伸ばすためには、お母さんからお父さんに娘さんへの関わり方を教えてもらうことが有効であるという枠組みにしたところ、ご両親の距離が徐々に近づき、娘さんも言葉がどんどん出るようになりました。のちに、お祖母さんは受診に付き添わなくなりました。

長く通ってくれているケースは枠組みや関係性を把握できていた

少しずつうまくいくケースが出てくると、うまく行ってないケースが目につくようになりました。そこで実際その患者さんが来られたときに「このケースはなぜうまく行っていないのか」を診察中に探しました。でもいくら考えても自分ではわかりません。そこでＳＶでそのケースを東先生に見てもらいました。すると、東先生は序盤の短時間で枠組みや関係性を把握しておられましたが、僕はそれを見てる風でいて見逃していたり、把握するまでにやたらと時間がかかったりしていたのです。そこで、逆に長く通ってくれているケースを振り返ってみました。すると何十回とお会いしているので、この人はいつもこの話題をするといいな、この人たちのニーズは薬だな、この人たちの関係はちょっと微妙だなという程度でしたが、枠組みや関係性という意識はないにしても、漠然とそれらを把握していたことに気が付きました。意識しているわけではないのでまぐれではありますが、やはり枠組みや関係性がなんとなくわかっているからこそ、治療関係が壊れずに長く通ってくれていたのです。

第5章 目の前の人とその人の枠組みも関係性で見る

システムズアプローチでは「ものの見方」「枠組み」「関係性」という3つの言葉が頻繁に出てきます。自分の頭で整理したくて、その3つの言葉がどうつながるのかをずっと考えていました。その中で「枠組みを見る」「関係性を見る」という言葉はその単語のつながりがイメージとして理解できました。でも、枠組みと関係性という言葉はどうつながるのかがピンと来ませんでした。

〈ケース〉

中学三年生の娘が自分の顔が醜いから外に出れないという主訴でお母さんが一人で来院されました。娘さんが三歳のときにご両親は離婚し、現在はお母さんと娘さんの二人で暮らしています。

母：先週学校でスマホを先生に取り上げられて、家に帰ってきてから狂ったように自分の顔を掻きむしったんです。それから外に出れないと言い出して。

宋：そうなんですね。いつから娘さんは自分の顔を気にするようになったんですか？

母：中学一年のときに友達に顔のことを言われたみたいなんです。それでプチ整形をさせてあげたのに、今になってもっとちゃんと整形したいってしつこく私に言ってくるんです。
宋：どんな感じで？
母：私が料理をしててもついてきて、いつ整形させてくれるんだ、安いところがあったとか、この顔がいいって芸能人の写真を見せてきて。もうしつこくてしつこくて。
宋：それは大変ですね。
母：この前なんか仕事中に電話してきてまでそんなことを言うので、電話で叱ってしまいました。あの子は自分のことしか考えてないんです。お母さんは私のことを考えてくれないとか文句ばっかり言うくせに、自分は何もしないんです。夜中遅くまでスマホをしてるせいで朝起きれなくて学校にいけないのに、私に「朝になんで起こしてくれなかったんだ」って怒ってくるんですよ。起こしても起きないくせに。起きたら起きたで、整形させろってそれしか言わないんです。
（その後もお母さんは娘さんの問題について語り続け、僕はどうしていいのかわからずに聴いて労うだけでした。）

ビデオを見終わって

宋：お母さんの勢いに押されて、それだけで時間が過ぎてしまいました。
東：確かに勢い強いな。
宋：相当しんどいんだと思うんです。お母さんは離婚してから仕事を始めたし、その中で娘も育てないといけないので経済的にもしんどそうだし、その上で娘さんがこの状態になって。
東：先生、ええか、こっちの意味付けは後やで。
宋：あっ（冷や汗）。何回も同じことしてますね
東：まあ、人はそんなもんや。急には変わられへん。時間がかかるもんや。

宋：はい（へこむ）。

東：お母さんはもちろん大変やろうけど、ここで大事なのは、このお母さんがこの問題をどう語るかや。それだけ。その内容はなんでもいいねん。

宋：どんな内容でもですか？

東：もちろん人を傷つけて大事（おおごと）になるとか、うつがひどくて入院を考えないとあかんとかやったら別やで。今の社会の倫理で許されないことなら、その流れに一旦は乗らなあかん。

宋：はい。

東：そうじゃなければ、個人面接ですることはその個人がその問題をどう捉えてるのかを見て、そこを変化させる。これが個人面接の極意。

宋：はい（意味がいまいちわからない）。僕がどこから入ったらいいのかわからなくて。

東：この中でお母さんが朝に娘を起こすという話題が出たやろ。たとえば動くならここやな。お母さんが動いたときの話が出たら、それを膨らましてみるねん。お母さん一人の面接では結局お母さんの語りを変えるしかできないやろ。だって他に誰もこの場におらんねんから。目の前にいるお母さんに影響を与えるのが先生や。

宋：そこを膨らまして、どうしていけばいいんでしょうか？

東：たとえば、問題の矛先が自分に向いてる人はＮ（否定文）をＰ（肯定文）にしていく。矛先が他の人に向いてる人はその人自身の問題にしていく。このお母さんの場合なら、娘が問題になってるからお母さんが娘にしたことで、うまくいくこと、うまくいかないことを繰り返し聞いていく。もちろんお母さんと仲良くなりながらやで。お母さんを乗せながら、すべてお母さんの問題に持っていく。

宋：えっと、根本的なこと聞きますけど、そしたらお母さんが動いたときの話を膨らませたのは？

東：それは問題を娘さんからお母さんに持っていくためや。

宋：あ、そっか、なるほど。

「アドバイス」をするとその人は来なくなった

当院には子どもの問題で悩むお母さん、あるいはお父さんが一人で来られることがよくあります。その親御さんたちは「アドバイスがほしい」とおっしゃるので、子どもさんの「問題」をお聴きして、そのお母さんやお父さんにこうしてください、ああしてくださいと、僕は真剣に「アドバイス」していました。ところが言われた通りに「アドバイス」しているのに、その親御さんたちは来なくなりました。アドバイスをほしいと言うからそれを伝えているのに来なくなる。わけがわかりませんでした。でも、今はその「アドバイス」でなぜその親御さんたちが来なくなったのかがはっきりとわかります。もちろん「アドバイス」をしてはいけないという話ではありません。目の前にいる親御さんの枠組みは目に入らず、僕の頭の中は「対応を伝えないといけない」という自分の枠組みでいっぱいでした。それによって、その親御さんの枠組みから外れたアドバイス、その親御さんができるはずもないアドバイスをしていたからです。親御さんの枠組みや状況に合わせていないわけですから、うまくいくわけがありません。治療システムで起きていることは、僕とその親御さんの間の枠組みのケンカです。１章にあったように、いきなり行動療法の提案をするのと同じことです。

「アドバイスがほしい」という言葉も広い意味で枠組みだ、と見ることはできます。その人はその問題に対してアドバイスが必要だ、と意味づけていると見ることができるからです。でも「アドバイスがほしい」という言葉だけを拾ってくると、それは「その人は困っている」ということ以上のことはわかりません。それだけではその人がその問題をどう捉えているのかがわからないからです。たとえば「その問題がどうなってくれたらいいですか？」と尋ねることではじめて、その人がその問題をどう捉えているのかという、その人の枠組みの姿が少し見えるようになります。

今だからこんなことを言っていますが、このようなＳＶを何十回としてもらって、それを臨床で実践してようやくわかりました。

「その人がその問題をどう捉えているかを見る」
それはまさに、その人とその人の枠組みの関係性を見るということでした。

自分の頭でその人の枠組みが理解できるように質問する

その人とその人の枠組みの関係性を見ることとは、そのまま介入になります。それが東先生のおっしゃった「その人がその問題をどう捉えるのかを見て、そこを変化させる」という言葉です。僕はこの言葉を「その人とその人の枠組みの関係性を見てから介入する」と理解しました。そのために一番大切なのは、自分の頭でその人の枠組みが理解できることです。

その人がその「問題」に対してどのような枠組みを持っているのか。自分がその人の枠組みを理解できるようにするために、いろんな角度から質問します。その人がその「問題」をどう見ているのか（その人の枠組みの見方）。なぜそのように考えることになったのか（枠組みの歴史）。その「問題」が起きたときと比べて今はその見方に変わりはあるのか（枠組みの変化）。もちろん、見方はこの３つの角度以外にもあると思います。ただ、中でもこの３つは患者さんとの対話の中で自然に話題に上りやすく、こちらから質問しても患者さんにとって違和感が少ない。そして何よりも変化につなげやすいというメリットがあります。

①その人がその「問題」をどう見ているのか（その人の枠組みの見方）

その問題はその人にとって深刻なのか、それほどでもないのか。悪いことなのか、実はそうでもないのか。急いでるのか、そんなに急いでないのか。それを知るために「その時どう思われましたか？」「いつから心配になられたんですか？」「その時どうされたんですか？」「それでどうなりましたか？」と質問します。これらの質問はその人の枠組みの見方を知るだけでなく、事実の確認、一連の相互作用も情報として入ってくるので非常に便利です。先ほど挙げた「その問題がどうなってくれたらいいですか？」という質問もここに入ります。

②なぜそのように考えることになったのか（枠組みの歴史）

人がある枠組みを持つには、それを持つようになったプロセスがあります。それを知るために「なぜそのように思うようになったのですか？」「誰かにその問題について何か言われたことがありますか？」と質問します。その人がそれを問題と見るようになった歴史やプロセスを知ることで、なぜその人がそれを問題にし始めたのかを知ることができます。聴いてる自分が、その人の問題の捉え方を頭で理解しやすくなります。その歴史やプロセスを尋ねることで、その人の辛い事情を汲むことができるので自然とジョイニングにもなります。それが辛いものであるほど、印象的であるほど、人はそれを最初から最後まで全部ちゃんと聞いてほしいものです。東先生は「事情を汲むのがジョイニングや」とよくおっしゃいますが、まさにそれです。それをしている間にリフレーム（その人の枠組みを変えること）できるチャンスも増えます。人が枠組みを持つことになった歴史やプロセスをリフレームすることで、枠組みが根底から変化し、システム全体の変化にもつながる可能性が出てきます。

③その「問題」が起きたときと比べて今はその見方に変わりはあるのか（枠組みの変化）

人の枠組みは時間経過で変化します。１回目に会うときと２回目に会うときで、枠組みが変わっていることもあります。それを知るために「その問題は今はどうなっていますか？」、「もしかして当初と比べて今は少し違うところはありますか？」と質問します。これによって、その問題の発生前後でその人の枠組みに変化があるのかを知ることができます。今まで散々問題を語っていたのに、「いや、実は今はだいぶ楽なんです」なんてこともよくあります。もし「今は少し朝はましです」などと少し肯定的な答えが返ってくればチャンスです。「それはいつからですか？」「なにかきっかけがありましたか？」「何か工夫されました？」などとその小さな変化を対話の中で膨らませる余地が生まれるからです。その人の枠組みの変化を増長させることができるのかを見ます。それでその人が話に乗ってきてくれるなど、反応が良ければさらにそれを対話の中で進めてみます。もちろんそれに乗ってこなければ無理には進めません。一旦その路線は引いて、またその人の問題の話に一度きっちり乗ってみる。そしてまた、先ほどの以前に比べて変化しているという路線でいける可能性はあるのか探るために、言葉や角度を変えて質問してみる。それで無理ならそれまでの対話やシステムから別の見立てや介入を考えます。

経緯を尋ねることはとてもおいしい

受診にいたる経緯を尋ねることはとても有効です。なぜなら、経緯の中には、ニーズ（これも枠組みです）、その枠組みの歴史、変化、その人の周囲の人との関係性、今のシステム全体の状況など、たくさんの情報を一気に知ることができるからです。これによって、その人の枠組みと全体の流れがかなり正確に理解できます。しかも経緯を聞かれることは、患者さんにとっても違和感がないので、自然に答えられます。中にはこれだけで、あとは何も聞かなくても自分の枠組みについて一通り最後までノンストップで語ってくれる人もいます。「受診することになった経緯を教えていただけますか？」この一言は、短時間で診察しなければならない精神科医にとってとてもおいしい質問と言えます。

これらの質問をしている間に患者さん自身が問題を客観視できるようになったり、気づきが得られて「あ、先生、わかりました」なんて言ってくれることもあります。

一つの質問で相手や状況（治療システム）によっていろんな答えが返ってきます。こちらが意図していることと違う答えが返ってきたり、期せずして介入に役立つ情報が返ってくることもあります。そこから思わぬ展開に運べることもあります。こちらの質問へのその人の反応や答えで、さらに介入の選択肢が増えます。質問することで情報を得られるだけでなく変化のきっかけになったり、それ自体が変化につながったりするため、やはり質問は非常に有効です。

その人の枠組みを対話の中で明確にし、それを共有する

このように語りを聴いたり、質問することでその人の枠組みが対話の中で明確になったら、それをその人と共有し

ます。たとえば「お母さんは娘さんが将来、人とコミュニケーションができなくなるんじゃないかが心配なんですね」とその枠組みの核になる部分、その人が一番問題としていること、困っていることを確認します。それで「そうなんです」と同意を得られたら、治療に対するモチベーションが上がり、さらに治療を展開しやすくなります。そこからは「コミュニケーションを上手にする」という枠組みで治療を進めることができるようになります。

当初、僕は関係性を見るという言葉は人と人についてのことばかりだと思っていました。でもこれらの対話をすることは目の前の人とその人の枠組みの関係性を見ることになります。そして患者さんの枠組みの見方、歴史、変化を聞くこと、そしてその対話をしながら患者さんと僕との間で見えてくる枠組みを一緒に共有していくことが、治療につながるのだとわかりました。そんな経験をしてから、枠組みは関係性の中で生まれてくるのだということにも気づきました。

その問題の深さを知る

ここでまた恥ずかしい失敗談をしたいと思います。こんなケースがありました。会社員をしているある男性の患者さんが、笑いながら自分のアルコールの問題についての話をされていました。僕はそのアルコールの問題が気になって「どれくらい飲んでいるのか」「体調は大丈夫なのか」「日常生活に影響はないのか」などそれに関する否定的な質問を続けました。すると、診察が終わるころには笑っていた患者さんの顔がこわばっていました。アルコールに関する否定的な質問を続けたことで、診察の途中から患者さんは「やっぱりやめないとだめですよね」「アルコールをやめれない自分はダメですね」「やっぱり自分はダメだ」と最後は自分のことまで否定しはじめました。当初、その患者さんはそこまでアルコールを問題視していなかったはずです。やってしまったと思った僕は何がまずかったのかを東先生に質問しました。すると東先生はこんなことを教えてくれました。

「まずはその問題の深さを知る。今すぐにでもなんとかしないといけない問題なのか。その問題に乗るしかないのか。その問題に乗らずに他の話題にシフトできるのか。あるいは肯定的な部分に焦点を当てていけるのか。それを考える。たとえばうつで今すぐにでも死にたいとか、子どもの暴力で家族の命が危ないとかやったら、乗らないなんて選択肢はもうないやろ。でもゲームをやめれないんですって内容なら、他の肯定的な部分に焦点を当てられるかもしれないやん」

それを聴いてハッとしました。その患者さんは実際はアルコール依存症でもなく、社会人として立派に活躍されている方でした。もしかしたらアルコールはその人を支えていたかもしれません。僕が問題を作ってしまった、僕との関係性の中でアルコールが問題になったと言えます。「問題を尋ねなければならない」という僕の枠組みによって、問題を探しに行っていました。

問題の深さを意識できるようになると、「どうしたらいいですか？」と質問されたときにも、自分がどう動けばいいのかがわかります。その人の中で問題が深ければ、「どうしたらいいですか？」＝「私、しんどいです」という意味なので、まずはどうしたらいいかという方法論ではなく、その人のしんどいという枠組みに合わせます。その後に実際にどうしたらいいかという枠組みで方法論の話をしていくのか、その他の介入をするのかを考えます。一方で、問題がそれほど深くなければ、問題を深めるような質問や積極的な介入は控えます。

問題の深さを知る。これも目の前の人とその人の枠組みの関係性を見るということになります。

人とその枠組みとの関係性を変化させる

人は何かを見たり感じたりすると、それに対する枠組みを持ちます。すると、その瞬間からその人とその枠組みの間には関係性が生じます。その後、その人はその枠組みのことを思い出すたびに、その関係性はより密接に強固なものになっていきます。良いか悪いかなどの意味付けは別として、システムズアプローチで言ういわゆる循環、パターンができるとも言えます。その関係性を変えるために枠組みを直接変えるリフレームをしたり、関係性自体を切り離すために問題を他のことにシフトするなどの技法があります。リフレームによって、枠組み自体が変わります。問題が他のことにシフトされると、これまであったその関係性自体がなくなります。いずれにしても、その人とその人の枠組みとの関係性は変化します。

関係性を見るという言葉の意味の広さを知ったことで、僕自身が目の前の人の枠組みを離れて見ることができるようになりました。すると人の枠組みに巻き込まれることが減って、治療でうまくいくことが増えました。どんなものを見るときも同じですが、人は対象をあまりに近づいて見てしまうと、視野は狭まり、全体像が見えなくなります。でも対象から離れて見ると、視野は広がり、全体が見えやすくなります。

薬、診断を治療的介入のための枠組みとして用いる

薬と診断についても考えるようになりました。薬がほしい、薬は怖いからやめてほしい。診断をしてほしい、診断なんていらないから対応だけ教えてほしい。さまざまなニーズ、つまり枠組みに出会います。それらに対して、以前の僕は深く考えずただそれに従う、あるいは「それはいらないと思います」、など自分なりの判断を伝えていました。すると、すごく喜んでもらえるときと、すごく不満を持たれるときがありました。同じようなケースには同じことを答えているはずなのに、なんでこんなにも結果が違うんだと理解できませんでした。

症状があるから薬を出す、症状があるから診断する。医者として当たり前のことすぎて、機械的にしていたと言えます。ところが薬や診断を枠組みと考えるようになったことで、外から見れば同じことをしているように見えても、治療の結果は全く違うものになりました。薬や診断のニーズを聞いたときに、それをその人の枠組みとして見て（その人が薬や診断についてどう捉えているのかを見て）、薬、診断を治療的介入のための枠組みとして用いればいい。これは医者をしていく上で、とても大切な学びになりました。なぜ同じ対応をしているのに、満足されたり、不満を持たれたりするかの理由もわかりました。薬や診断をその人の枠組みとして見ていないからでした。そうなって初めて、薬や診断などの枠組みは医者ならではの治療における大きな武器であり、有効に活用できればとても役立つことに気づきました（もちろん、医者として必ず薬や診断が必要だと判断したときはその人の枠組みに関わらず、そのままそれを伝えます）。

その人がその枠組みを持つに至るプロセスや情報元はさまざまですが、その人が薬、診断という枠組みを持った時にはすでに、その人の枠組みや周囲を含めたシステムに変化が始まっていることがよくあります。システムに何の変化も要さないのに、薬や診断という新たな枠組みを持つわけがないからです。そこからは介入の余地が生じます。「それ（たとえば薬）をすることでどうなればいいですか？」「それをすることで今と何か違ってきそうですか？」と持ち掛けることで変化の方向に進めることができます。もちろんそれに反応が芳しくなければ、その反応に付き合うか、また他の路線を探します。

薬を処方するとき

このＳＶのあとにこんなケースがありました。小学四年生の注意欠陥多動症（ＡＤＨＤ）の娘さんとご両親が継続的に通院されていました。お父さんはお母さんに対して協力的な方です。初診のときからお母さんは薬は怖いとおっしゃっていました。娘さんには不注意や多動の症状、それによる問題行動はありましたが、ご両親でなんとか娘さんに言い聞かせて生活していました。なので診断名をお話しするときにも治療の選択肢の一つとして薬の提案はしましたが、それ以上はこちらから薬を勧めることはしませんでした。診察でのご両親の話題はいつも「この子が言うことを聞かない、どうしたらいいのか」。つまり娘さんが問題という枠組みでした。僕はそれに対してなんとか対処されているご両親を褒めたり、実際の関り方の提案などを続けていました。そのおかげもあってか、なんとか対処しておられました。ところが、ある日の診察でお母さんがこんなことをおっしゃいました。

母：前からゲームはやめれなかったんですけど、最近それがひどくて。ご飯も食べずにずっとゲームしてるんです。
宋：そうなんですね。
母：そうなると私もゲームをしていない時までつい怒ってしまって。気づいたら一日中怒ってしまってて。

宋：お父さん、そうなんですか？
父：そうなんです。僕も怒り続けてしまうんです。二人でこの子をずっと怒ってるみたいになって。
母：もう少しスムーズに言うことを聞いてくれたら。先生、薬もありなんでしょうか？
宋：うーん。お母さん、でも薬を使うはご心配ですよね。
母：いや、でも薬で少しでもこの子ができることが増えるなら。
宋：薬があればどんなところが違ってきそうですか？
母：私らが怒ることが減ると思います。
宋：なるほど。ご両親が怒ることが減るとどうなります？
母：褒めてあげられると思います。
宋：お父さんはどうですか？
父：僕もこの子を怒ることを減らせるのなら。
宋：お父さんも怒ることが減ると？
父：この子はいつも「自分はだめだ」って自分を否定をするんです。先生、発達障害の子らは自分を否定することから二次障害になるんですか？
宋：そういうことはあります。
父：やっぱりそうなんですね。
宋：お父さんが怒ることが減ると、娘さんが自分を否定するのはどうなりそうですか？
父：なくなると思います。
宋：それはいいですね。
母：この子はほんまはやさしい子で、いいところもいっぱいあるのに怒ってしまうんです。ほんまは褒めてあげたい。この子を認めてあげたいです（泣いている）。

宋：そりゃ褒めてあげたいですよね。それなら薬はお勧めしたいです。確かに副作用が起きることはありますが、不注意や多動、衝動などの症状を改善させてくれるので、治療としては非常に有効な手段です。効果についても有効であることがすでにわかっている薬です。それで彼女ができることも増えると思います。
母：じゃあ、お願いします。
宋：お父さんは？
父：もちろん、お願いします。

すると、次の診察では「前よりも話がスムーズに入るような気がします」とご両親でおっしゃいました。その後、ご両親の口から「本来のこの子に戻ってきました」という言葉が出るようになり、「この子が悪い」という枠組みはなくなりました。その人たちとその枠組みの関係性の変化を意識できたケースでした。

このケースは娘さんのことで問題があるたびにご両親の対応でなんとかやってこられていました。そこでご両親の対応が大切という枠組みにして、少しずつそちらにシフトさせていたのですが、どうしても「この子が悪い」という娘さんへの枠組みに戻ってしまっていました。娘さんの症状のパワーが強かったとも言えます。薬についてはご両親ともに否定的でした。ところがこの時の診察ではお母さんが「この子が悪い」という枠組みから「怒り続ける私らが悪い」という枠組みに変化しており、薬に対する否定的な枠組みも変化していました。お母さんからの影響かお父さんも同様に枠組みが変化していました。娘さんのゲームのやりすぎが、ご両親の枠組みを変えたとも言えます。

以前はニーズに合わせるため、あるいは症状や診断があるから薬を出すという以外に、僕の中に特に意図はありませんでした。でもこの時は薬という枠組みに合わせながら「薬があればどんなところが違ってきそうですか？」とそれを行った後の変化を尋ね、さらにその話題を広げました。これは単に薬を出すこととは違います。一度、薬を飲んでご両親が怒ることがなくなった状態を想像してもらうことで、怒り続けている今の状態から離れてもらい、怒ることがなくなればいいというご両親の気持ちをさらに膨らませました。それによって「この子が悪い」から「怒り続ける私らが悪い」への枠組みの変化を促進します。それをしてから薬が有効であるという枠組みをお話しすることで、薬に対する肯定的イメージを大きくして薬に関する枠組みの変化も促進します。そのことで、ご両親は薬の効果に対して敏感になり、娘さんのわずかな変化も見逃さず常に観察するようになります。そして、次の診察ではその変化を積極的に尋ねていきます。

この変化の促進をせずにただ薬を出すと、効果が出ればその直後はうまくいきます。でも、時間が経つとせっかく効果が出ているはずの薬でさえ「効果が下がってきた」「薬を飲んでいても何も変わらない」と薬が犯人になってしまったり、そこから発展してもとの「この子が悪い」という枠組みに逆戻りするケースがたくさんありました。また、もしこの変化の促進をしていないと、目に見える薬の効果が小さかったときに、ご両親に絶望感を与えてしまいます。薬という枠組みを使って、その人とその枠組みの関係性の変化を促進するやり取りをしてから薬を処方する。これは薬を処方する上で大切だと思います。

診断をするとき

診断をしてほしいという人とはこんなやり取りをすることが多くなりました。

患者さん：昔から人と話をしていて、なんでか馬鹿にされたり、からかわれたりすることが多くて。
宋：そうなんですね
患者さん：それで最近、上司から「話を聞いてるのか！」とすごく怒られて。
宋：お辛かったんじゃないですか？
患者さん：いや、ほんと辛かったです。もう僕もいい大人なのに、子どものときに友達に言われていたことをまたそのまま上司に言われて。

宋：そうだったんですね。
患者さん：それでネットでいろいろ自分の困ってることを調べたら自閉症スペクトラムって言葉を見つけたんです。そうじゃないかなと思って。
宋：あ、それで今回来ていただいたんですね。
患者さん：そうなんです。
宋：もしご自身が自閉症スペクトラムだとしたら？
患者さん：それはホッとすると思います。
宋：というと？
患者さん：なんで自分がそんなことを言われてきたのかが理解できるので。
宋：ご自身のことを理解できると、今と何か違ってきますか？
患者さん：そしたら自分なりに対策を立てていきたいと思えるので。
宋：なるほど。それでは診察と検査を行うことで自閉症スペクトラムがあるのかを診ていきますね。もし診断基準に当てはまらなくて、診断名がつかない場合でも、検査で得意なところ、苦手なところはわかりますので、それで一緒に対策を立てていきましょう。
患者さん：お願いします。

先ほどの薬の場合と同様です。診断という枠組みを使って、このやり取りを行うことでその人とその枠組みの関係性の変化を促進しています。もちろん診断がつかない場合もあります。その時のために、前述のような前置きをしてから、患者さん自身がおっしゃった対策という枠組みにしておきます。そうすることで診断名がつかなくても検査でその人の何らかの特性の問題にして、それに対する対策という枠組みにできます。

その人の語りが楽になればいい

目の前の人とその人の人の枠組みの関係性については衝撃的なＳＶがありました。不登校の息子さんを抱えたお母さんに真剣にアドバイスしている僕に、東先生はこんなことを言ってくれました。

「その人の枠組みを扱う。その枠組みについていく。個人療法の場合、扱えるのはその人の枠組みだけや。もう一つ追加するならここ（患者さんと僕）の関係性だけや。それ以外は現実的に本当はどうなってるかなんてわからん。診察室にはその人と自分しかおらんねんで。息子さんがどうなってるかなんてこっちは確認できないやん。僕らが見れるのは、目の前にいるその人の枠組みとここ（患者さんと僕）の目の前の関係性だけや。極端なことを言うたら、もしかしたらこのお母さんが嘘をついてて息子さん、本当は学校に行ってるかもしれん。それでもええねん。その人がどう語るかや。その人の語りが楽になればそれでええねん。その人の枠組みの中で、その人が楽になるようにしていく。それが治療やで」

これは２つの意味で衝撃的でした。１つ目は僕はここにいない息子さんをなんとかしようとしていたこと。２つ目はその人の語りがたとえ嘘でもその人が楽になるようにすればいいということ。目の前に来てもいない息子さんがどうなるのかに頭が行ってしまうと、目の前の人が見えなくなります。診察室にいる僕が見ることができるのはその家族の家の中ではなく、目の前の人だけです。現実が変わることと、楽になることは必ずしも同じではありません。症状や問題がなくなっても、一向に楽にならない人がいます。逆に、症状や問題はそのままあるのに、楽になる人がいます。その違いは、その人の枠組みが変化したかどうかでした。実際に問題や状況などの現実がどうなるかではなく、目の前の人が変化するのかが大切だということだと思います。

「目の前の人に集中しろ」

そう聞こえました。僕は主訴をなくそうとか、現実に学校に行かせようとか、そんなところに目が行っていました。ここはシステムズアプローチをしていく上で僕が大きく誤解していたところでした。落ち着いて考えてみると、当たり前だとも思えました。自分と離れたところの現実が変化するかどうかなんて僕ら精神科医、いや人間の力の及ぶところではありません。

第６章
自分と目の前の人の関係性（治療システム）を見て、それを使う

システムズアプローチを学んだ当初、治療システムという言葉は僕の目の前を素通りしていました。

〈ケース〉

統合失調症の三〇代の女性が「今から何するの？」「テレビがついてるよ」などの幻聴、誰かに悪口を言われているという妄想を主訴に一人で来院されました。家の用事で区役所に行ったときに、相談窓口を偶然見つけて幻聴と妄想のことを相談したところ、相談員から早く病院に行ったほうがいいと言われて受診されました。

初　診

女性：一日中この声が聴こえて、それが気になって動けないんです

宋：それは大変ですね。

女性：もう五年になるんです。ほんとに辛くて（大泣き）。

宋：五年前に何かあったんですか？

女性：その時から夫が単身赴任で家にいなくて。

宋：ということは今は一人で暮らしてらっしゃるんですか？
女性：はい。
宋：寂しいんじゃないですか？
女性：そうなんです。でも寂しいのは子どものころからなんです。子どもの時から父は仕事、母は妹のフィギュアスケートの付き添いで忙しくて、家に一人でいることが多くて。
宋：それはお辛かったでしょうね。寂しさがなんとかなれば楽になれそうですか？
女性：そう思います。それで仕事を探しにいこうと思うのですが、面接に行くと、やっぱり無理だと思ってしまうんです。
宋：それはなぜですか？
女性：女は家にいるもんだって父から言われているので。
宋：そうなんですね。
女性：でも外で仕事がしたいんです
宋：外で仕事ができたら、何か違ってきますか？
女性：自分らしい人生を生きられると思うんです。
宋：そうなんですね。では仕事を探してみましょう。
女性：はい、そうですね。でも人の視線が気になって外に出るのが怖くて。
宋：人の視線が気になる？
女性：はい。他の人が私の悪口を言ってるんです。
宋：それはどんな？
女性：あの人は仕事もしないで家にいるとか。
宋：そうなんですね。それはお辛いですね。でも外に出ないと仕事をすることはできませんよね。

女性：そうですね。

この後も僕から仕事に行くことを勧め、女性はそれができたらいいけどできないというやり取りが続き、最終的には幻聴や妄想で辛いという話に戻っていきました。

ビデオを見終わって

宋：この後も何回か来てもらったんです。仕事を探しに行こうとするんですけど、幻聴が気になって動けない、むしろ幻聴がひどくなったと号泣されて。
東：これは幻聴自体をとるのは簡単にできると思うわ
宋：え？　ほんまですか？
東：うん。でもその後のほうが問題やな。この人がお父さんからの影響をどれくらい受けてるのか。旦那さんからの影響はどうなのか。その辺を聞いていきながらやな。
宋：っていうか、幻聴ってどうやったらとれるんですか？
東：幻聴がひどい時、そうでない時、それは具体的にいつどこでそうなるのかなんかを聞いていけばいいわ。そうやって幻聴を客観視してもらうことでこの人が幻聴から距離を取れるようにしていく。外在化ってやつやな。
宋：なんでそうするんですか？
東：だってこの人は幻聴からの影響を強く受けてるやろ。もうその世界にどっぷり入ってもうてるやん。一旦、そこから出してあげないと動けないやろ。
宋：なるほど。

SV後に東先生に言われた通り、こちらから仕事を探すようには指示せず、ただひたすら女性の語りに合わせた後に幻聴がひどい時、ひどくない時の質問を繰り返しました。その時の診察を東先生に見てもらおうとビデオに録画しました。

SV後の診察

女性：もう声がうるさすぎて寝るときも怖いんです。私、もうだめです（号泣）。
宋：それは本当にお辛いですね。
女性：先生、この声をなんとかしてください。助けてください。
宋：はい。その声をなんとかするためにお聞きしたいのですが、その声はどんな時にひどくなりますか？
女性：えー（泣くのをやめて、しばらく考える）。
宋：……（待つ）。
女性：家に一人でいて、テレビがついてないときですかね。静かに一人でいるときがひどいですね。
宋：じゃあ、ましなときってあります？
女性：そうですね。家に親が来てるときはましですね。
宋：他にも聴こえるのがましなときはあります？
女性：あー、そうですねー。外に出てるときもましですね。
宋：あ、そうなんですか。外に出ると、なぜましだと思います？
女性：知らない人でも誰かが周りにいるという安心感があるんだと思います。一人じゃないというか。
宋：そうなんですね。ということは一人じゃないと声はましになるんですね
女性：そういうことになりますね。
宋：じゃあ、次回までに声がひどいときと、ひどくないときを観察して、それをメモしてもらうことはできますか？

女性：できると思います。
宋：ではお願いします。
女性：先生。
宋：はい、どうされました？
女性：ここで質問されると気づくことがあります。
宋：それはよかったです。

そして、この時のビデオをSVで東先生に見てもらいました。

2回目のビデオを見終わって

東：先生、前回とはまったく別人みたいやな（笑）。
宋：はい。こっちから引っ張るのをやめて、診察の時間を気にせず時間をかけると腹を決めて焦らずとことん聞きました（笑）。
東：それでええと思う。これみて、先生の質問、入ってるわ。この人、今自分でいろいろ考えてる目してるやろ。
宋：あ、ほんまや。
東：この質問を繰り返してるこの時間が一番大きな治療やで。これでこの人、治るわ。
宋：ありがとうございます！
東：1回目の時と2回目の時で先生が変わったやろ。だからこの人も変わったんや。相手を変えようとするんちゃうで。自分が変わることで結果的に相手は変わるんや。だから相互作用てみんな言うやろ。
宋：はい。
東：その相互作用が治療システムていうやつや。治療システムという関係性を使って治療する。これがシステムズアプローチの真骨頂。
宋：はい。
東：あとは幻聴以外でこの人に影響を与えてるものをどうしていくかや。その人を中心にして先生、幻聴、お父さん、旦那さんと影響を与えてるものを考える。それが全体のシステムを見るということ。
宋：システムってそういう風に見ればいいんですね。

その後、女性自ら声と距離を取ればいいんだと気づき、僕はそれをそのまま使って「距離を取る」という枠組みを維持することで、幻聴と妄想は軽減していきました。そこからお父さんとも「距離を取る」という枠組みにしたところ、お父さんからの影響も軽減し、最終的には仕事を始めることができました。

僕も人の役に立てた

「これでこの人、治るわ」
東先生のこの言葉は本当にうれしかったです。東先生に教えてもらったことをただ忠実にやっただけですが、僕がしていることが治療になっていると言ってもらえただけで、天にも昇る気持ちになりました。実のところ、外在化の質問をしている最中は、その質問がこの女性にどう影響しているのかまで見る余裕はありませんでした。ただ必死で客観視してもらうための質問を考え、それが頭に浮かんだらすぐに投げてみる。それを繰り返していただけでした。それを改めて東先生に女性の表情の変化を指摘してもらいながら見直してみると、確かにその時の女性の表情が少し明るくなって、頭でいろいろ考えている目をしていました。僕も人の役に立てたんだ。そう思えたＳＶでした。

治療システムを見るということを知った

このＳＶで良かったことは他にもありました。治療システムという言葉の意味を教えてもらえたことです。それはシステムズアプローチを理解する上で、大きなターニングポイントになりました。もちろん治療システムという言葉はそれまでの本や講義で知ってはいました。でもそんなものがあるのかという程度で、あまり意味がわかりませんでした。そんなことよりも患者さんをなんとか変化させようと、そのことばかりに目が行っていました。自分が変化するという概念自体ありませんでした。

初診時の僕は女性の言う仕事を探すという枠組みに合わせているようでいて、もうそれを決め込んでそこに無理やり連れていこうとしていました。でも女性には幻聴からの影響が大きすぎてうまくいきません。そこで、東先生に言われたように幻聴を客観視する質問をすることで、引っ張るのをやめて語りに合わせてから質問するという風に自分を変えました。その一連の自分の変化をビデオで直接見ながら説明してもらえたことで、腑に落ちました。患者さんを目の前にするとどうしてもその人をなんとかしないといけないという思いで頭の中がいっぱいになって、自分がしていることに目が行きません。それは今もあります。自分がその患者さんとの話にのめりこみすぎて、いつの間にやら患者さんより自分の方が前のめりになっています。

システムズアプローチは今の目の前のやり取りを大切にします。いや、それがすべてと言ってもいいかもしれません。そのやりとりで出てきた枠組みや関係性の中でどれを使うかは、その治療システムで決まります。決してこちらが決めたことに患者さんが従うというものではありません。

それからしばらくして、治療システムという言葉を診察中に実感することがありました。あるお母さんが診察のたびに、お子さんについての心配事を途切れることなく語り続けていました。話の内容からお子さんは日常生活は普通に送れている様子でした。僕はその心配事をひたすら聴き続けて、お母さんを労っていました。ところがお母さんの心配事に明らかな変化はありません。それでもそのお母さんは通院を続けていました。そんな診察が一〇回くらい続いたときに、診察中に「あっ」と思いました。お母さんが心配事を語るのを僕が聴き続けることで、僕を含めた治療システムがその心配事を維持していたのです。これがまさに治療システムでした。

この体験をしてから自分がその問題を維持する治療システムに入ってしまっているなと思った時は、その流れをなんとしてでも断ち切ろうと意識するようにしました。たとえば、その患者さんの他の枠組みに触れることで話題を転換してみる、患者さんが思いもしないような角度からの質問をしてみる、同じことで困っている他の患者さんを例に挙げてみる、その患者さんとは全く違う枠組みを投げてみる。するとそこから違う話が展開されることで、僕の中にまた他の視点が生まれて治療がしやすくなりました。

質問には視点を移す力がある

このＳＶでもう一つ気づいたことがありました。質問には、その人がこれまで思い描いていた世界から違う世界へ視点を移す力があるということです。先ほどのケースでいくと、その人が見ている世界は幻聴でいっぱいに埋め尽くされていました。そこに外在化の質問をしたことで「いや待てよ、この世界だけじゃないかもしれない」とシステムに変化があったわけです。外在化の質問に限りません。質問自体に視点を移す効果があるということです。その効果はその人がある問題に入り込んでいればいるほど強まる気がします。まずはその人が思い描いている世界はどんな景色なのか、つまりはその人と問題を含めた全体のシステムがどうなっているのかを知れば、どんな質問をすればそのシステムに変化が起こるのかが見えてくる。そう思います。

関係性を使うということ

ただ、このＳＶの後になってもにわかに理解できないことがありました。

それは「治療システムという関係性を使う」という言葉。

関係性を使うってどういうことかな？

その言葉の意味がわかりそうでわかりませんでした。それからまた日々の臨床を続けながらその意味を考え、システムズアプローチの本を読み返してみました。そこで至った理解は、関係性を使うことはシステムズアプローチそのものなんじゃないかということでした。システムズアプローチは広義ではものの見方に技法を含みます。見る対象となるのは関係性です。関係性を見るということ自体がすでに関係性を使っているとも言えます。技法による介入は当然それで見た関係性を使っています。システムズアプローチで初めに行われるジョイニングという技法も、治療者とクライエントの関係性を良好に構築することで、その後の治療において治療者からクライエントへの影響力を強めていくわけですから、関係性を使っていると言えます。「治療システムという関係性を使う」も同様です。これも治療システムという関係性、つまり相互作用を使って自分が変わることで結果的に相手が変わります。

治療の対象はシステム

あるケースでつっけんどんなお父さんが来られて、お母さんは横でおどおどしていました。その時、僕は内心そのお父さんに対して「嫌な人だな」と思っていました。そんな不快な気持ちが治療の邪魔になるのでそれをどうしたらいいのか東先生に尋ねました。すると東先生は「**嫌な人がおるんとちゃう。嫌な人だと思っている自分がおるだけや。あと、僕らが治療の対象にしてるのは人じゃなくてシステムやで**」と教えてくれました。

それを教わったあとにこんなことがありました。ある患者さんのお父さんが診察の予約時間よりも三〇分早く来られました。お父さんが来られたのは初めてで、これまではお母さんと息子さんだけで通院されていました。お父さんはお仕事の都合で急いでいるらしく、受付スタッフにイライラしながら声を荒げて「まだですか？」と何度も受付に来ておっしゃっていました。その声があまりに大きく、それを待合室で聴いてから診察室に入ってきた他の患者さんから「あの人すごく興奮してますよ。大丈夫ですか？」と僕が心配されるような有り様でした。ようやくそのお父さんの予約の時間になり順番が来て、診察室に入ってこられたときにはもうお父さんの怒りはマックスでした。僕はお待たせしたのを謝りましたが、怒りは収まりません。

父：先生、息子のこと聞いてるやろ。

宋：え？　息子さんのどういうところですか？
父：いろいろあったやん。（さらに怒る口調で）嫁さんから聞いてないの？
宋：といいますと？
父：息子が学校で友達ともめるんや。
宋：あー、それはもちろんお聴きしています。
父：どうしたらええの？
宋：そうですよね。お父さんもご心配ですよね。それで今日は来ていただいたんでしょうか？
父：そうや。仕事抜け出して来てん。
宋：それはよく来ていただきましたね。お母さんのお話だとお父さんは普段お仕事で忙しいからなかなか一緒にいれる時間がないとお聴きしましたが。
父：見てやりたいけど、できないんよ。
宋：そらお父さんのお仕事でお家の家計を支えてるわけですからね。
父：そらそうや（表情が緩みだす）。
宋：もしかしてお父さん、仕事しながらも息子さんのこと思い出して、心配してるんちゃいます？
父：そうやねん。気になって、仕事に身が入らんときあるねん。息子が学校でもめたら相手の親御さんに謝りに行くの俺やろ。
宋：それまた大変ですね。
父：そうなんよ。
宋：その時、息子さん、どんな様子なんですか？
父：謝りに行った帰りは俺もあんまり言わんようにしてるねん。あいつもそれまでさんざんいろんな人から怒られてるやろから。そしたら息子から「父ちゃん、ごめん」って言うてくるねん。

宋：そこで息子さんを責めないお父さん、えらいですね。息子さんもようお父さんに謝りますね。
父：そうなんよ、あいつ、そういうとこ素直なんよ。
宋：ええ子ですね。そしたら今後はまたお母さんと息子さんで来てもらいながらどうしていくか考えていきますけど、お父さんも時間があるときは来てくださいよ。
父：ありがとう（笑顔）。

この時の僕はすでに待合室で多くの患者さんを待たせている上に、お父さんも怒ってるしどうしようかと焦っていました。あれこれ考える余裕はなく、お父さんを中心に周囲とのシステムを見て、お父さんの枠組みに合わせて肯定する、それしか頭にありませんでした。今から考えれば、お父さんは周囲から大切な息子さんのことを責められて辛かったのだと思います。それで心配になって来たけど、仕事の時間も迫ってきてお父さんはさらにいっぱいいっぱいになっていました。そんなシステムにあるお父さんの心配のポイントに徹底的に付き合うジョイニングをした上で、お父さんと息子さんを肯定しました。ジョイニングと肯定することの効果を強く感じた経験でした。僕の中には予約時間通りなのにとか、他の患者さんがいるからとか、いろんな言い訳をしたい気持ちはありました。でもそんな自分の枠組みを出さずに、お父さんの枠組みに合わせる。自分が変わるということを意識しました。自分が変わることで、目の前の人が変わる。結局、精神科臨床において一番の治療の道具は自分なのだと思います。

不登校という主訴が苦手だった

自分が変わるということを考えると、一番に思い出すのは不登校のケースです。こんなことを告白するのは児童精神科医として非常に恥ずかしいのですが、僕は不登校という主訴が苦手でした。問診票を見て、不登校という文字が目に入ってくると、身が縮こまるほど怖くなりました。それまでの臨床の中で不登校を主訴に来られた患者さんや家族に不満を持たれたり、愛想をつかされたことが一番多かったからです。児童精神科において不登校は、発達障害と並ぶくらい日常的に出会う主訴です。小児科で言えば喘息や腸炎に対して苦手だと言っているのと同じです。

苦手な不登校をどうにか克服したいと考えて、東先生に何度となく不登校を主訴にしたケースをSVしてもらいました。不登校で多いのは患者さん本人は来ずに、親御さんだけが来られて「親としてどうしたらいいのでしょうか？　アドバイスがほしいんです」というケースです。そこで僕がしていたことは親御さんと不登校の本人をどうやって学校に行かせるのかを話し合い、「寝る前に制服を着させましょう」「本人が動きだすまでそっとしておきましょう」などのアドバイスをしていました。しかし本人は一向に学校に行きません。その時、東先生から「**目の前で起きてることをもっと見て、それを使え。目の前に来てない人のことを見てどうするんや**」と何度も言われました。

診察室に入ってきたときのご両親の様子、椅子に座るときの距離感、ご両親は視線を合わせるのか、こちらが話をしたときのお父さんの反応、お父さんが話をしたときのお母さんの反応、それぞれがお子さんの問題についてどう語るのかを見る。そのことでお父さんとお母さんの関係、それぞれの枠組みを確認しながら、目の前にいる人たちが楽になれるストーリーをどうすれば作っていけるのかを考える。そのために自分はどうすればいいのかを考える。そう教えてもらいました。

そこで自分からの一方的なアドバイスをやめて、教えてもらったとおりに実践しました。すると、患者さん本人は来ていないのに不登校の子が再登校したり、再登校はしないけどご両親が力を合わせて本人に接するようになったりと、ケースごとにさまざまなシステムの変化がありました。そこに共通していたことは、目の前にいるご両親が楽そうにしていたことでした。5章でも述べた通りアドバイスをしてはいけないということではありません。以前の僕のように、目の前の人の枠組みやシステムを見ずに、自分の枠組みを一方的に押しつけるアドバイスは、外れたときには逆効果になります。でも目の前の人の枠組みやシステムを見立てた上で、その変化を意図したアドバイスはもちろん効果的です。野球にたとえるなら、ピッチャーの投げたボールを、前者は目をつぶってボールを見ずにバットを振っている状態、後者は目を開けてボールの軌道をみながらバットを振っている状態と言えます。

目の前のシステムを変えるために自分を自在に変えられるか

医療機関にはいろんな色を持った人が今よりも楽になりたいと思って来られます。そんなときに人は自分と同じ色の人と話がしたいはずです。しんどいときに同じ色の人と話をすると楽になるし、その人の話なら聞いてみようと思えます。しんどいときに違う色の人と話がしたいと思う人はあまりいません。臨床をする上で、可能な限り多様な色に合わせられることは大事だと思います。でもそれは決して自分の色を持たなくていいということでは

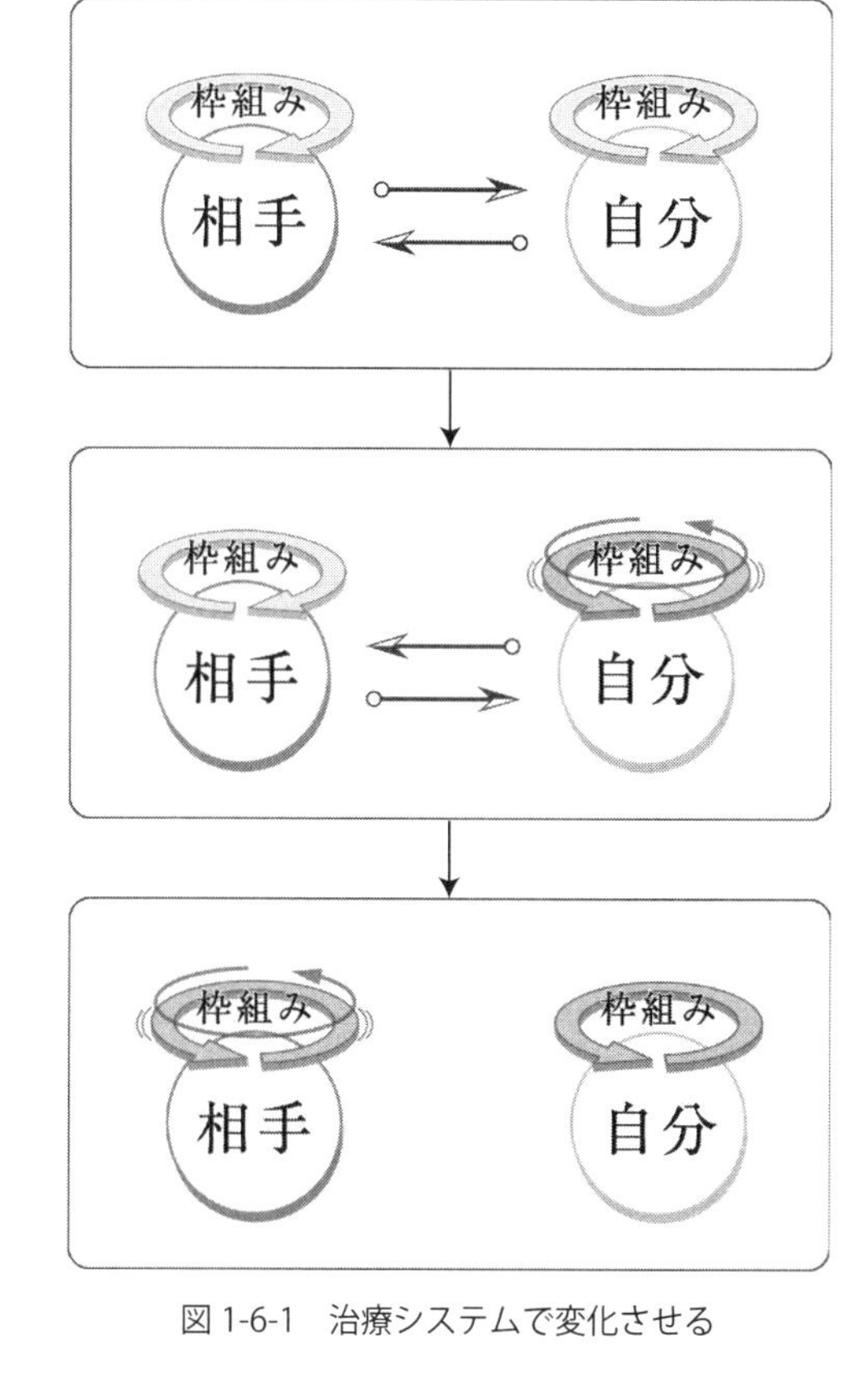

図 1-6-1　治療システムで変化させる

ありません。一旦は相手の色に合わせてから、自分が何色になることがシステムの変化につながるのか。目の前のシステムを変えるために自分を自在に変えられるか。これができればできるほど、治療の可能性が広がるのだと思います。

第７章
介入は焦らない

患者さんは治療を受けるために僕のところに来ている。治療とはこちらが提供するものだから、「話をまとめないといけない」「答えを言わないといけない」「何かしないといけない」。そういう焦りから、介入を急いで失敗することがありました。

〈ケース〉

（息子は）分離不安ではないかということを主訴に、ご両親とＡ君（小学四年生）で来院しました。診察室のベンチには左からお父さん（大工・会社員）、お母さん（主婦）、Ａ君の順に座りました。またご両親は少し距離を置いて座り、Ａ君は体をお母さんにくっつけていました。お父さんは落ち着いて話をされ、お母さんは困りはてているように見えました。Ａ君は少し居心地が悪そうな様子でした。

母：もう四年生なのに一人で学校にいけなくて。
宋：そうなんですね。今はどうされてるんですか？
母：私がこの子を連れて家を出るんですけど、途中で動けなくなって。

宋：それで？
母：そのまま帰ってくるんです。
宋：それはお母さんとしては大変ですね。（男の子に）そうなん？
Ａ：（少しバツが悪そうに）うん。
宋：お父さん、そんな感じですか？
父：そうみたいですね。僕は仕事なんでその時間は家にいないので。
母：（父のほうを不満げに見る）
父：妻が大変なことは確かだと思います。
宋：そうなんですね。Ａ君はお母さんといることが多いんですか？
母：ほとんど私と一緒です。この子、お父さんに何かしてほしいとかいうお願いも私に言わせるんです。
宋：そうなん？（Ａ君に）お父さんに直接言わないの？
Ａ：うん。
宋：お父さん、そうなんですか？
父：そうですね。こいつ昆虫が好きで、昆虫を見に山に連れていってほしいというのも母親に言うんです。
宋：山には誰と行くんですか？
父：僕です。
宋：お父さんが連れて行ってくださるんですね。（Ａ君に）なのにそれをお母さんに言うの？
Ａ：うん。
母：この子への主人の言い方がきついんです。それで、この子がお父さんに話をするのを嫌がるんです。主人がこの子にやさしく話してあげればいいのに。
宋：お父さんはどう思われます？

父：こいつから言ってこないのに、僕から「～しないか」なんて言うのは必要ないと思います。
母：そんなこと言うからAがあなたに話をしないのよ。
父：いや、Aから頼んでることなのに、こっちから話をしていくなんておかしいよ。
宋：A君はどう思う？
A：お父さん、面倒くさい。
宋：どこが？
A：学校に行けって大声で言ってくるから。
父：そりゃ、父親としては目に入ったら言いますよ。だから普段はなるべく見ないようにしてるんです。
母：そうやってたまにしか接してないのに、きつく言うからAがあなたを嫌がるのよ。
宋：みなさんそれぞれお考えがあるんですね。ところで今日はお父さん、お仕事は？
父：今日は病院についてきてほしいと言われたので、休みを取りました。
宋：お父さん、よく休んで来ていただきましたね。
父：まあ、なんとか仕事の都合をつけて。
宋：さきほどのお話だと、お母さんが毎朝学校に連れて行くのに大変だそうですね。
父：そうですね。
宋：お父さんから見てもA君がお母さんと過ごすことは多いんですか？
父：ずっと母親にべったりですね。
宋：それだとお母さん、大変ですね。
母：(泣きながら) そうなんです。
父：……。
母：主人がもっとこの子と関わってくれたらいいんですけど、この通り自分から子どもに話をしに行くのは嫌だというし、この子は父親を嫌がるものですから。
宋：それはお母さんが間で大変ですね。では、次回からA君が学校に行けるようにするための相談をしたいので、また三人で来ていただけますか？
父、母：よろしくお願いします。
A：（うなずく）

ビデオを見終わって

宋：どうでしょうか？
東：どうしようと思ってた？
宋：母子の間にお父さんを入れようとしてました。
東：そうやろな。それでええと思う。お父さんもお母さんに言われてここまで来てるしな。ただ、ええところを先生が止めてるねん。
宋：え？
東：お母さんがお父さんの言い方がきついって言うて、それを先生がお父さんに振ったやろ。
宋：はい。
東：そこでお父さんがこっちから言う必要ないって言うやん。
宋：はい。
東：夫婦で言い合いになってるところで、先生がそれを止めたやろ。それぞれ考えがあるいうて。
宋：はい。
東：あれは家族のパターンを見るチャンスやったんやで。それを先生が止めたんや。あれで最終的に三人で最後どうなるのか見られるねん。もしかしたら、息子さんが我慢できなくなって何か言うかもしれん。お母さんがしびれ切らしてお父さんに本気で怒るかもしれん。その人たちのパターンは一通り最後まで見る。
宋：はい。
東：これやったら、先生が夫婦の葛藤を回避してもうてるやん。
宋：そうですね……。
東：もちろんこの後でも、どうせなんぼでも出てくるパターンやろうけど、パターンが全部見えるまでは動かない。まず見る。
宋：はい。ああいうの、僕、すぐに収めたくなるんですよね。
東：うん。
宋：このケースじゃなくても、ケンカを始めると仲裁に入ってしまったり、こわもての人が来たらそっちに合わせてしまうとか。
東：あるやろな。その気持ちはわかるけど、僕らが治療の対象にしてるのはそのこわもての人じゃなくて、目の前のシステムやで。
宋：そうですね。それ、以前も教えてもらいました（汗）。
東：それにしてもこれ、先生、えらい、お母さんに肩入れしてるな。
宋：そうですか？
東：だってお母さんには大変ですねって3回言うてたけど、お父さんには来てくれたことを1回触れただけやろ。
宋：あ、そうですね。
東：今自分が誰と近づいて、誰と遠ざかってるのか。その距離感をその瞬間、瞬間で意識せなあかんで。でないと、知らない間にお母さんにばかり近づいてお父さんが自分は非難されてるってとってしまうで。
宋：ほんまですね。それを見るのが治療システムを見るってことですもんね。
東：そうや。それと先生の言うように、お母さんと息子さん対お父さんの2対1であるのは間違いない。それはいいと思う。でもお父さんをお母さんに合わせさせようと急ぎすぎや。お母さんが本人とずっといて大変なのはもうわかったから、次はお父さんの事情も聞いていかな。それで初めて中立や。
宋：そうですね。
東：リアクションの大きい人を大切にすることは大事やけど、リアクションの小さい人を見逃がしたらあかんで。
宋：え？
東：このケース、お父さんはお母さんが大変なことはわかってるから、お母さんに合わせてくれてる部分はあるやん。だから今日も来てくれたはずや。妻は大変ってお父さんが認めてたし。お母さんに悪いと思ってるわけや。だからお母さんほどはリアクションを大きくせず、男らしく抑えてくれてるわけや。
宋：あ。
東：だから、お父さんの枠組みにも一旦合わせてあげる。そこにいるみんなの枠組みを確認した上で動く。使う枠組みは何でもいいけど、その枠組みにそこにいる全員が乗るかどうかや。実際、みんなが乗るんやったらどんな変な枠組みでもええねん。
宋：そうですね。初診である程度流れを作ろうとして焦ってました。
東：それは大事やけど、焦らんことや。初診の三〇分で終わらなかったら、次回また聞かせてくださいね、で終わってもいいやん。
宋：そうですね。同じ介入でもゆっくりやればうまくいくのに、急ぐと失敗しますよね。
東：そういうこと。

距離感を意識する

まずは東先生のおっしゃった自分と相手との距離感というテーマです。ケースの中でもあったように僕は知らない間に誰か一人に近づきすぎたり、離れすぎたり、はたまた偶然みんなに近づくことができたりと、距離感を意識するという視点がありませんでした。その視点を持つようにしてからも、相手が一人であればわかりやすいのですが、複数の場合はかなり意識しないと見過ごしてしまいます。特にリアクションを大きく出さない人、あるいはそれを抑えている人の場合には、気づかずそのまま進めてしまっていました。それをこのＳＶで指摘していただきました。

遠近、上下という立ち位置

改めて、距離感のことを自分なりに考え直してみました。自分が理解しやすいように距離感という言葉を、それぞれの立ち位置という言葉に置き換えてみました。すると立ち位置には近い遠いの他に、上下もあるように感じます。遠近とはその人たちの立ち位置が遠い、近い関係性です。たとえば、何か問題が起きてもその夫婦は話し合わないなら遠い関係性、小さなことでもすぐに話し合うなら近い関係性と見ることができます。上下とはその人たちの立ち位置が上と下になっている関係性です。たとえば、アドバイスする医者が上、それを聞き入れる患者さんが下。悩みを話す患者さんが上、それに合わせて聴く医者が下。もちろんこれは上が良いとか、下が悪いとかいうものではありません。上の場合、医者が言うことに患者さんが従っているように見えますが、逆に医者は常にアドバイスをしなくてはならなくなり、いつの間にか患者さんに主導権を持たれてしまい、医者は上のように見えて実は下になっていると見ることもできます。どちらの見方が正しいとかではなく、見方を変えれば上下はひっくり返るということです。まさに僕はそのアドバイスする立ち位置に追い込まれて失敗することが結構ありました。そんな体験からも遠近、上下という相手と自分の立ち位置を意識することはとても大切であると感じています。それを意識すると、こちらの動きにミスが減るだけでなく、その関係性を使って介入ができるからです。これもまさに治療システムを使っていることになります。

介入を焦っていた理由

もう一つの「介入を焦らない」というテーマは、これまたすぐに修正できるものではありませんでした。このケースのように焦ってしまうケースは他にもたくさんありました。情報収集を焦るあまり、患者さんのペースに合わせるのを忘れて自分のペースで聞いてしまったり、自分が予習で考えていた介入をしたくてそちらに引っ張ってしまったり、早く介入したくて早とちりの仮説を決めつけて進んでしまったり。すると、患者さんから抵抗されてしまうので、余計に診察時間がかかって、さらに焦るという悪循環に入ってしまいました。自分があまりに同じことを繰り返すので、なんで僕はこんなに焦るんだろうと振り返ってみました。

その理由は、二つの自分の枠組みにありました。一つは開業医という立場上、初診は三〇分、再診は五〜十五分という縛りの中で時間に追われていること。ところが、よく考えるとこれも自分の枠組みです。もう一つは患者さんから問題を言われたら、それに対して答えを言わないといけないという自分の枠組みです。もちろん、医者は患者さんを治療するのが仕事です。でも、治療をすることと答えを言うことは同じではありません。それを勘違いしていました。

それら二つの枠組みを捨てる練習をしようと思いました。診察の時間が短いとわかっていながらも、それは一旦横に置いて、患者さんの語り中で一見「こんな話、聞いてどうするの？」と思う話が出たときにも、あえてそれに乗ってみました。それについて質問したり合わせるだけにして、こちらからあーだこーだと言うことをやめてみました。すると、それだけで患者さんがすごく楽そうに話をしてくれるようになって、臨床をする上で地に足がつくというか、腰が据わるというか、僕の気持ちがとても落ち着いたのです。すると不思議なことに治療がうまく進むようになり、数回の診察を重ねた後には、むしろ診察が早く終わることに気づきました。

逡巡や葛藤に付き合う

東先生の言葉にこんな言葉がありました。

「人はＰ（肯定的な内容）とＮ（否定的な内容）をらせん状で語るもの」

最初、この言葉に僕は「そらそうやな」くらいの理解で自分の中にしっかり入ってきませんでした。患者さんから出てくるNに対してポジティブ・リフレーミングが入らないと、すぐにあきらめていました。それでそれまでの仮説を捨て、違う仮説を一から立てようとして時間がかかって、さらに焦って失敗していました。それを繰り返しているうちに、この言葉の意味が自分の中に入ってきました。

よく考えるとこの言葉はもっともなことでした。人の頭の中ではいい話と悪い話が順不同でバラバラに湧いてきます。また自分がいい話のほうに変わらないといけないとわかっていても、なかなか変われないのが人です。そこには逡巡や葛藤があるわけです。何もないのに人の考えが急に変わるなんてことはまずありません。システムはなんらかの変化を迫られることで、ようやく変化するというのが多くの場合でしょう。

自分が立てた仮説や戦略通りに進まなくても、相手が逡巡したり、葛藤している時はそれに付き合う。それに付き合うこと自体が、その人なりの落としどころを見つけていくことになるので治療になる。その逡巡や葛藤に付き合わないということは、相手のシステムを見ているようで見えていないことになります。さらに自分と相手がお互いに意見を押し通すために押し合いをしているという治療システムも見ていないということになります。システムズアプローチを学び始めた時の僕がそうでした。仮説や戦略を立てるのに精いっぱいで、一旦立てたらそれを進めることで頭の中がいっぱいでした。すると、また「おしつけ精神療法」になります。いくらこちらがいいと思う方法でも（これも所詮は自分の枠組みですから）相手がそれを受け入れられない、あるいは受け入れたくても受け入れられないでいるのなら、その事情を聞きながらじっくり付き合う。それをしながら次の介入を考えればいいのです。

相手の逡巡や葛藤に付き合うことには、もう一つメリットがあります。もしそれをせず、こちら側の枠組みを押し通してしまうと、それがうまくいかなかったときに治療関係が悪くなる可能性が出てきます。でも、相手の逡巡や葛藤に付き合うと、どんな結果であれ治療関係に影響は出ません。いい結果であれば、ご自身の手柄として自信を持ってもらえます。悪い結果であれば、それによってまたその人のシステムが変化するきっかけ、あるいはその後の介入がやりやすくなります。

相手が進もうとするペースに合わせる

精神科医は、どうしても自分がいいと思う方向に早く連れて行きたくなります。でもそれをせずに、相手が進もうとするペースに合わせて、決して相手よりも速いスピードは出さない。そこで相手の速さを確認するために「いつくらいまでに良くなればいいと思いますか?」「今くらいの感じで大丈夫ですか?」と質問する。そしてそのペースについて行く。それが治療を進める上で大切なことだと思います。（今はこんなことを言っていますが、最初はそんなことに目が行きませんでした。）

「変わりたいけど、変われないいんです。そこさえ変わればいいってわかってるんですけど」。臨床でよく出会う言葉です。その時は「そうですすよね、急には変われないですよね」とコメントや意味付けはせずにその枠組みに付き合う。あるいは「もし変わったらどうなります?」と質問して、その人の変化へのモチベーションを高める働きかけをしてみます。その人が切羽詰まって「どっちがいいですか?」と尋ねたときは、立てた仮説に従ってシステムが変化するように何かの枠組みを付けてどちらかの答えを言ってみる。それでまた「いや先生、でもね……」と言えばまたそれに付き合って、その人が行きたい方向に付き合う。それがたとえこちらから見て、その人がしんどくなる方向であったとしても一旦は付き合う。東先生はこれをシステムへのジョイニングとおっしゃいます。それが本当の意味でのジョイニングではないかと思います。

自分が治したなんて錯覚かもしれない

中にはその人がしんどくなる方向に付き合っていると、しんどくならずにむしろご本人なりのリフレーミングや周囲の助けで、システムが変化して楽になる人もおられました。その時、臨床が自分の思い通りに進むと思うなんて大間違いなんだと気づかされました。振り返ってみれば、他のケースでもそんな風にこちらの見立てや介入とは関係なく、システムが変化していることはたくさんありました。考えてみると当たり前でした。その人は自分のために四六時中もがいて最善の解決努力をしているわけで、僕なんかの力よりもその人の解決努力のほうが大きいに決まっているからです。

ここでまた東先生の言葉を思い出します。

「僕らがやってることなんて、ちょっとしたことなんや。その人が変化するのをちょっと手伝ってるだけや。僕らが治すんとちゃうで。その人らが治るんや」

それからは、患者さんを治そうと前のめりになりすぎていると気づいたときには、この言葉を思い出して、噛みしめるようにしています。その人たちのシステムの大きな動きや流れに少なくとも邪魔だけはせずに着いて行く。自分が変化させたとか、治したとかは錯覚なのかもしれません。

第8章 介入は変化か不変化かで考える

診察中は同時にたくさんのことを考えるため、頭の中がごちゃごちゃになって自分がどこに進もうとしているのかわからなくなる時があります。そんな時、この言葉〈介入は変化か不変化かで考える〉は僕の軸になってくれました。

〈ケース〉

高校二年生の女の子Tさんとお母さんが（Tさんの）摂食障害を主訴に二人で来院されました。親子ともにやや緊張した面持ちですが、それを隠すかのように二人そろって愛想笑いをしていました。家族はお父さん、お母さん、Tさんの三人です。問診票によると身長は155センチ、体重は34キロでした。

宋：問診票を読ませていただいたのですが、摂食障害についてのご相談ですか？
母：そうなんです。（Tに）自分でしゃべる？
T：うん。
宋：あ、じゃあ、ご本人にお聞きしましょうか。

Ｔ：はい。体重がなかなか増えなくて。これでいいのかなと思って。
宋：というと？
Ｔ：今の体重でもほんの少しだけど増えたんですが、摂食障害と診断されて３年経つんです。それで前の病院で相談したら、がんばって少しでも食べないと、このまま行くと入院になるよって言われて。
宋：それで今回ここに来てくれたのは？
母：それで前の先生にがんばって食べるように言われて、そこに一年間通ったんですけど、この子も私ももうこれ以上がんばれなくて。そこに通うのをやめちゃったんです。でも入院になると言われていたので、やっぱりそれがどうしても心配で私がここを探したんです。
宋：そうだったんですね。
母：先生、入院は必要なんでしょうか？　Ｔは食べたくても食べられないんです。食べようとすると吐き気が出て来て。
宋：（Ｔに）そうなの？
Ｔ：はい。体重を増やさないといけないのはわかってるんですけど、食べようとしても食べれないんです。それを考えると勉強もできないし。
宋：うんうん。今はどんなものを食べてるの？
Ｔ：朝にヨーグルト一つとバナナで、昼はうどんとかの麺類を少し、夜はあまり食べれません。パン一つとか。
宋：そうなんだね。
母：先生、どうしたらいいんでしょうか？　食べるように言われてもＴは食べられないんです。これでもがんばってるんですけど。
Ｔ：（下を向く）
宋：（母に）お父さんはなんとおっしゃってます？

母：主人ももちろん心配してます。でも主人もどうしてやっていいのかわからないと言ってます。
宋：そうなんですね。学校には？
母：なんとか留年しないように休みながら行ってます。大学に行きたいと言うので。でも体重が増えないので、学校に行くのもしんどそうだし、勉強もあまりできてなくて。

その後も、お母さんは娘さんの摂食障害の状態を語りながらどうしたらいいのかと訴え、娘さんはどんどん表情が暗くなっていきました。

ビデオを見終わって

宋：これ、どうしたら良かったんでしょうか？
東：先生はどうしようと思ってたん？
宋：これより体重が落ちてきたら、ほんまに入院がいるやろなあって思ってました。
東：もちろん、それは一つ大事やな。それで？
宋：どう話を持っていったらいいのかわからなくて。どんどん問題や不安を語られて、どうしたらいいですかって言われるし。
東：今はこの親子の関係性を見るとか、家族の関係性を確認するとかというのは横に置いて、どうするのかという話だけに絞るで。
宋：はい。
東：まず介入の大原則は「そのままでいい」という視点を持つことやねん。
宋：はい。（よくわからない）
東：この子は今、体重が少しは増えた、学校は行けてるて言うてたやろ。本人なりにはがんばってるはずや。お母さんもがんばってるって言うてたやろ。それで、前医の先生にこのままやったら入院やでって言われてしんどいわけやろ。そしたら、この親子にそのままでいいよというノーマライズが入るかどうか。まずは親子のこれまでのがんばりを労ったり、がんばってきたことで今できていることを聞いて、それを肯定したりしてみる。それからこのままでいいよ、これで十分や、むしろよくやってきたという世界をここで（診察室の三人の対話で）作ってあげる。それが入れば、親子で元気になるやろう。きっとこのお母さんやったら娘さんのために病院に連れて行ったり、周りの世話をしたり一生懸命してきはったはずや。娘さんもそれに応えようとがんばってきたやろう。親子でなんとかここまでやってきはったわけや。そこに、まだがんばりが足らんって言われてしんどくなってるんかもしれん。

宋：あー。

東：あ、これはこっちの妄想やから、それは話を聴きながら確認はせなあかんで。

宋：はい。

東：でも先生が聞いてくれてる質問でそれらの情報はもうあるから、ほぼ間違いないやろう。

宋：あ、そうですかね。

東：うん、それはすでに聞けてる。

宋：ありがとうございます。

東：一通り話を聞いたら、まずは今を認めることから始める。その上で、介入は変化か不変化かで考える。ノーマライズが入りそうなら、つまりそれに乗ってこれそうなら不変化で進めていけばいい。このままでええんやでと、いかに今のままがええんかの話にして十分に今を肯定してあげる。どんな否定的な話が出て来ても、全部肯定で返していく。

宋：はい。

東：それが親子で「いや、もう体重がここまで来たらしんどいから吐きながらでも食べる、もっとがんばりたい」

ってなってきたら、その変化の方向に乗ればいい。どうやったら食べれるようになるかを一緒に相談に乗ってあげる。要はその人たちが変化したいのか、不変化のままでいたいのかや。

宋：なるほど。でも医者としては危ないって思うときはどうしたらいいですか？

東：それはもちろん伝えるよ。実際に入院で進めていかなあかんこともあるやろう。でもいきなり「もっとがんばれ、もっと食べなあかん」って言うたら前医の先生と同じ状況になるやろう。それが嫌でここに来てるんやから。それなら、一旦は相手の枠組みに乗って、今の現状を認めてあげな。それがジョイニングやろ。その上で、どうしたいのかを親子それぞれに聞いていくわけや。

宋：なるほど。介入は、基本は変化か不変化で考えればいいですか？

東：うん。変化か不変化か。この視点が今のところ一番高いところから俯瞰していると思っていいわ。変化なのか不変化なのかを意識すれば、今自分がどこにいてるのかを知ることができるしな。

宋：そうですね。僕いつも不安だったんです。自分が治療してるくせに、今一体自分は何をしようとしてるんかわからなくなって迷子になるときがあるんです。

東：そういうときあるな（笑）。

みんなが変化したいわけじゃない

「不変化」という言葉を知って、自分が大きな勘違いをしていることに気づきました。患者さんは受診に来るんだから、みんな治療を望んでる、「どうしたらいいですか？」って聞くくらいだから、みんな現状からの変化を望んでいるとばかり思っていました。でも実際はそうではありません。「どうしたらいいですか？」と言いながらも、変化したくない人もいます。自分はこのままでいたいのに、誰かにそれはダメだと言われて辛くて、「どうしたらいいですか？」と言ってることだってあるわけです。たしかに中には、「現状から変化できるなら何でもします」っていう人もいます。でもそれは少数派です。これに気づけたことは、また一つ相手の枠組みから離れられるきっかけになりました。

進むべき道が2つに絞られる

これまでの僕は東先生に「こんな時はどうしたらいいですか」ばかり聞いていました。それは僕自身が患者さんから「どうしたらいいですか？」「対応を教えてほしいんです」と迫られているからでした。その言葉に飲まれてどうしたらいいのかを本気で悩んでしまって、どう答えようかばかりが頭の中にありました。なので患者さんに会うと、どうしようどうしようと内心おろおろしていました。そんな僕に臨床に臨むときの軸となる一つの錨を下ろしてくれたのが「介入は変化か不変化かで考える」という言葉でした。

僕がどうしたらいいのかばかり聞くので、東先生はここでは介入の話としてされていますが、よく考えてみるとこれも視点です。変化か不変化かという視点を持つことで、どちらに進むべきかの道が2つに絞られます。すると、どうしたらいいのかという縛りから解放されて、「変化か不変化か」だけを頭に置いて目の前に起きてること（枠組みや関係性）を見て動けばいいんだと思えました。そうすることで、僕の中にあった変な焦りが減ってとても楽になりました。

診療の予習をすることのデメリット

実はこの時期までの僕は診療が始まる2時間前に出勤して、その日に来られる患者さんのリストを一通り見て、気になる患者さんのカルテをじっくり読みこんで、今日自分はどうしたらいいかという予習をしていました。その理由は、第一に自分に自信がなく診療に臨むことが不安だったこと、第二にそうすることで少しでも治療がうまくいくと思っていたからでした。ところが、それを続けていると良くないことがいくつかありました。

その予習通りの展開に進めばいいのですが、多くの場合はそれとは全然違う方向に進みます。すると予習と違う展開に僕の頭の中は真っ白になって、どうしていいのかわからなくなります。もっと良くないのは自分の予習で決めた治療方針に縛られて、その通りに進めたくて無理やりその介入をしようとして失敗することでした。今考えてみると、当然見立ても甘かったでしょうし、前回と今回でシステムに動きや変化があることもあるので、前回の情報に基づく介入ではうまくいかないこともあるわけです。予習の展開と違ってすでに良くなっていて、杞憂に終わることもたくさんありました。自分が予習した治療方針に縛られると視野が狭くなって、目の前で起きてることを見ることも忘れてしまいます。そして何より予習で頭を使いすぎて、実際に朝の診療が始まって患者さんと会うころには、もうすでに頭が疲れてしまっていました。

また、僕には変な習慣がありました。診療以外の時間でも「こんな状況の患者さんが来て、こう言われたらどうしたらいいんだろう」とありもしない架空のケースを考えては、それに対する答えを探してそれが見つからないと焦っていました。でも、「変化か不変化か」だけを頭に置いて目の前で起きてることを見て動けばいいんだと思えてから、診療の予習も変な習慣もやめることができました。それも気持ちを楽にしてくれました。今だから言えることですが、目の前のやり取りがないケースについて、自分の頭の中だけでいくら答えを探しても見つかるわけがありません。システムズアプローチは今の目の前のやり取りを大切にするため、むしろ準備なんてしないほうがいいのです。

東先生がいつもおっしゃることですが、臨床はやっている自分が楽であることが大事です。それがそのまま臨床に出るからです。何をするにしても、自分にとって楽であることは大切なようです。

「今を認める」ことの力

「まずは今を認めることから始める」という言葉。目の前の枠組みに合わせることを忘れて、自分がどうするかばかりに目が行きがちだった僕には大きなターニングポイントになりました。今を認めることを意識することで、目の前の人の枠組みを聞こうと思えるようになりました。患者さんは何かの悩みや問題を抱えて受診されるわけですから、それまでの苦労や努力、それに対する思いがあるはずです。それを認めるということ自体がジョイニングになるし、それをノーマライズすることができれば、そのままシステムの変化につながることもあります。またそのノーマライズだけで変化しなかったり、ノーマライズが入らなければ変化の方向に進めばいいというわけです。いずれにしてもノーマライズは有効であると言えます。

受診時点での状態を意識する

この頃から受診時点での状態が改善傾向なのか悪化傾向なのか、あるいは停滞傾向なのかを強く意識するようになりました。なぜなら初めにそれらを確認しておくことで、その後どう進むべきかの方向が決まるからです。もし改善傾向なら、それを足がかりにして今のすでに起きているシステムの変化を大きくしていくか、そのままでいいとノーマライズすることで不変化の方向で進めていけることになります。もし悪化傾向や停滞傾向ならほとんどの場合は変化の方向になりますから、今それに対してどう対処しようとしているのか、どうなりたいのかを尋ねながら変化の方向で進めていけます。

治療は早い時期・時間帯であるほど大切

初診は変化を目指すのであれば一番のチャンスです。困っている患者さんは、受診が決まったその日から初診の日を目標にしてきたので治療へのモチベーションが高まって、変化を強く望んでいる可能性が高いからです。「今日をずっと待ってました」なんて言われることもあります。初診の中でも早い時間帯は特に大切です。そこで正確に患者さんの枠組みを把握して、それに合わせていけるかどうかで、その後の治療全体の成否が決まってしまうことがあるからです。治療は早い時期・時間帯であればあるほど大切です。そこを逃すと、治療へのモチベーションも変化の可能性も下がり、治療自体がうまくいかなくなります。逆に、初診時にその人の枠組み、システムをしっかり把握して変化を目指せば、治療がうまくいく可能性はかなり高まります。

一緒に揺れているという意識を持つ

このSVの後に強迫性障害の中学一年生の息子さんを抱えたお母さんが一人で来院されました。来院時にお母さんはすでに憔悴している様子でした。息子さんには不潔恐怖があり、下着を履くときに足先が自分の下着に触れるとパニックになるため、触れないように自分で下着を履こうとすると、長いときには一時間かかってしまうというのです。それで息子さんが下着を履かせてほしいとお母さんに懇願するため、毎朝シャワーを終えた息子さんの下着を履かせてあげています。するとそこでもパニックになり、学校は大幅に遅刻の時間になるので、お母さんが息子さんを学校まで送っていました。学校まで送って家に帰ってくるとお母さんは疲れ切ってしまい、家事もできずにそのまま寝てしまうそうです。

お母さんはどうしたらいいのか、このまま手伝ってあげたほうがいいのか、手伝わずに自分でさせたほうがいいのかと僕に尋ねられました。まずは今を認めるためにこれまでのお母さんから息子さんへの関わりを聞いて、それを労ったり、褒めたりしました。お母さんは少し楽そうにはされましたが、またどうしたらいいのかを尋ねられました。そこで僕が「手伝うことにしますか？」と言うと「いや、もうしんどくて」とおっしゃり、「手伝わずにいきますか？」と言うと「いや、でもかわいそうで」とおっしゃいました。僕はどうしていいのかわかりませんでした。

その時は、次回また続きを聞かせてくださいとだけ伝えて初診を終えました。それでこのケースを東先生に相談したところ、こんな言葉をいただきました。

東：そのお母さんはどっちにしたらいいのか迷ってるわけやろ。そんなときは一緒に揺れてあげることが大事。どちらかで迷ってるんやから、その揺れにジョイニングして、手伝ったらどうなります？　手伝わなかったらどうなります？　どっちがいいですかねぇって聞きながら一緒に揺れることで、どちらにしたいのかをゆっくりお母さんに決めてもらえばいい。それがシステムにジョイニングするってことや。でも焦ったらあかんで。その人のスピードに合わせる。

宋：でもまた、どうしたらいいでしょう？って聞かれませんか？

東：そしたらまた、どっちがいいんでしょう？って聞きながら一緒に揺れたらいいねん。こっちが答えを出すんちゃうで。その人が決めることなんやから。

宋：なるほど。

東：もちろん本心で揺れるんちゃうで。本心でどっちにしようとか思ってたらあかんで。それは単なる巻き込まれや。自分は今一緒に揺れているという意識があることが大事。

宋：それですね。

一緒に揺れるということ。後で考えてみると、これも介入としての変化か不変化かにつながることに気づきました。一緒に揺れながら変化したいのか、変化したくないのかをこちらが迫っていくことになります。すると巻き込まれなくて済みますし、患者さんも自分で決めることでその枠組みが自分の中に入って行きやすくなります。人は他人の言葉よりも、自分の言葉のほうが自分の中に入ってくるものです。

変化を迫られていたケース

変化か不変化かを自分のテーマにしているとき、決定的に変化を迫られているケースに出会いました。

中学二年生の息子さんの不登校、粗暴行為（家で包丁を持ち出す、ベランダから飛び降りようとする）を主訴にご両親と息子さん（E君）で来院されました。診察室のベンチには左からお父さん、お母さん、E君で等間隔に座っていました。家族はお父さん、お母さん、お兄さん（軽度の知的障害）、E君の４人です。

初　診

宋：ここはどのようにして知っていただいたのですか？
父：僕が会社の上司に聞いて。
宋：そうだったんですね。では、問診票はもちろん読ませていただいたのですが、改めて今日はどういったことで来ていただいたのか、教えていただけますか？
母：この子がわざと兄をおちょくって兄が怒ると、それに対して食って掛かって威嚇したりして、いじめるんです。兄は知的障害がありまして、体も強くないほうなのでやられっぱなしで。最近は兄のほうもイライラしてきて、吃音になってしまって。それで兄は余計にイライラして、大声で泣くんです。その声があまりに大きすぎて、今のところに住めなくなりそうで。ご近所には兄のことは説明してあるのですが。
宋：そうだったんですね。それは大変ですよね。Ｅ君とお兄さんとでそうなると、お父さんやお母さんはどうされるんですか？
母：私が兄を連れて別の部屋に行って抱きしめて、収めるんです。そうやって兄を抱きしめてるとＥが包丁を持ち出してきて、私に向かってくるんです。
宋：そうなんですか、お父さん？
父：(Ｅ君を見ながら) こいつはほんとにダメな奴なんです。外では友達に強く言えないくせに、家では弱い兄をいじめて、それで発散するんです。しかもこの三カ月くらい学校にも行ってないんです。学校にも行ってない奴が家で兄をいじめたり、暴れるなんて。何考えてるんだって思いますよ。
宋：それで合ってる、Ｅ君？
Ｅ：だって学校では強い奴ばっかりで俺だってしんどいのに。でもお父さんはいつもイライラして、俺が学校でしんどいって言った時も話を聴いてくれなかった。

宋：そうなんですか、お父さん？
父：はい、それはそうです。実はこいつ小さいときからかんしゃく持ちで、思い通りにならないと暴れてたんです。僕も最初はそれをなんとかしようと外に連れ出したり、いろいろやったんですが相手にしきれなくて。
Ｅ：お父さんは俺に「お前、頭大丈夫か？」とか言ってくる。お母さんは家事も兄貴の世話も全部してるのに、お父さんは家のことを何もしない。
母：（泣き出す）
父：確かにそれは僕が悪いんです。障害のある子がいるのに、それを妻に任せっぱなしでやってきました。だから（Ｅ君を指して）こいつが小さいときは、なるべくこいつの相手をするようにしてきたんですが、かんしゃくが収まらなくて。
宋：その時はどうしてらしたんですか？
父：妻がＥの相手をしてくれました。
宋：それは今も？
父：そうです。妻が兄を収めたあとに、Ｅのこともなだめて。
宋：それはお母さん、大変ですね。
母：（泣いてる）でもＥも悪いんです。かんしゃくは起こすし、危ないことはやめてって言ってるのに、やめてくれないし。包丁まで持ち出して。
Ｅ：俺も悪いけど、お父さんはいつもイライラしてお母さんにも当たるし。
宋：（父に）そうなんですか？
父：はい。
宋：お母さんから見ても、お父さんはいつもイライラしてるんですか？
母：（父に謝りながら）ごめんね。そうですね、夫はいつもイライラして、私らに接してきます。私ももう限界で父：やっぱり僕が悪いんだと思います。妻がこんなにしんどいのに、子どもたちのことを見て見ぬふりをしてきました。

（また泣き出す）。

母：いや、でも夫は仕事がありますから。Ｅも悪いんです。この前はベランダから飛び降りようとして。その時は私、本当に終わったと思いました。

宋：その時はどうされたんですか？

母：私が泣いて止めましたよ。

Ｅ：（泣いてる）

母：先生、どうしたらいいんでしょうか？

宋：あのー、僕の考えを言ってもいいですか。

母：お願いします。

父：（座りなおして、前のめりになる）

宋：これまでのお話を聴いてると、お父さんはお仕事がありながらもE君が幼いときにかんしゃくをなんとかしようとがんばっておられたけど、それでもなんともできなかったんですよね。

父：はい。

宋：お母さんはお父さんがお仕事で家にいらっしゃらないので、障害のあるお兄さんの面倒を見ながらも、E君のかんしゃくにも対応してこられた。それで合ってますかね？

母：はい。

宋：それからE君は学校で辛いことがあったときに、お母さんはお兄さんのことで大変だからそれをお父さんに話をするけど、聴いてもらえなくて辛かった。

Ｅ：うん。

宋：これって誰も悪くないと思うんです。それぞれの立場で最善を尽くされたでしょう。そんなことよりこれはお父さんとE君のコミュニケーションの不足が問題だと思うんです。どう思われます、お母さん？
母：そうだと思います。
宋：お父さんはどうですか？
父：いや、その通りです。僕が妻にEのことまで押し付けてしまっていますので。
宋：E君、お父さんともう少し話せたら少しは楽になる？
E：うん。
宋：ではこれからはお父さんとE君のコミュニケーションについて診察でやっていきましょう。また三人で来ていただけますか？
一同：はい。

2回目

宋：前回からいかがですか？
母：包丁は持ち出してないですが、やっぱりかんしゃくはありました。
父：まだ学校にも行ってません。
E：包丁は使ってない！
宋：では、お父さんとE君のコミュニケーションはいかがですか？
母：この前の日曜日に夫がEを連れて映画に行ってました。
宋：え、それはどちらが誘って？
父：僕です。
宋：E君、映画おもしろかった？

Ｅ：うん、おもしろかった。
宋：それは良かったね。（父を見て）お父さんが誘ってくれたんですね。
母：はい、そんなことは初めてです。
宋：え、はじめて？　それだとすごいことが起きたんですか？
母：（笑顔で）そうだと思います。
父：（照れてる）
宋：他にも変わったことはありました？
母：昨日はEが夫に「おかえり」って言ってました。
宋：（E君に）そうなの？
Ｅ：（うれしそうに）うん。
宋：E君もよく言えたね。
母：（泣き出す）
宋：お母さん、どうしたんですか？
母：夫とEがそうやってるのを見ると、どうしても。
宋：お母さんとしてはそんな気持ちになりますよね。

この後、E君の粗暴行為は消失しました。お父さんは自ら会社にお願いして、時短勤務にしてもらって家でE君と過ごす時間を増やしてくれました。それから二カ月後、E君は少しずつ学校に行くようになりました。

初診時点でのシステムの３つの状態

このケースは家族の生死に関わることが起きており、システムとして変化を迫られている状態にありました。受診するときのシステムの状態はとても大切で、システムの変化という視点から見ると、初診時点での状態として大きく３つあると思います。それはピーク前、ピーク中、ピーク後です。

・ピーク前とはそのシステムはいずれ変化を迫られそうだから前もって受診している状態です。たとえば、小学校に入る前に多動をなんとかしておきたい、うつ病の既往のある人が最近少ししんどくなってきてまたうつ病になったら困るから早めになんとかしておきたいといったものです。
・ピーク中とはそのシステムが今まさに変化を迫られるくらい切迫して受診している状態です。たとえば、このケースのように誰かの生死に関わるもの、これまで学校を休んだことのないお子さんが突然不登校になり家族として衝撃が大きいといったものです。
・ピーク後とはもうすでにシステムの変化のピークを過ぎてから受診している状態です。たとえば、統合失調症の幻覚妄想はある程度薬で落ち着いたが、まだそれが残っていてしんどい、もう外での緘黙が三年続いていて周囲の協力でそれなりに生活はできているけど、これでいいのかと悩んでいるといったものです。

システムに何の変化も迫られていないのに初診で受診するのは、診断書など事務的なニーズ以外にはまずありません。

ピーク前なら、来るべきシステムの変化に備えてどういう枠組みを持っているのかを聞いて、それに合わせるだけでいいのか、今後のために変化の方に進めたいのかを確認して進めます。ピーク中なら、そのシステムのパワーを最大限に発揮できる可能性を秘めているので、このケースのようにある意味大きな変化のチャンスです。ピーク後なら、そのシステムにすでに何らかの変化が起きているはずなので、その変化を維持するだけでいいのか、さらに何らかの変化を望んでいるのかをその人たちの枠組みを確認して進めていきます。

特にピーク中にあるときはシステムがダイナミックに動くため、診察室の中でもその動きがリアルに見えます。

時には自分が医者であることを忘れて、家族のドラマの一視聴者になっていることもあります。そんな時は、固唾をのんでじっとそのシステムの動きを見ます。患者さんや家族の口から出る言葉、表情の小さな変化、そして自分たちの力で、どうその困難を乗り越えようとしているのかを拝見させてもらっているような感覚になります。そのようにシステムがダイナミックに変化すると、その診察でいきなり良くなるケースもあります。システムズアプローチの醍醐味の一つと言えます。

介入における変化か不変化についても、自分なりに考えなおしてみました。すると気づいたことが２つありました。

１つ目はシステムを一通り確認して介入の段階になれば、その人たちがどれくらい変化を望んでいるのか、その中で誰が一番変化を望んでいるのか、を見立てることが大切だということです。それによって変化なのか不変化なのか、誰が動くのかという治療としての進む方向が決まるからです。

２つ目はシステムが変化するときにどのルートで、どれくらいのスピードで、どのゴールに向かって行くのかは、その人たちが決めるということです。決してこちらが決めたり背負ったりするものではありません。

そんな風に整理しながら考えていくと、また肩に入っていた力が抜けました。

第9章
どっちでもいいというスタンス

SVを受け始めて三年が過ぎたころ、東先生の前でロールプレイをして、それを直接SVしてもらうことができました。ケースは当院のスタッフ（心理士）がみんなで作ってくれました。それに対して僕が治療者役をし、スタッフが家族役をしてくれました。その直後にそれをみんなで見直しながらSVを受け、さらにそのSVも録音しました。この章ではそれらをもとにその時のSVの様子も含めてほとんどそのまま書いてあります。

その当時、僕は限られた診察時間という壁にぶつかっていました。それには2つのことが影響していました。

1つは僕の臨床の環境です。僕の診察時間は初診は30分、再診は5～10分、長くても15分までです。その時間内で診察以外に、電子カルテへの記録、処方の入力、院内で起こることに対するスタッフへの指示、診察中に電話がかかってきた他の患者さんに関するスタッフからの質問への返答を行います(これは開業している精神科医として、決して特殊なわけではありません)。限られた時間内に多くのことに同時に対応しなければならないことに焦ってしまい、仮説が定まる前に決め打ちのような介入をしていました。実際に得られている情報は少なく、ようやくできた仮説自体も不完全でした。不完全な仮説でもその介入が当たればいいのですが、それが外れたときはすでに時間切れで無理やり押し通すしかなくなるので、もう悲惨な状態になります。そこまでいくらジョイニングをして関係や流れを作っていても、外れた介入をすることで最後に瓦解して、その収拾に追われて余計に時間がかかってしまう。そんな悪循環になっていました。

もう1つは「診察では話を聴くもの」という自分の枠組みです。僕は未だそれから離れられずにいました。その影響から目で見るのではなく、話を聴いて仮説を立てようとするので、診察にどうしても時間がかかっていました。患者さんの中には話をすることが苦手な人、話をするまでに時間がかかる人がおられます。そうなると話を聞き出すことに必死になってしまい、余計に時間がかかっていました。また話を聴くことで情報を得ようとするので、人の枠組みにも巻き込まれやすくなっていました。

この状況を打開するには、短時間で精度の高い診察をするしかありません。そのためには、短時間でジョイニングと必要な情報収集を同時にしながら正確な仮説を立て、正確に介入をしていくことが必要です。それには視覚的に情報を得られる目を養うことが必須だと考えました。それができれば今よりもっと臨床がうまくなれる。そう思ってそれを東先生に相談しました。

宋：視覚でもっと見れるようになりたいんです。

東：もうある程度できてるやん。最近は、俺が見てるのと先生が見てるのほぼ同じやで。

宋：いや、もっとしっかり目で見れるようにならないとダメだと思うんです。僕の理想としては一つのやりとりさえも無駄にしたくないんです。臨床の精度をもっと上げて、すべて意味あるやりとりにしたいんです。

東：それは理想やけどそこまでせんでいいと思う。

宋：なんでですか？

東：面接っていうのは、違うことをしてる時間帯、踊り場みたいなもんがあるもんや。

宋：なるほど。そうですね。無駄をなくすことにやっきになって、また目の前のことを見てないってなったらあきませんもんね。

東：そうや。
宋：でも視覚で臨床ができるようになりたいんです。先生は目で見てやっておられるでしょう。だから先生はマスクしてる人は表情がわかりにくいから間違えることがあるって言うてたでしょ？
東：そらそうやけど（笑）。
宋：目からの情報でもっと正確に仮説を立てて正確な介入ができれば、短い診察時間でも十分やれると思うんです。先生に時間が長いとか、短いとか関係ないでしょ？　臨床がうまい人は時間を言い訳にしないと思います。
東：そらそうやな。
宋：これからはＳＶでそこを中心に指摘していただきたいです。
東：わかった、そうしよ。
宋：あの、もしかして目で見てもっと情報を取れるようになるために、他にいい方法ってありますか？
東：自分の首を絞めるようで言いにくいけど、方法はあるで。
宋：え、なんですか？
東：ロールプレイやな。最後はこれしかないわ。
宋：そしたらそれをしてください。
東：いいけど、厳しなるで。
宋：僕は最初から厳しくしてくださいと言ってきました。もちろん厳しくお願いします。そうでないと、僕が成長しません。
東：よっしゃ、そしたらしてみよ。
（こうやってその日の会話を活字にしてみると、弟子のくせにずいぶんと東先生に偉そうなことを言ってますね。）

こうやって、僕はじめてロールプレイのＳＶを受けることになりました。それにあたって東先生にどんなケースがいいのかを尋ねると、なるべく治療者を困らせるようなケースがいいと言われました。それをそのままスタッフに伝えてケースを作ってもらいました。はじめは電子カルテに内容を打たないなど、勝手が違うのでどうなるのかと不安でした。でも実際に始まると何も違うことはなく、この時の自分の実力がそのまま出た面接になっていました。

〈ケース〉

息子さん（Ｋ君、中学二年生）が学校に行く朝になるとお腹が痛くなるというのを主訴に、お父さん、お母さん、Ｋ君の三人で来院されました。その症状は、学校で友達にヘアスタイルのことを馬鹿にされてから始まったそうです。お母さんがスクールカウンセラーに相談したところ、お父さんを連れて家族療法を受けに行った方がいいと言われて受診となりました。

左からお父さん、お母さん、Ｋ君の順でベンチに座りました。お父さんは腕を組んで、背もたれにふんぞり返るように座って足を組んでいました。お母さんはどちらかと言えばＫ君よりに座り、少し前のめりの姿勢でした。Ｋ君は両親とは反対の方を見ています。

宋：こんにちは、はじめまして、宋です。
母：はじめまして、山本です。
宋：えーっとお父さんとお母さんと……。
母：Ｋです。
宋：Ｋ君、こんにちは。
Ｋ：（うなずくのみ）

母：（息子に）体調、大丈夫？
Ｋ：（うなずきながら小さな声で）うん。
宋：今日はどういったことで来ていただいたんでしょうか？
母：この子、学校に行こうとするとお腹が痛くなるんです。
宋：へー。え、Ｋ君そんな感じなの？　お腹痛が？
Ｋ：（俯いてうなずく）
宋：へー。お腹痛が、あるのは。えっと朝？　昼？　夜？　いつぐらい……？
Ｋ：（母を見る）
母：いつかな……。でもだいたい、朝だよね（Ｋを見て）。
Ｋ：（俯いてうなずく）
宋：お父さん、そんな感じですか？
父：そうですねー。……あのー、僕ね（身を乗り出す）、これ、（Ｋを指さして）甘やかしすぎだと思うんですよ。
宋：おー、というと？
父：もっとしっかり言って学校に行かせたらいいと思うんですよ。
宋：あ、お父さん、Ｋ君しっかり言ったら学校に行けそうですか？
父：はい、そう思います。こいつがね（母を指さして）甘いんですよねー。
宋：え、あ、お母さんが？
父：そうなんです。
母：私ももちろん最初は学校に行かせようとしました。
宋：うん。
母：手をひっぱって、なんとか外へ行かせようとしたんですけど。

宋：うん。
母：この子もあまりに泣くし、それで疲れて昼寝してしまって夜に寝れなくて、次の朝も起きられへんってなるし。
宋：うん。
母：ちょっとどうしても学校には行かせられへんなと思って。それでスクールカウンセラーさんに相談したら、あの、ほんとによくお話聴いてくださって。無理強いはあまりよくないと言われたので。
宋：うん。
母：はい。今は無理強いはやめてるんです。
宋：あーそうなんですか。今は言わずに様子を見ていただいて。
母：それで、スクールカウンセラーの先生から家族療法を受けた方がいいと言われて、ここに来たんです。
宋：そうだったんですね。えっとー、お父さんは、えっと彼のことご心配で来てくれはったんですか、それともお母さんが？
父：スクールカウンセラーの先生からお父さんとの関わり方を考えた方がいいって言われて。
宋：お父さんとの関わりを考えた方がいい？　え、それは？
父：いやよう分かんないですけどね。
母：朝、この子がお腹痛くなってる時に主人が出勤前に出くわすことがあって、その時にこの子にすごくきつい言葉で学校に行けと怒鳴るんです。
宋：はい。えっと、今までそのー、Ｋくんに何かあった時というのは、お父さんこういう形で一緒に病院に来ていただくことってあるんですか？
母：あ、ほとんどないですね。
父：ほとんど任せてるんで（母を指さして）。

母：はい。
宋：そうなんですか。お父さんよう来てくれはりましたね、そしたら。
父：まあね。あのね、先生。僕はこいつやる気だしたらいけると思うんですよね。
宋：ふーん。
母：やる気出したら、とかじゃないもんね（Kを見る）。だってお腹が痛くなるもんね。
K：(俯いてうなずく)
父：こいつ（母を指さして）これ言うからね、こうやって行かなくなるけどね。言ったら行くと思うんですよ。
母：でも行けなかったのよ。結局ね（Kを見る）、お腹が痛くなって。
K：(俯いてうなずく)
母：身体の方がもう限界だから。
父：(身体を引く）僕は甘やかしだと思いますけどね。いや僕だってね、学生時代に学校で嫌なことはありましたよ。
宋：うん。
父：その時だって行ってましたからね。
母：でも現にこの子はお腹が痛くて学校に行こうと思ってもいけないんです。
宋：あーなるほどー。K君どう？　自分では、そういう……。
K：……いや、ちょっと分からないですね。
母：いやでも、この子なりに頑張ってると思います。
宋：うん。
母：はい。お友達もちゃんといますし。
宋：うーん。友達もいてて。

母：うんうんうん。
宋：へー。お父さん、彼なりに頑張ってるところあるんですか？
父：だから（Ｋを指して）こいつがやる気さえ出せば行けると思うんです。先生、あの、引っ張って連れていったらあかんのですか？
母：いやでも、もーだってお腹が痛いから（父を見る）。うん。ダメだと思う。
宋：うーん。
父：一回引っ張って連れて行ったらいいと思うんですけどね。
母：いやでも無理強いはダメなんですよね？ってスクールカウンセラーの先生から聞いたんですけど、私。
宋：うーん。
父：こうやってこいつは甘いんですよ。
東：（宋を遮るように）はい、そしたらもうここまででいいか？
宋：はい（冷や汗）。

ビデオを見終わって

東：（ビデオの）冒頭だけちょっと見せてくれる？

（一同で視聴……）

（左からお父さん、お母さん、Ｋ君の順で座る。お父さんは腕を組んで、背もたれにふんぞり返るように座って足を組んでいる。お母さんはどちらかと言えばＫ君よりに座り少し前のめりの姿勢。Ｋ君は両親とは反対の方を見ている）

東：はい、ストップ。はい、このシーンだけで仮説を立てる。妄想レベルやけどね。宋先生はどう？
宋：えー、お母さんが、お父さんから息子を守ってる。
東：うん。その可能性はある。何に注目してそう思った？
宋：えー、お母さんが息子に手向けてますし、息子の心配を……。
東：うん。見たまんま言うてみて。視覚的な情報だけで。
宋：えー、視覚的なのは……お父さんは離れて腕組んでるっていう。
東：お父さんのこの態度ね？
宋：お母さんは前のめりで本人のことしゃべる。
東：はい。息子は？
宋：息子は黙って……。
東：向こう向いてる。で、お母さんが最初に息子に語り掛けて、それを息子が「うん」と受け入れた。この瞬間、この二人の関係はきっとOKって感じる。お父さんはこれ（腕組んでる）なんで、ここで2対1と感じる。
宋：そうですね。
東：これで一つの仮説ができた。後はその確認作業を進める。ともかく始まりの約30秒から1分、ここでまずは一つの仮設設定ができることが大事。いい？
宋：は……い……。
東：とはいえ決め込みは危険なので、一般的には確認作業をしてほしいんやけど、とりあえず、ここを最初の1分以内でおさえること。このことは頭に入れといてよ。それが大事なんよ。それが早期にできるようになると、この後に起こる展開も予測できる。実際、このケース、その枠組みでやりとりが展開されたでしょ？　もちろんそれをどう扱うか、変化させるのか、それはまた別の話やけど。
宋：はい。

東：ここまでで質問ある？　もう一回言うと、面接開始後すぐ視覚的に見えた情報に基づいて妄想作りする。あれこれ想像する。それで仮説第一号誕生。それで通常はその確認作業に入っていく。インタビューを通して。で、やっぱりその通りって感じで仮説が深まっていくのか、最初に思ったのと違ってきて仮説の修正を行うのか、それはわからん。でも最初の30秒から1分で第一仮説は絶対できる。お母さんが最初の息子に語り掛けて、息子は反応したでしょ？　お母さん、何て言うたっけ？

母役のスタッフ：体調、大丈夫？って。

東：そうそう。お母さんが体調、大丈夫？って。それで息子は、うん大丈夫って、お母さんの心配を受け入れた。ここが仮説が一つ出来上がる瞬間。1分かかってないでしょ？　で、次に確認作業に入る。宋先生は自分の妄想が広がりすぎてすぐ真実になっちゃうことがよくあるから（笑）、ともかく確認作業する。客観的なデータを集めてほしいんです。

宋：はい（苦笑い）。

東：それによってより明確な仮説ができる。このケースの場合はもう明らか過ぎて、その仮説通りにどんどん展開するんやけど、この辺りはいかにも事前に準備されたロールプレイらしいところ。で、次はセラピストがどう介入するかやけど……ここまでのところはもうＯＫよね？

宋：はい。

東：では、次。

（それからまたビデオを流して、父と母が言い合いを始めて、その間でどうしていいかわからず宋が「うーん」を繰り返しているところで止めて）

東：さて、ここで何を感じてた？

宋：うーん、父と母の両方からの圧力を感じてました。

東：うん。先生はどんな状況にほうりこまれたん？

宋：どんな状況……、んー、お父さんからの巻き込み、お母さんからの巻き込みに入ってるってことですよね。
東：そうやな。双方から影響受けるよなあ。しかもお母さんのバックにはスクールカウンセラーまでいる。強力な味方をもって来てはるんや。
宋：んー、どっちからも言われている感じですよね。
東：ひしひし感じたやろ？　お父さんは、「わしのやり方が正しいやろ」って。それに対抗してお母ちゃんも一生懸命や。息子はお母ちゃん寄りやな。
宋：はい。
東：さあ、どうする？
宋：……。
東：この展開からはいったん逃げたい。逃げたいけれども、ここにおらんといかん（笑）。どうするか。一つの方法はこの枠を変えるチャレンジを行う。相手が持ち込んだ枠に対してこっちは「違う枠」を作る。それによって初めて宋先生が「勝てる」可能性が出てくる。このまま行くと「負ける」ぞ。えらいところに置かれたよね。さあ、どうしましょう？
宋：んー……。
東：これでは家族役の圧勝やな、宋先生の完敗や（笑）。
宋：はい（苦笑い）。
東：先生のさっきの話の持っていき方ではお母さんのやり方、つまりスクールカウンセラーのやり方が正しくて、お父さんのやり方は間違いであるという、宋先生が持っているそもそもの前提を感じる。別にお父さんのやり方でもいいやんか。お父さんのやり方でやってもいいんですよ。実はどっちでもいいと、腹決めんとあかんのよ、セラピストが。
宋：そうですよね。

東：その腹があるから「勝負」に勝てるんよ。はじめっからお父さんのやり方ではあかんぞっちゅうところから入って行くと、もう半分資源を捨ててることになる。どっちの方向であってもシステムチェンジは可能とセラピストが腹決めんとあかん。すると次のような手も打てるようになる。例えばだけど、「こんなこと言ったらスクールカウンセラーの先生に僕嫌われるかな……。実はね、どっちの方法もうまくいくんですよ。どっちでもええんですわ。どっちの方法でもうまくいくケースなんぼでもありますよ。スクールカウンセラーの先生がおっしゃってるのは、きっと無難やからですわ。無難なほうを人間って選びたくなるもんですよ。お父さんの言う通り、ここ一番無理やりにって方法も実はあるんですよ。そんな方法をとった家族、なんぼでもいてはりまっせ。それでもうまくいきます。ただし、条件があります。それやるときは、それに一番積極的な人にメインでやってもらわんと困るんです。お父さん仕事休めます？　朝、家にいられます？　１週間くらいは休めます？　そしたらお父さんの方法でうまくいく可能性はめっちゃ高くなる。……でも、もしもお母さんのそのやり方で行くんやったら、お母さんに任せてあげて。お母さんが大将。つまりどっちの方法でもいいんだけど、選んだ方法に一番積極的な人が大将。まずはどっちが大将やるか決めて」って、こんな感じで介入することもできる。僕はどっちであっても付き合うからって、セラピストはこの立ち位置に移動する。これが「勝つ枠組み」「上位の枠組み」なんよ。当初両親はそれぞれにセラピストを味方につけようとするけど、セラピストは「あんたらの決めたこと何でもOKやから、方向性はあんたらで決めて」ってなわけや。「僕はどっちでもええよ」って。ゲーム展開としては、これで向こうが追いつめられるわけやな。で、おそらく十中八九お父さんが折れる（笑）。万が一、お父さんがやります！　なんて言うてくれたら、そしてお母さんや息子がそれに付き合って動き出したら、その方向に進むのもあり。その方向でシステムチェンジを狙う。しかしまあ、たぶん、お父さんは「仕事があるから無理」ってなるで、この家族。そやろ？

宋：そうですね。

東：そうすると、父親がトーンダウンして結果的にお母さんの方法が上位に来る。「お父さん、ほんまにそれでええんですか？　本当にええんですか？」ってセラピストは何度も念を押す。「本当にお母さんのやり方でいきますすよ。それってそこそこ時間かかりますよ。見た目は甘やかしてるようにも見えますよ。そんなん許せるの？　ほんまにええの？」ってものすごくお父さんの気持ちを心配してあげる。すると、「いや～先生、よー分かりました。うちは母親を大将にしてやっていきます」なんて言うかもしれん。「お父さん、もしも辛抱できんときがあったらいつでも言うてね、早めに言うてね」ってさらに駄目を押す。「ムカムカして大将（母親）に嫌味とか言うたら僕怒りますよ」って冗談っぽく言いながら、「その際はお父さんのやり方に方向転換しますね。その時は会社休んでね！」みたいな脅しももう一発かましつつ、結果的にお母さんが動きやすい世界をどんどん広げる方向。こうなってくるとお父さんもそれに乗らざるをえない。ごちゃごちゃ言うとお父さんは自分に負担がかかるばかりやもんね（笑）。とはいえ、最初っから母親のやり方で行くべしなどとセラピストが一つの方向性に拘ってたらあかん。大事なことは、どちらに転んでも勝負できると腹が決まっていること。どっちの路線でもＯＫ。このようなセラピストの構えがセラピューティック・ダブルバインド（治療的二重拘束）の基本やな。

自分への情けなさ、悔しさで呆然とした

僕は面接の中でお父さん役とお母さん役のスタッフたちに徹底的に振り回されて、東先生がおっしゃったように完敗でした。

「普段どう見ても関わっていなさそうなお父さんが無理やり連れていけば学校に行けるなんて、あるわけがない」東先生の指摘通り、これが僕の中にあった枠組みでした。しかもそれは知らない間に僕の中にできていて、知らない間に大きくなっていました。それに対してお父さんは「無理やり連れて行ったらだめなんですか？」と迫ってくる。お母さんも「お腹が痛いから無理はさせられない。スクールカウンセラーの先生もそう言ってる」と迫ってくる。この間に挟まれて二人に完全に翻弄されてどうしていいのかわからなくなり、頭がフリーズしていました。

また、ロールプレイをしてる最中に思い出したことがありました。

「こんなケースは今までの臨床で本当に多かったな」

それにも関わらず未だにそれに対応できない自分への情けなさ、それを上回る悔しさがこみあげて来て呆然としました。

どっちでもいいというスタンス

東先生から教えていただいたどっちでもいいというスタンス。これは両者の枠組みに完全に合わせている上に、治療システムで見ると、こちらが選択を迫られている状況をひっくり返すことができます。さらに両者に選択を迫っていくことで治療的な効果まであります。実際の臨床でこのようなケースは非常に多いため、とても有効な枠組みです。でも、あとでよく考えると、もっと大切なことに気づきました。これは治療者にとって常に必要な視点でした。どんな枠組みにも縛られず自由でいること。これを包含したものでした。

患者さんの中には、自分が変わらないといけないとわかっていても変われないと悩んでいる人がいます。その葛藤を精神科医にぶつけてきたり、巻き込んでくるのは当たり前です。その葛藤を抱えていることが辛いわけですから。以前それに戸惑っていた僕に東先生は「変わりたいけど、変われないという葛藤にじっくりとぴったりと付き合う。変わらないといけないなんてことはない。変わりたいなら付き合えばいいし、変わりたくなくても付き合えばいい」と教えてくださいました。考えてみると、このロールプレイのＳＶの時と同じことをおっしゃっていたのです。相手が一人であろうが二人であろうが「どっちでもいいスタンス」でいることが大切なのです。

腹を決めんとあかん

「腹を決めんとあかん」という言葉の意味。なかなか入ってきませんでした。この後何度もこのケースと同じように相手の枠組みに「この枠組みはないいな」と内心思いながらも、それを思っている自分には気づけていたので、ごまかしながらなんとか他の枠組みに持っていくことで臨床を続けていました。それを何度したかわかりません。そんな時にまた同じように「この枠組みはないな」というケースに出会って、ようやく「腹を決めんとあかん」の意味がわかりました。まずは自分にとって相手の枠組みが現実的に合わせられるものなのか、合わせられないものなのかを考えます。もし合わせられるものなら、どの方向から、誰が、何人で言ってきても「全部ありですよ」と合わせて、あとはその人たちの判断に任せる。相手の枠組みに拒否感が出てごまかして避けよう、逃げようとすると、余計に追いかけられて結局治療はうまくいかない。腹をくくることで、避けようとしていた枠組みに「いや、いけるかも、この枠組みもよく考えたらありかも」と新たな角度から見られるようになることで視野が広がって、結果的に治療がうまくいく。もし、相手の枠組みが倫理的に合わせられないものであれば、そこでも腹をくくって、あえて相手の枠組みを外す。「それはできないんです」と伝えて、相手がどんな反応に出ようと、そこで「もういい、自分は最善を尽くした」と自分に思えることが大切。いずれにしても腹をくくる必要があります。それが「腹を決めんとあかん」の意味でした。

気づくのに一〇年かかった自分の枠組み

このケースのように、自分の枠組みは必死に意識していないと知らない間に僕の中で大きくなっていたり、自分の枠組みを捨てているように見せかけて、実は捨て切れていないことがありました。実際の臨床でそんな自分に気づく経験がありました。

一〇年前から僕の外来に通院してくれている七〇代のお父さん（定年退職後に年金を受給）と四〇代の息子さん（ひきこもり、うつ病、薬物依存症、障害者年金を受給）の二人家族がおられました。息子さんが高校生の時にご両親は離婚され、ずっと父と子の二人で生活されてこられました。息子さんは両親の離婚のショックからうつ病になり、精神科を転々として薬物治療を受けているうちに、ベンゾジアゼピン系の薬物をやめることができなくなりました。それからはひきこもりがちになって、外出もあまりできなくなりました。

今から一〇年前のそんな折、僕の外来に親子で初めて来られました。僕はうつ病、薬物依存症と診断し、僕と親子の関係も良好であったため、ゆっくり薬物の減量をしていました。それで体調も良くなり、外に出て少しアルバイトをするくらいにまで良くなっていました。ところが、その生活が一年過ぎたころに愛犬が他界し、そのショックから薬物の多量服薬をしてしまいました。それからまた薬物がやめれなくなり、僕の外来以外にも、他のクリニックでベンゾジアゼピン系の薬物をもらうようになりました。僕はまた減量を試みましたがうまくいきませんでした。そのうち息子さんは家から全く出られなくなり、お父さんが一人で通院されるようになりました。お父さんは息子が薬物の影響でボーっとして全く意欲がなく、お風呂も入らず布団の中にいることが多く、話しかけるとイライラして大声を出したり、暴れることに疲労困憊していました。いっそのこと、親子で一緒に死のうかと悩むときもあると話されていました。お父さんは受診のたびに「息子が元気になる薬はないか」「息子が先生からの言葉を待ってるので、何か一言ほしい」と繰り返されていました。僕は「息子さんは薬物依存症だ」という枠組みが頭から離れず、薬を減らすことばかり考えていたので、薬の変更にも前向きになれず、一部変更する程度にとどめていました。息子さんへの一言も「いつでも待ってますね」としか言ってあげられませんでした。そのたびにお父さんは肩を落としたように帰っていきました。ただ、障害者年金制度や福祉サービスなどの提案をしたときはお父さんの表情が明るくなっていました。そんなお父さんだけの診療が七年続きました。

僕の初診から一〇年が経ったある日の診察で、またお父さんはいつものように「息子が元気になる薬はないか」「息子が先生からの言葉を待ってるので、何か一言ほしい」とおっしゃいました。いつもと同じ言葉のはずなのに、なぜか僕はその言葉にハッとして、自分が薬物依存症という枠組みに縛られていたことに気づきました。いくら薬物依存症でも、薬の変更くらいはしてもいいはずです。そこで「新しく出た意欲が出るいい薬があるので、薬を替えてみましょう。あと、睡眠もとりにくいですから睡眠薬も替えますね」というとお父さんの顔がパッと明るくなりました。そしてお父さんに「息子さんに今日は伝えていただきたいことがあります。一日一つでいいのでその日にあったことでうれしかったこと、それがなければ普段に比べて今日はまだましだったと思えることを小さなノートに書いてもらってください。それをお父さんが持ってきてくださいますか？」と伝えると、お父さんはうれしそうに「やってみます」と言ってくれました。その次に来られたとき、お父さんは「あの薬で少し動くようになりました。二日連続でシャワーを浴びてました。ノートも書いてます」とノートを見せてくれました。そこには今日は薬を大量に飲まなかった、天気のいい日は窓を開けることができたと書かれていました。その後もお父さんが通院されていますが、息子さんは起きていられる時間が増えて、時々スーパーに自分が食べたいものを買いに行けるようになりました。

薬物依存症という自分の枠組みに気づくのに一〇年かかりました。それに縛られてお父さんから「息子が元気になる薬はないか」「息子が先生からの言葉を待ってるので、何か一言ほしい」と言われても、その枠組みに乗れませんでした。長年薬の調整はしてきたし、薬物依存症にはこれ以上薬を増やさないこと、むしろ減量することが治療だ、息子さんへの言葉は息子さんに来てもらわないと、と思ってました。でも、お父さんが本当に欲しかったのは息子さんが元気になることへの希望だったのです。それに気づけたことで、お父さんの「元気になる薬」という枠組みに合わせて、「意欲が出るいい薬」という枠組みにして薬を積極的に替えたこと、ノートの課題を出したことで、お父さんだけでなく息子さんにも希望を持ってもらえました。息子さんは僕の治療を一〇年も受けて良くなっていないにも関わらず、僕へ信頼を捨てずにいてくれたのです。申し訳ない気持ちと自分の枠組みに気づけたことへの安堵感で、複雑な気持ちでした。システムズアプローチを学んでいたにも関わらず、以前と同じように自分の枠組みに縛られていました。これが初診だったらそんなことはしなかったんじゃないかと悔やまれました。

ここでまた東先生の言葉を思い出します。

「長年通ってくれている人とはある意味治療システムがその問題を維持しているところがあるから、なかなか難しい。そんな時は無理せず他の治療者に替わってもらうのも方法や」

その通りでした。

それもあり、これもありと思うと柔軟になれる

この経験から、自分の枠組みと違う枠組みを言われた時の自分の反応をよく観察した方がいいと思いました。もしそこで自分が反発しているようなら、その人の枠組みをできるだけ肯定的に考えるようにして、その枠組みに乗ってみる。「いい薬がないか」と言われたら「いい薬があるかも」と肯定的に考えてみる。自分がその人の枠組みに肯定的になれるように、自分が納得しやすいような理屈を探して「〜だからそれもあり、〜と考えるとこれもあり」と思えると、思考が柔軟になります。そうするとその先の治療が見えてくる。また、この経験のおかげで、課題を出すことは目の前の人だけでなく、その後ろにいる実際の患者さんにも効果的なことがあるんだと痛感しました。

システムズアプローチが早く習得できる人

システムズアプローチは習得が難しいとよく言われます。それには大きく２つの理由があるように思います。

１つ目に精神科医、心理士など誰かから助けを求められてそれに応える仕事をする人は多くの場合、その他の場面でも人に教える立場にあることが多い。それに対してシステムズアプローチは自分が答えている、教えていることをあくまで自分の枠組みと見ます。

２つ目に社会は主に原因論で回っていますが、システムズアプローチでは循環論を大切にします。考え方が全く違うと言っても過言ではありません。日常的にしていた思考パターンを捨てて、一から自分を作り直さなくてはいけないわけです。

かといって、システムズアプローチは時間をかければ習得できるというものではないと思います。僕のように自分の枠組みが強くその数が多い人ほど、システムズアプローチの習得は遅くなります。臨床経験が少なくても、システムズアプローチを習得できている人たちを見てきました。その人たちはみんな自分を変えることに抵抗が少な

く、「〜でなければいけない」という自分の枠組みが少ない人でした。思考が頑なでなく、柔らかい人。そんな人たちにとってシステムズアプローチの習得は難しくないのかもしれません。

僕が理解した診察の進め方

僕は診察の進め方がわかるまでにたくさんの回り道をしましたが、実は非常にシンプルだったことにようやく気づきました。それである時、東先生にそれを確認しました。

宋：先生、最近気づいたんですけど、僕の理解を確認していいですか？
東：いいよ。
宋：面接の中で、患者さんの語りに対して自分がリードしたり、まとめたり、意見を言ったりせず、患者さんの語りについていって、こちらはそれを明確にするための質問をする。そうやって枠組みを明確にさせていくことで、そのやりとり自体が介入になったり、そこから展開できたりするんですけど、それでいいですよね？
東：それが臨床の奥義やな。

やっぱりこれでいいんや！　そう思えた瞬間でした。

電子カルテに書くことが減った

この理解の後から、電子カルテに書くことが減っていきました。それまでもシステムズアプローチを勉強し始めてからは、なるべくカルテを簡潔に書こうとは意識していました。でも実際は相手の枠組みに振り回されたり、いくらブラインドタッチをしてもキーボードを打つことに注意が向いてしまったり、自分の動きや質問をあまり意識できていないのが実情でした。それがカルテに書くことが減ると、注意が目の前のことに向き、その状況で自分がどう動いているのか、何を質問しているのかを意識できるようになりました。それでカルテに書くようになったのがこれです（もちろん、これは僕の場合です）。

1. 来院者、その様子
2. 診察での対話、その時の様子
3. 見立て（来院者の枠組み、自分の枠組み、診断）
4. 介入

なぜカルテに書く内容を減らすことができたのか。おそらく自分にとって必要な情報と不要な情報を区別できるようになったからだと思います。たくさんの内容をしゃべられても、自分に必要な情報だけを選んで取りにいけるようになりました。すると仮説がいくつか浮かんだり、できた仮説の精度が上がったり、それが間違っていた場合にすぐに修正できるようになりました。そんなことを頭でしながら、最終的にカルテに見立て・介入として書くようになりました。

こちらが邪魔しない限り、患者さんやご家族は自分たちのペースで話をして、いろんな姿を見せてくれます。それら自体がまさにシステムを把握するため、介入するためのたくさんのヒントです。短時間でも自分にとって必要な情報をいかにたくさんキャッチできるか。それによって、早く正確に見立てることができるのかが決まると思います。

カルテに書く内容が決まってから、後でカルテを読み返したときに、診察の中であったことが見えやすくなりました。そのおかげで、学会発表をするときや論文を書くときも、とてもやりやすくなりました。そして何よりも、診察でどの枠組みを中心に扱い、自分がどういう動きをしていけばいいのかが鮮明になりました。以前は長かった再診での前置きの時間が減って、いきなり本題に入れるので再診にかかる時間も減りました。

第10章 労う、褒める、肯定するだけで良くなったからって安心しない

この頃の僕は、疲れて集中力が切れてくると枠組みや関係性を見ることをさぼって、話だけを聞いて何も考えずに労う、褒める、肯定する。そんなことをしていました。実際それだけでも良くなる人が臨床で続いていました。そんな時、東先生から「しっかり見立てろ」という大きな戒めのメッセージをいただきました。

〈ケース〉

中学二年生の男の子C君とお母さんが不登校を主訴に来院されました。家族はお父さん、お母さん、C君の三人です。中学二年生になって仲のいい友達とクラスが離れてしまってから、学校に行く時間になると頭痛や吐き気の症状が出るようになりました。それから二カ月後、全く学校に行けなくなったそうです。近くの小児科を受診したところ起立性調節障害と診断され、今は薬をもらって飲んでいます。しかし症状はよくならず、不登校も半年以上続いているため、学校の先生から児童精神科の受診を勧められて来院されました。

母：この子はもともと頑張り屋さんで、友達にも気を遣って無理をしていたので、学校に行けなくなったんだと思うんです。

宋：無理をしてたん？
Ｃ：うん。
宋：（本人に）どんな風に？
母：友達に遊びに誘われたら、それを断れなくて親しくもない子と遊ぶんです。
宋：（本人に）そうなんやね。気遣いができる子なんやね。そしたら家でも気配りができるのかな？
母：そうなんです。この子、私がしんどそうにしてると「大丈夫？」って聞いてくれたり、言わなくても洗濯物をたたんでくれたりするるです。
宋：いいお子さんですね。他にもＣ君のいいところはありますか？
母：そうですね。真面目なところです。
宋：たとえば？
母：言われたことはきちんと最後までします。それから……。

ビデオを見終わって

東：これ、最初からこんなに本人のこと褒めてもうてるけど、大丈夫か？
宋：え？
東：親子で一緒に来て、雰囲気は悪くないからこの関係があかんって可能性は少ないけど、ここまでやとまだ本人とお母さんがどんな関係なんかわからんやろ。先生が褒めてるときに、本人はお母さんほど乗っては来てなさそうやし。すごく極端なこと言うたら、もしかして過保護なお母さんに本人は嫌気がさしてるかもしれんで。
宋：はい。
東：たとえば褒めることで本人とお母さんはええかもしれんけど、ここに来てないお父さんはそれで大丈夫なん？お父さん、なんて言うてる？　確認した？

宋：いえ、してません。本人とお母さんしか見てませんでした。

東：いや、もちろん目の前にいる人が最優先やで。それでええねんけど、その人の周囲にいる人たち、たとえば家族の枠組み、その関係性は一回は確認する習慣付けたほうがいい。

宋：そうですね。

東：それから、褒めるのがあかんって言うてるんちゃうで。いろんな可能性を考えながら、その証拠を集めながら動く。これやと、全体が見える前から動いてしまってる。これで、お父さんが不登校は根性が足らんからやって言うてたらどうする？

宋：はい（冷や汗）。

東：たしかに、ジョイニングするだけで楽になったり、変化したりするケースは多いよ。でもそこで満足したら、それ以上伸びないで。

宋：ほんとそうですね。

東：いや、先生がそこでいいと思うなら今でもう十分や。こんなによう話を聴いてくれる開業医の先生はおらんやろ。自然にいい話の流れを作るのはもうできてる。だから、最近もうだいぶできてるって言うてきたやろ。

宋：いや、それは困ります。知らない間に診察時間の短さを言い訳にして、それにかまけてこんなことをしてました。すぐ修正します。

東：そうやな。先生は毎日たくさんの人を診てるし、時間が短いからな。

宋：いや、でもそれは言い訳です。時間のせいでできないというのは言い訳です。

東：まあでも先生の場合、診てる数が多いから。それを全部システムで見るのはきついで。そんなん俺でもいややわ（笑）。

宋：いやいや、そんなこと言うてたら伸びませんので。

東：そらそうやな。ここでなんとなく良くなってるって状態に満足するか、ここからもう一歩上を目指すのかは大きな違いや。

宋：はい。

本当にシステムズアプローチができるかどうかの分かれ道

このケースはSVを受け始めてちょうど三年が過ぎた時期でした。三年もSVを受けてきて、全体のシステムを見るというシステムズアプローチの基本を意識していなかったのです。この時の東先生の言葉は、僕には大きな戒めに聞こえました。

なんとなく相手の枠組みに合わせることができるようになり、僕が一番辛かった「患者さんが不満げな顔をすること」がかなり減っていました。また、短い診察時間で枠組みや関係性を見るためには、多大なエネルギーが必要でした。そのせいで気のゆるみが生じていたのだと思います。それでなんとなくの仮説で、なんとなく全体を肯定しようと、とりあえず労ったり褒めたりしていました。

「なんとなく」って危険ですね。この時の僕は正直、集中力が切れていました。それでも「なんとなく」で良くなる患者さんがいたことで、妙に安心していたのです。「なんとなく」でしていると、見立てが大雑把になるので、治療の中で少しずつずれが生じてきます。あとでそれが積み重なって崩れたときには、見立てが大雑把なのでそこからの修正が利かなくなります。そして何よりも自分の臨床力が伸びない。僕は知らない間にそうなっていました。それを東先生に簡単に見破っていただいて、質問されて答えられなかったときのSVがこれです。ここからが本当にシステムズアプローチができる精神科医になれるかどうかの分かれ道だと思うと、心の中で冷や汗が出ました。

やりにくいと感じるケースの共通点

これはダメだと思って、通院中の他のケースを振り返りました。表面的には症状の再燃や親御さんの不満は見えないけど、実は今やりにくいと感じているケースにシステムの見落としがあるんじゃないか。あるいは見ていても仮説が雑になっていて正確な介入ができず外しているんじゃないか。そう考えました。そこで、続けて通院はしてくれているけどなんとなく違和感があってやりにくいな、この人と会うときは憂鬱だなと思うケースのカルテを読み直しました。すると、それらのケースの特徴は以下の３つに絞られました。

①何らかの自分の枠組みが強いとき（例：誰かあるいは何かを問題視してるとき、介入を焦っているとき）
②治療システムが見えていないとき
③治療システムで主導権を持てていないとき

もちろんこれらの主語はすべて「僕が」です。

違和感のあるケースについてその都度修正して治療していたのですが、改めて自分の臨床全体を見渡したことはありませんでした。なので、この時に自分の臨床全体に共通する修正点を確認できたのは大きかったです。それに気づいてから、①の場合は自分の枠組みを捨てて、問題視していた人にジョイニングをし直す、自分が問題だと思っていることを問題ではないと思って見直してみる、②の場合は治療システムを注意深く見る、③の場合は主導権を持てるような枠組みや治療システムを作る、などと修正しました。するとやりにくかったケースの診察がすっと楽になりました。

介入の真似からものの見方の理解が進んだ

この本を書きながら、改めてなぜ自分はなんとなく労ったり、褒めたり、肯定するだけになっていたのかを考え直しました。それまで、東先生に言われた言葉の中で「こう見る」という言葉はうっすらとしか頭に入っておらず、「こうする」というところばかりが頭に残っていました。東先生の言い回し、動き、あるいは「問題を子どもから夫婦に移す」などの東先生の枠組みに至るまで、ものの見方の真似よりも介入の真似をしていました。それで確かに良くなる人たちがいました。すると見立てをおろそかにして、それらの介入ばかりしていました。中でも労う、褒める、肯定することは多くの患者さんにとって不快なものではありませんし、僕も患者さんと対話をしていて楽でした。何も見立てがなくても、それをしていれば大きく外すことは少なくなります。ほんとに恥ずかしい話ですが、労うことで患者さんが泣いてくれると、それで満足している時期もありました。でも、大切なのは労うことでも、泣いてもらうことでもありません。なぜ労うのか、なぜ褒めるのか、なぜ肯定するのか。ちゃんと見立てた上でそれをしているのか。大切なのはそれです。そうでないと他のケースでは通用しません。

先述のとおり、僕はものの見方の真似よりも介入の真似をしていました。いや、正直に言えば、ものの見方から身に着けようとがんばったのですが、思うようにいきませんでした。なので東先生に教えてもらった介入をそのまま真似してみて、変化したときに「こう見ればよかったんだ」と後になって気づきました。そうやって、後からもののの見方の理解が進みました。でもこのやり方を否定するつもりはありません。最初はそれでいいと思います。見えないのだからしょうがないです。

僕は決して理解が早い方ではないので、何かを理解するときにはいつも、点→線→図→絵という風にゆっくりと広がるように理解していくタイプです。頭の中にいろんな理解の点ができて、それが少しずつつながって線になり、それがまた少しずつつながって図になり、それからようやく頭の中で一つの絵になる。システムズアプローチもそのように理解してきましたし、今後もそういう理解をしていくでしょう。介入の真似事で終わらず、ものの見方の理解を進めていくなら、それでいいと思っています。

何も考えず自分の感じるままに動く

この理解からまた日々の診療に戻って、臨床を続けていました。その頃の僕はなぜか、何も考えずにとにかく無になって自分の感じるままに動いてみようと、決めていました。なぜそう決めたのかは僕にもわかりません。するとこんなケースに出会いました。

〈ケース〉

四〇代のお父さんが中学二年生の娘さんの不登校の相談で一人で来院されました。予約の患者さんの名前は娘さんではなく、お父さんの名前になっていました。問診票には、娘さんは中学に入るときに仲のいい子と学校が離れてしまってから、徐々に学校に行き渋るようになって、今はほぼ学校に行っていない、どう対処したらいいのか知りたいと書かれていました。家族はお父さん（公務員）、お母さん（主婦）、娘さんの三人です。

話を聴く前に、まずはとにかく目の前にいるそのお父さんを見ました。スーツ姿で非常に愚直に見える方です。すごく緊張している上に元気がなく、少し疲れているようにも見えました。そして僕にはなぜこのお父さんが自分の名前でカルテを作って一人で来られたのかが気になりました。

初　診

宋：はじめまして、宋です。
父：（小さな声で）はじめまして。
宋：問診票を拝見したのですが、今日は娘さんのご相談で来ていただいたのでしょうか？
父：そうです。
宋：お父さん、お一人で？
父：はい
宋：それはよく来ていただきましたね。今日お父さんがここに来られてることは娘さんはご存じですか？
父：いいえ、知りません。
宋：というと？
父：娘は僕にほとんど口を聞いてくれないので、言えませんでした。

宋：そうなんですか？
父：ええ。
宋：そうするとお母さんはご存じですか？
父：いえ、妻も知りません。夫婦仲が悪いもので。
宋：そうなんですね。すると、お父さんが一人でここに来ていただくのは大変なところもあったんじゃないですか？
父：（苦笑いしながら）そういうことになりますね。
宋：でも口も聞いてくれない娘さんのために相談に来られるなんて、お父さん、すごいですね。口も聞かない娘のことなんかもういい、ってしてしまうこともできたかもしれないのに。
父：自分の子どもですから。どう対処したらいいのか知りたくて。
宋：そうなんですね。お父さんとしては娘さんに対処してあげたいと思ってらっしゃるんですね。
父：はい。
宋：わかりました。ところで、なぜ娘さんはお父さんに口を聞いてくれないんですか？
父：僕らの夫婦仲が悪いものですから。
宋：でもそれと娘さんが口を聞いてくれないこととはどう関係するんですか？
父：妻が娘の前で僕の悪口を言うんです。
宋：（なるほど、というニュアンスで）ああ。
父：娘が学校に行かないと、妻は機嫌が悪くなってイライラして娘に当たるんです。それで娘がしんどそうにすると、妻は「全部一人で育児をしてきた。お父さんが協力してくれないから自分もしんどいんだ」って娘に言うんです。
宋：ああ。

父：娘からすると、僕が妻に協力しないから妻がイライラして機嫌が悪いんだと思ってるみたいで。
宋：お父さん、そんなに協力してこられなかったんですか？
父：そうですね、妻に比べればやってこなかったと思います。
宋：ということは、お父さんなりにされてこられたこともあったんじゃないですか？
父：娘が小さいときは、週末はなるべく娘を連れていろんなところに遊びに行ってました。
宋：そうなんですね。その時お母さんは？
父：普段してもらっていたので、家でゆっくりしてもらってました。
宋：お父さんなりに家族のために尽くしてらっしゃったんですね。
父：そう言われると、そうですね。
宋：そう考えると、今はお父さん、疲れてお仕事から帰ったあとにその雰囲気でよく耐えておられますね。
父：はい、まあなんとか。
宋：お父さん、そんな生活はいつから？
父：娘が小学校高学年くらいからですから。
宋：もう四年くらいですかね？
父：そうなりますね。
宋：娘さんにはどうなってもらいたいですか？
父：もちろん、学校に行ってもらいたいです。
宋：そりゃそうですよね。他には？
父：とにかく元気になってもらいたいです。今は家にずっといて元気もないので。
宋：すると、もしかしたらですけど、お父さんとお母さんの関係が何か変われば、娘さんの様子も変わりそうですか？

父：うーん……（しばらく間があってから）だと思います。
宋：どう変わりそうですか？
父：少なくとも、娘から僕への見方は変わると思います。今は完全に僕を敵視してますから。
宋：具体的にいうと、どうなりそうです？
父：少しは口を聞いてくれると思います。
宋：そうなんですね。もしかして家庭全体にも何か変化はありそうですか？
父：家族でご飯を一緒に食べるくらいはできるかな。今、全員バラバラなんで。
宋：他にも考えられます？
父：朝にあいさつくらいしたら返してくれるかもしれません。
宋：えー、そうなんですね。そしたら今お父さんがご夫婦の関係を少しでもよくするために、何かできることはありますか？
父：そうですねー。僕ができるのはごみ捨てと……（また間をおいて）それとお風呂の掃除くらいでしょうか。
宋：もしそれをしたらお母さんはどんな反応しそうですか？
父：びっくりはするでしょうね。今、全くそんなことをする気にならないのでしてませんから。いや、でも実は娘が小さい時はやってたんです。
宋：え、そうなんですね。その時はなぜされてたんですか？
父：妻の機嫌が悪いと、娘から「お父さん、お母さんの機嫌が悪くなるからしてあげて」ってお願いされて。僕もその頃はなんとか娘を守りたくて。
宋：その頃からお父さんは娘さんのことを大切にされてたんですね。でも、それって今できます？
父：それが娘のためになるなら。でもすぐには妻は変わらないと思います。
宋：さすがよくわかってらっしゃいますね。そうでしょうね。お母さんがお父さんの頑張りに気づくには少し時間がかかると僕も思います。特にごみ捨てやお風呂の掃除って地味なことですから後で気づくものですしね。
父：そうですよね。
宋：できなかったら、それでもいいですよ。また方法を考えればいいですから。
父：わかりました、やってみます。

診察の終盤でもお父さんの表情はそれほど変わりませんでしたが、心持ち和らいで見えました。

二回目（一カ月後）

お父さんに緊張した様子はなく、少し元気そうに見えました。

宋：あれからどうですか？
父：先生が言ってくれたので、ごみ捨てとお風呂の掃除はやってます。まだ妻とはそんなに話はしてませんが（苦笑い）。
宋：よくやっていただきましたね、お父さん。
父：でも続けてみます、娘のためなので。
宋：いいと思います。そうしてあげてください。

その後、お父さんがお母さんを手伝うようになって、ご夫婦での会話が増えました。すると娘さんからお父さんに話しかけてくる日が出てきて、それから三カ月が経ったころに、娘さんは少しずつ学校に行くようになりました。

「労う、褒める、肯定する」をした

このケースでも僕は「労う、褒める、肯定する」をしています。それをしたのは、最初にお父さんが父親として自信をなくしているように見えたからです。そして、その第一印象の見立てが正しいのかを確認しながら診察を進めました。その時に見ていたことはこれです。

まず、お父さんが自分の名前でカルテを作って一人で受診をしているということは、何かそこに事情があると思いました。それを尋ねるとやはり事情があり、お父さんは家族との関係が悪く受診を内緒にしていました。それでも、お父さんは娘さんをなんとかしてあげたくて来ています。すごく娘さん思いのお父さんです。また、こんなに愚直に見える方が家族に何もしていないはずはないと思いました。それを尋ねたところ、やはりこれまで育児をお父さんなりに手伝ってこられていた。でも今はお母さんや娘さんとの関係がうまくいかず、辛い状況にある。これはお母さんや娘さんがお父さんに冷たくしていると見ることもできますが、逆に見ればお父さんも自ら距離を置いていると見ることもできます。もちろん、それはお父さんの語りにもあった通り、今の立場が辛くてそんな気になれないからです。お父さんは動きたいけど、動く気になれない。どうせ動いても無駄だと思っている。先ほどの僕の第一印象の「お父さんは自信をなくしている」という見立てを、より正確に言えばそうなると思います。これがお父さんに「労う、褒める、肯定する」をした理由です。

介入としてはお父さんのエンパワー。それがメインです。でもそれだけではお父さんは満足できないはずです。なぜなら問診票と語りにあった「どう対処したらいいのか」という枠組みがあるからです。何か具体的な行動の課題が必要だと考えました。

今のここでのやり取りが治療

そこで、冒頭から2回出てきた「夫婦仲が悪い」というお父さんの枠組み。それはお父さんの中で、娘さんがお父さんに口を聞いてくれないこととリンクされていました。そこで、お父さんの行動のモチベーションを上げるためにこちらから質問して、夫婦関係がよくなることが娘さんに影響するという語りをしてもらいました。それをしてから、「そのためにできることは？」という質問でお父さんからごみ捨てとお風呂掃除という具体的な内容を語ってもらいました。もちろん、これをするかどうかが大切なのではありません。お父さんが元気になってもらうことが一番の目的です。元気にさえなってもらえれば、お父さんは娘さんのためにどんな方法であれ動いてくれます。そのためにお父さんが元気になれるようなやりとりをしようと意識しました。

東先生はよくおっしゃいます。

「今のここでのやりとりが治療やで」

これがシステムズアプローチを最も象徴する言葉だと思います。今この診察でどんなやりとりをするかで、その診察が治療になるかどうかが決まります。それは精神療法やカウンセリングだけでなく、治療で対話を用いる場合すべてに言えることだと思います。今はこんなことを言ってますが、この言葉を初めて聞いたときはピンと来ず、意味がわかるまでに数年かかりました。治療とはこちらが何かを提供するものだと思っていたからです。でもこの言葉の理解が進むにつれ、やりとりが治療であるというのは、対話で治療することを生業にしている僕が一番求めていた形だったことに気づきました。

これまで散々東先生から教えていただいたことは、僕の頭のどこかにあるようです。でも、それを診察の前にあれこれ考えだすと、邪魔になります。だから、先ほどのケースの時の僕は、もう何も考えずにとにかく無になって自分の感じるままに動いてみようと思ったのかもしれません。そうやって臨床を続けていれば、また何か自分で思うことがある。その時はその通りしてみればいい。そんな気がします。

第11章 いろんな切り口がある

東先生から質問されるとその意図が気になって仕方なかった

ＳＶを受けながら東先生の臨床力の高さをいつも肌で感じていました。その中で最もすごいと思ったのは視点の柔軟さです。

ビデオで一つのケースを出すと、短い時間でも僕が気づかないたくさんの情報を得ていたり、数少ない情報でもいろんな角度からあらゆる可能性を考えておられました。たとえば、こんな会話をよくしていました。

東：（ビデオを見ながらニヤニヤして）こんなん見てたら妄想がどんどん湧いてくるわ。
宋：え、どういうことですか？
東：いや、これな。もしかしたらやで……（東先生が見立てを語る）。
宋：あー、それ、あり得ますよね。
東：もしかして、この子、兄弟おる？
宋：います。お兄ちゃんがいます。なんでですか？

東：そうか。そしたらお兄ちゃんを育てるとき、お母さんはどんな育児してはったんかなと思って。

宋：あ、それは聞いてません。

東：いや、聞かなあかんとかちゃうで。そうなるとお兄ちゃんのときに苦労しはったから、お母さんは今この子をこんなにも大切にしてるのかなとか。お父さん、うつ？

宋：あ、お父さんは特に何もないみたいです。

東：お父さんって、どんな人？

宋：比較的協力的みたいです。お母さんがお父さんは週末は一緒にこの子と遊んでくれると言ってましたので。

東：そうなんやな。ということは……。

東先生の妄想や僕にされる質問の意図が気になって仕方ありませんでした。「どんなこと考えてはるんやろ？」「その発想はどこを見て来るんやろ？」ＳＶの間中、そんなことばかり考えていました。時間に余裕があるときはそれを徹底的に質問して、東先生の目と頭を自分に移植するするくらいの気持ちで聞いていました。

このように妄想がたくさん出てくるのは東先生の頭の中にいくつも見立てがあるということです。こんなにもたくさん見立てが立つんだとほんとに不思議でした。感嘆していたというのが正確な表現かもしれません。少ない情報からいろんな見立てが立てられるからこそ、それを「確認する」という作業ができるのでしょう。今考えてみると、それは視点の柔軟さから来ているのではないかと思います。東先生にはいくつか見立てがあれば、その内容が一八〇度違うことがよくありました。三六〇度、いやそのシステムを球とするならあらゆる角度から見ておられました。説明をしてくださるときはいつも、「いろんな切り口があるけど、たとえばこんなんがあるで」と前置きして話をされていました。その見立ては決して特殊なものではありません。システムズアプローチらしく目の前にあるものを根拠にしておられました。僕も教えてもらいながら、見立ての中でも一番わかりやすいスタンダードな見立てを教えてくれているんだと感じていました。

システムズアプローチができるかどうかは視点の柔軟さを持てるかどうか

この章では東先生のＳＶを通して学んできたシステムズアプローチのまとめとして、「いろんな切り口がある」という東先生の言葉についての僕なりの理解を書いてみたいと思います。いろんな切り口があると思えるか、つまり多様な視点を持てるか。それがシステムズアプローチができるかを決めると思うからです。

ある時、高校一年生の娘さんの不登校を主訴にご両親と娘さんで来院されました。診察室のベンチには左からお父さん、お母さん、娘さんの並びで座っておられました。家族はお父さん、お母さん、娘さんの三人です。話を聴いていると、こんな内容でした。

お父さんは営業マンで出張が多く、かなり忙しく仕事をされていました。お母さんは主婦として、お父さんが不在のことが多いため、家事と育児をしながら家を守ってこられました。娘さんはもともと社交的で健康なお子さんでした。高校に入って仲のいいグループができたのに、ある時グループ自体が仲間割れをしてしまいました。みんなと仲良くしたい娘さんは、どちらの側にもつけずにいるうちに友達からのけ者にされて、不登校になりました。お父さんはお酒を飲むと、不登校の娘さんに「なんで学校に行かないんだ」と怒りだします。すると娘さんは「学校でしんどいのに、お父さんの酒癖が悪いから家でもしんどい」と言い返し、父子でケンカになっていました。お母さんとしては、お父さんは仕事でストレスが多い中でも家計を支えてくれている、娘さんは友達から受けた心の傷があるにも関わらずこうやって家で健康でいてくれている、と考えていました。父子でケンカが始まると、お母さんは仲を取り持とうといつも仲裁していました。

肯定か否定かで見る

すべてのことはいろんな見方ができます。臨床でよく出会うものには、大きく分けて２つあります。肯定か否定か。表現を変えれば、誰も原因ではないとするか、誰かが原因だとするか。

まず否定的な見方からしてみます。たとえば、原因をお父さんとするなら、娘さんは友達からのけ者にされて辛いのに、お父さんはお酒を飲むと学校に行けと言うので、しんどくなって余計に学校に行けず不登校が維持されている、と見れます。原因を娘さんとするなら、お父さんは仕事のストレスがある上に、娘さんの不登校でストレスがさらに増えてお酒を飲んでいると見ることもできます。お母さんを原因とするなら仲裁をすることで、父子のコミュニケーションやそれぞれの解決努力を邪魔しているとも見れます。これらの理由から全員が原因であると見ることもできます。

次に肯定的な見方をしてみます。原因などない、みんないい人だとすることもできます。お父さんをいい人とするなら、仕事のストレスがあるにも関わらず、娘さんに怒るのはお酒を飲んだ時だけにして、普段は我慢してくれているいいお父さん。娘さんをいい人とするなら、娘さんは友達からのけ者にされて辛いはずなのに仕事でストレスの多いお父さんを思いやって、お父さんには言わずにお母さんにだけ言うようにしているいい娘さん。お母さんをいい人とするなら、家を守るために家族全体のことを考えて、父子のバランスを取ってくれているいいお母さん。これらの理由から誰も原因ではなく全員が家族のことを考えていると見ることもできます。

どちらの見方もありです。同じ家族のはずなのに、肯定的な見方をするのか、否定的な見方をするのかで意味付けやストーリーが違ってきます。すべてのことは多様な見方ができ、その見方によって意味付け、つまり枠組みが決まるということです。見方によってどんな枠組みにもできます。何をどう見て、どう意味付けするのかはその人の自由です。ただ、治療者は一つの事象に多様な見方をできることが大切です。また、治療の際に必ずしも原因を置く必要はありませんが、もし何かに原因を置くなら、それには否定と肯定の両方の意味付けをした方が視野が広がって治療がしやすくなります。もし原因に対して否定、あるいは肯定（多くの場合、否定ですが）のどちらかだけ意味付けをしてしまうと、視野が狭くなって治療がしにくくなるからです。

多様な見方ができると治療の幅が広がる

治療者が多様な見方ができると、多様な介入が頭に浮かぶので治療の幅が広がり、治療しやすくなります。逆に、もし多様な見方ができないまま治療しようとすると、ある限られた見方から生まれる枠組みを押しつけることになります。かく言う僕がそうでした。一つの見方しかできず、浮かんでくる枠組みが一つしかないため、その一つの枠組みを押しつけることになります。いや、他に選択肢が浮かばないため押しつけるしかありませんでした。それを拒否されたらもう次に打つ手がありません。

多様な見方ができるとそれは違ってきます。どの見方にするのかは、治療システムの中にいる人たちの枠組みや関係性の中で、その人たちが決めます。治療者は浮かんでくるいろんな見方を頭に置いた上で、システムの変化を目指して、その人たちが受け入れやすい枠組みをこちらが選んで提示してみる。すると、その人たちがその枠組みに対して語りの中でイエスかノーを含めた何らかの反応を出してくれます。そのやりとりを繰り返しながら、その人たちが選んだ方向に合わせてついていけば、自然と変化していく。そんな風に理解しています。

システムズアプローチは目の前にあるものを根拠にする

多様な見方の根拠になるのは目の前に出てきたものです。東先生は僕に口を酸っぱくして「目の前に出てきたものを使え」と教えてくださいました。目の前に出てきたものを使うためには、目の前に出てきたものが見えていることが前提になります。何が見えているかは切り口によって違いますが、システムズアプローチをする上で共通して見るのは枠組みと関係性です。それさえ見えれば、あとはそれを使って目の前の人の治療になるやりとりをする。それがこの教えだと思います。

「システムズアプローチは目の前にあるものを根拠に治療をする」

この言葉は治療という点で一番すっと入ってきました。なぜなら目の前にあるものが根拠として最も確実で、それを使うのが最も合理的だからです。自分の頭に浮かんでくる自分の枠組みも、目の前にあるものを根拠にしているので単なる思い付きではありません。だから治療をする時にも自信を持って進められます。また、誰にとってもわかりやすく、誰かに説明を求められても説明しやすい。目の前にあるものを根拠に治療するからこそ、東先生はビデオのSVが一番いいとおっしゃったのだと思います。

枠組みと関係性が見えるようになれば、ケース全体が早く把握できます。把握さえできれば、見立てがある程度絞れてきて、それまでの対話の情報から治療方針もほぼ決まります。話を長く聞かないと治療ができないということもありません。それはシステムズアプローチが言葉以外の部分を大切にしているからだと思います。人は言葉以外にいろんな情報をくれます。表情、様子、態度、話し方、動きなど、その人たちから出ているものすべてが枠組みと関係性を知るための情報になります。実際に発してる言葉と本当の意図とが異なることもあります。それもまた枠組みと関係性を知るための情報になります。

視野が広がってきた

システムズアプローチを学ぶ前の僕は、その人の語る問題だけに目が行っていました。泣いたり、怒ったりとわかりやすい表出をしてくれると、その人の様子が目に入ってきますが、微妙な変化だと気づくことができず「患者さんの持ってきた問題をなんとかする」ことで頭がいっぱいでした。複数で来られると、その中で一番大きく問題を語る人に引っ張られて、その問題に目が行っていました。システムズアプローチを学んでいくうちに、それが変わりました。枠組みという概念を知って少し問題と離れてからは、その人の枠組み↓その人とその枠組みの関係性↓複数の場合はその人たちの関係性↓自分とその人たちの関係性↓自分の枠組み、と問題の目の前までズームにしていたカメラを引いていくように、徐々に自分の視野が広がっていることに気づきました（図1‐11‐1）。

システムズアプローチは特殊なものではない

今考えてみると、枠組みと関係性を見ることって、僕と全く縁のない見方でもなかったなと思います。これまでの日常生活の中で「この人ってこんな考え方をしてるんだ」「僕はそうは考えないな」「この二人仲良さそう」「僕は

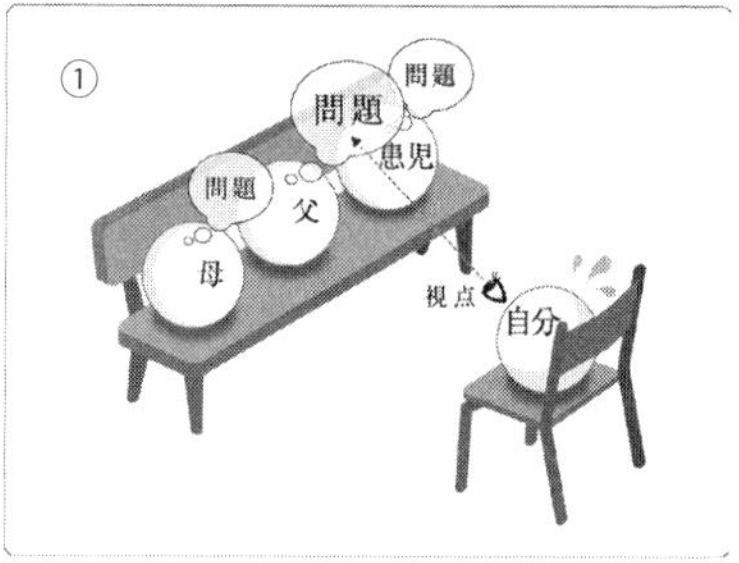

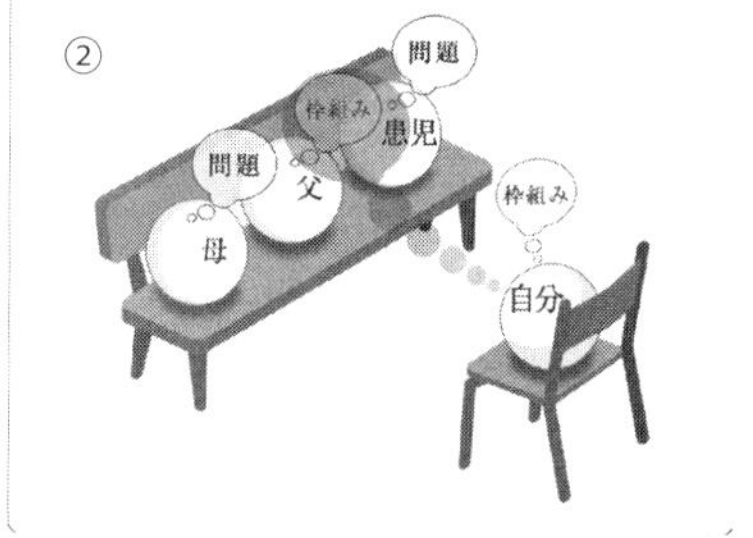

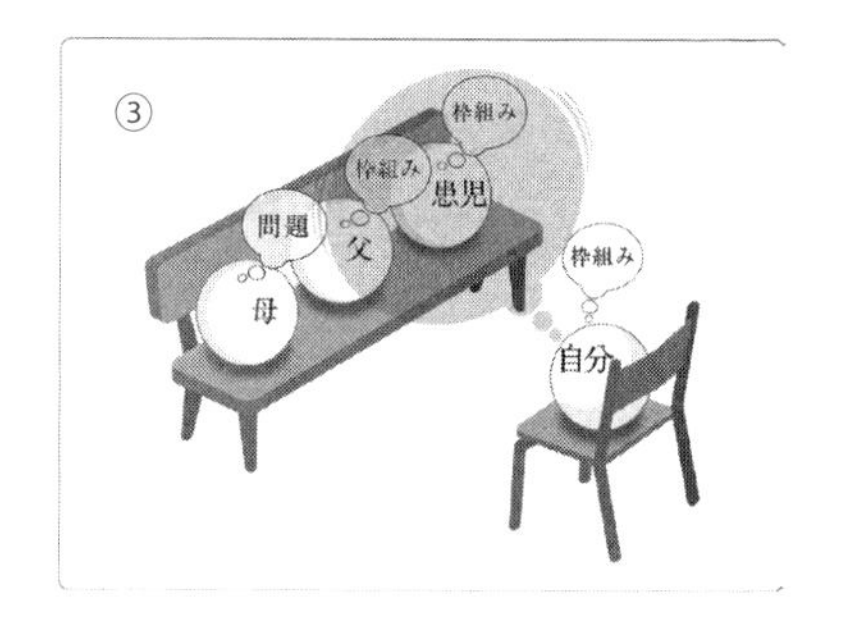

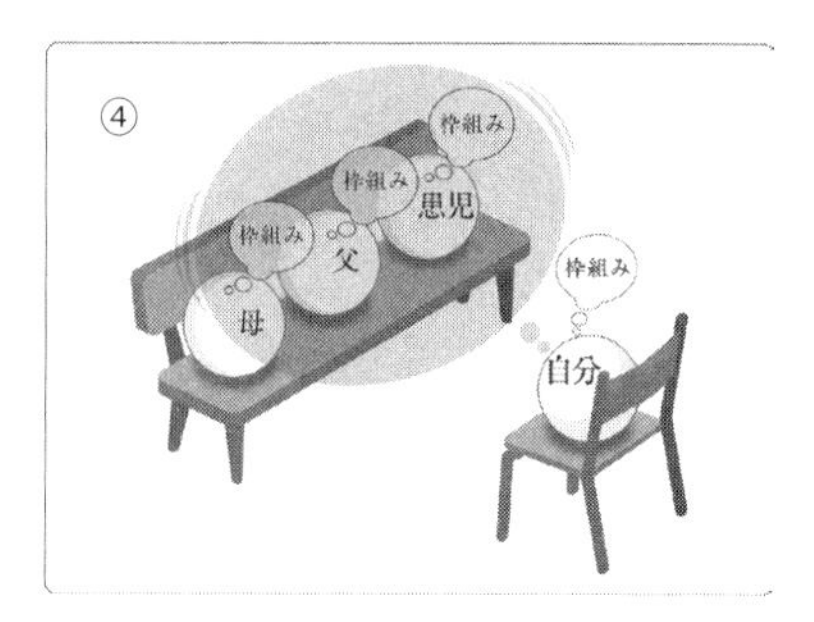

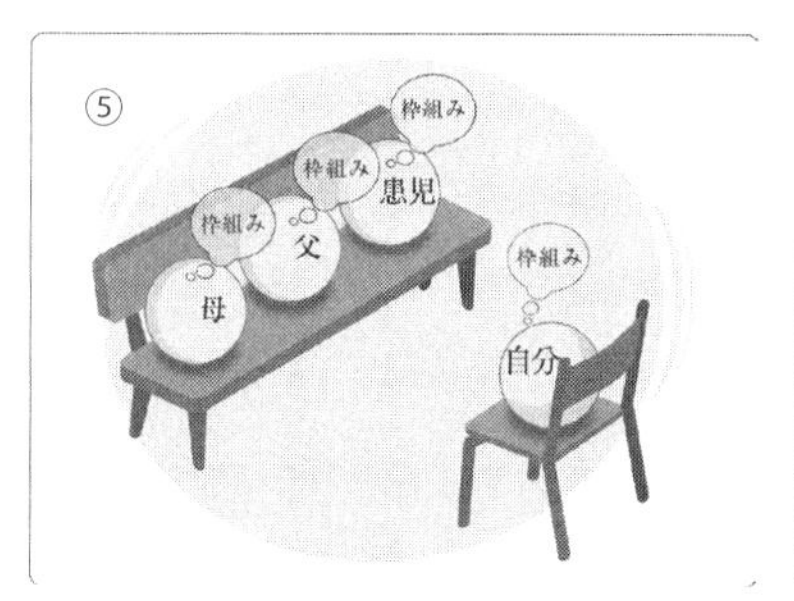

図 1-11-1　視野が広がってきた

まだこっちの人と距離が近いな」くらいなら考えたことがありました。まさに枠組みや関係性です。技法も同様です。ジョイニングもリフレーミングもノーマライズもエンパワーも自分が誰かにしてもらったり、自分が誰かにした記憶があります。自分が変わることで相手が変わるという治療システムの相互作用も経験があります。そこに意図や意識がなかっただけです。そう考えていくと、システムズアプローチってそんなに特殊なものではない気がします。ただそれをどれくらい広い範囲で、どれくらい自然にできるのか。その違いだけかもしれません。

システムズアプローチに限界はない

ある時、論文を書いていて東先生にこんな質問をしました。

宋：システムズアプローチには限界はあるのでしょうか？

東：システムズアプローチ自体には限界はないよ。あるとすればそれはシステムズアプローチを使ってる人の限界や。東のシステムズアプローチは東が見えてる範囲でしか使えないから、それは東の限界。

宋：え、それって逆に言うと使う人次第で限界がないってことですよね？

東：そうやで。

宋：それめっちゃええですね！

東：そやろ。見えれば見えるほど、いい論文が書けるで。

宋：それ、最高ですね！

東：そやろ（笑）。

本当にワクワクしました。システムズアプローチは自分の見える範囲さえ広がれば、限界がない。天井がない。どこまでも臨床がうまくなれるんだと思うと、一人悦に入ってニヤニヤしてしまいました。

システムズアプローチは思考が自由

システムズアプローチは臨床を何かの形にはめようとしません。専門的な知識や特別な発想がないとできないものでもありません。ある技法をしないといけないなんてこともありません。これをしなければいけないとか、これをしてはいけないとかがない。説教しても、非難しても、励ましても、褒めてもいい。何をどうするかはすべて自分次第です。言うなれば融通無碍です。だからこそ限界がないと言われるのだと思います。

もしシステムズアプローチ自体に限界があり、こんな場合は難しいですとか、こんな場合は禁忌ですと言われたら、こんなにもシステムズアプローチに魅力を感じなかったと思います。何にも縛ろうとせずすべてを受け入れてくれたからこそ、もっと勉強したいと思えました。あえてシステムズアプローチの特徴を言うなら、思考が自由であることです。それがシステムズアプローチの一番いいところだと思っています。思考が自由であることは、治療者を楽にしてくれるからです。治療者が楽になれば、おのずと治療の可能性は広がります。

第12章 自分の形を作れ

二〇一九年十一月十三日

この日はビデオを見てもらう前に、何気なく東先生とこんな会話をしていました。

東：最近、臨床で何か思うことあるか？

宋：そうですね〜。システムズアプローチは原因探しをしない、循環で考えるんやって言われて、自分は原因探しはしてないと思っていたのに、実際は原因となるパターン探しをしてしまってたんです。それに気づきました。もちろんそのパターンを探すことでうまくいくこともあるんですけど、パターンを聞いてるうちに、気が付いたら僕まで本気でそのパターンを探し始めていて。そこから原因や問題に頭が行ってしまって失敗することがありました。でも最近はパターンは出てきて使えそうなら使いますが、悪循環のパターンを変えてやるぞ、みたいな積極的なパターン探しはやめました。それよりも、相手に枠組みを話してもらった後に、質問をすることでその人の視点をいい方向に向けてみて、その反応を見てまた次の質問をしてみる。そんなやり方のほうが自分にフィットするというか、合ってる気がするんです。ていうかその方が楽なんです。僕にはパターンを崩すことはどうしても複雑に感じられて得意ではないみたいです。

東：そこまで気づいたら、もう卒業やな。

宋：え、そうですか？

東：みんなシステムズアプローチをしてるって言うけど、なんちゃってシステムズアプローチの人は結局原因探ししてるからな。それはシステムズアプローチじゃないと気づいてる人は多くない。

宋：なるほど。あと、僕はこれまでずっと先生の真似をしようとしてきました。実際できるかは別にして、真似をしようとがんばること自体は得意です。でも僕は東先生じゃないし、それをずっとしててもそれ以上伸びないように思うんです。

東：そうやで。はじめは真似でいいねん。でもそれだけやと成長はそこでストップしてしまう。その後は自分の形を作ることや。

宋：はい。

東：そしたら今日のやつ（ビデオ）見よか。

宋：はい。

〈ケース〉

一人で学校に行けず、お母さんから離れようとするとチックが出る小学二年生の女の子Kちゃんが、両親に連れられて来院しました。お父さん（会社員）、お母さん（主婦）、Kちゃんの三人暮らしです。診察室のベンチには左からお父さん、Kちゃん、お母さんの順に座っていました。お父さんはやや緊張気味で、Kちゃんとお母さんは笑顔でした。

宋：今日はどんな流れで来ていただいたんですか？

母：知り合いの方にここを聞きまして。
宋：お母さんの知り合いの方に？
母：そうなんです。
宋：お父さんは今日はお仕事は？
父：休みをとってきました。
宋：それはよく来ていただきましたね。お母さんから誘っていただいて？　あるいはお父さんから？
父：僕も心配なので
宋：それはそうですよね。
宋：Kちゃんはお母さんに誘われてきてくれたのかな？
K：うん（照れてる）。
宋：Kちゃんは何年生？
K：二年生。
宋：そうなんやね。学校は楽しい？
K：うん、楽しい。
宋：どんなところが楽しい？
K：休み時間に友達と遊ぶとき。
宋：何して遊ぶの？
K：お絵描き。
宋：それは楽しそうやね。Kちゃんは心配なこととか、困ったなって思うことはない？
K：学校に行く前になると気持ち悪くなる。
宋：行く前に？

Ｋ：うん。
宋：その時はどうしてるの？
Ｋ：じっとしてる。
宋：それは辛いね。じっとしてたらどうなるの？
Ｋ：うーん……、わからない。
母：学校に行かないことが決まると、収まります。
宋：そうなんですね。（Ｋに）じゃあ、これからお父さんとお母さんにもお話を聴いていくので、途中でＫちゃんも言いたいことがあったら教えてね。
Ｋ：うん。
宋：問診票は読ませていただいたんですが、お父さんとお母さんとしては特にどのあたりがご心配で来ていただいたのでしょうか？
母：この子はがんばればできるのか、しんどくてできないのかがわからなくて。
宋：というと？
母：去年の秋から学校に行くのがしんどいと言い出して、私が送ってるんです。
宋：はい。
母：学校に行っても保健室で私から離れられなくて。そこで離れようとすると、目のぱちぱちが止まらなくなるんです。
宋：そうなんですね。それはご心配ですね。お父さんもそのあたりがご心配ですか？
父：そうですね。妻の言う通り、一人で学校にいけないので。
母：先生、こういう子って、これからも一人で学校に行けないんでしょうか？
宋：え、お母さん、もしＫちゃんが一人で学校に行けたらどうですか？

母：それはうれしいです。
宋：そりゃそうですよね。
宋：お父さんはKちゃんがどうなってくれたらいいですか？
父：一人でもできるんだって思ってほしいです。
宋：もしKちゃんがそう思えたら何か違ってきます？
父：学校に一人でいけると思います。
宋：お母さん、お父さんの言うように、Kちゃんが一人でもできるんだって思えると、一人で学校に行けそうですか？
母：行けると思います。
宋：Kちゃん、行けると思う？
K：うーん（体をよじらせて苦笑い）。
宋：もしかして、Kちゃんが今まで一人で大丈夫だと思えてできたことはありますか？
母：去年の夏までは普通に一人で学校に行けてたんです。
宋：そうなんですか？
母：はい。
宋：もともとは一人で行けていたんですね。そしたら最近Kちゃんが一人で大丈夫だと思えてできてるところは？
母：最近、ピアノを習いたいって言って、習いだしたんです。
宋：ピアノ？
母：はい。ピアノ教室には自分で行くんです。
宋：え、Kちゃん、ほんと？
K：（照れながらうなずく）

宋：なんでピアノをしようと思ったの？
Ｋ：友達が音楽の時間にみんなの前で弾いてて、かっこいいなって思って。
宋：それはかっこいいよね。それでしたいって思ったの？
Ｋ：うん。
宋：実際にやってみて、どう？
Ｋ：（笑顔で）少し弾けるようになった（横で両親もうれしそう）。
宋：それはうれしいよね。お父さん、Ｋちゃんはピアノが弾けてうれしそうですか？
父：そうですね。ピアノ教室の話をいつもうれしそうにしてくれます。
宋：そうなんですね。お父さんから見て、他にもＫちゃんが一人で大丈夫だって思いながらできてることはありますか？
父：絵を描いてるときは自分の部屋で一人で黙々とやってるんです。
宋：Ｋちゃん、そうなの？
Ｋ：うん（笑顔）。
母：そうなんです。この子、お絵描きはすごく好きで、すごく集中してやるんです。
宋：その時、お母さんは？
母：家事をしてます。
宋：それは助かりますね。
母：そうなんですよ。
宋：Ｋちゃん、偉いね、お母さんが家事ができるようにしてあげてるんやね。
Ｋ：（照れてる）
宋：一人でできることって結構あるんやね。

K：うん。
宋：もしも一人で学校に行けたら、何したい？
K：友達ともっと遊びたい。
宋：そらそうやんね。友達と遊んでるときって気持ち悪くなるの？
K：それはない。
宋：そうなんやね。Kちゃんは本当は学校にはお母さんと行きたい？　それとも友達と行きたい？
K：友達と。
宋：もし友達と学校に行けたら気持ち悪いのはどうなる？
K：ましになると思う。
宋：そうなんや。
宋：そしたらKちゃんがこれから友達と学校に行くためにどうしていったらいいのかをここで一緒に考えてもいい？
K：うん。
宋：お父さん、お母さんもよろしいでしょうか？
父：はい。
母：お願いします。

東先生と僕は二人で時に笑いながら、お互いに言葉は挟まず、三〇分のビデオを一度も止めずに最後まで見ました。

実はこの時、僕はケースの概要を何も覚えていませんでした。というのも、この半年くらい前からケースの概要や治療方針よりも、実際の僕のやりとりを見ていただきたいとお願いしていました。ＳＶで東先生に説明するのは、受診に至った経緯、誰が来ているか、主訴、年齢くらいで、後は何も言わずにただ一緒にビデオを見るようになっていました。

この日は何の説明もせず、東先生も何も聞かず、二人で自然とそのビデオを見始めました。ＳＶを始めたころは、ケースの概要を説明しないといけない、何をしゃべろうか、何をしゃべったらいいんだろうと必死に頭を巡らせていました。でもこの時はもうそれはしないでいいと思えたので、そのままビデオを流しました。東先生も僕に何も聞きませんでした。ケースの概要が大切なのではない。それが今の自分には当たり前になっていることに、何も説明しようとしない自分を見て気づきました。

何も説明しなくても、ただその人のしていることを見ればその人の臨床がわかる。それが臨床なんだと思います。

ビデオを見終わって

東：先生はあれやな、もうこの形が板についてるな。やり方はソリューションやらいろいろあると思う。それより話の運びがほんまに自然や。聞いてて全然違和感がない。なんで、そんなことしてるんや？ってのが全くない。

宋：そうですか？　自分ではわかりません。

東：そうやろな。自覚ないと思うわ。今の形を自然にしてるからやわ。

宋：そう言っていただけるとうれしいです。

東：他のケースもこんな感じか？

宋：そうですね。これが今の標準になってます。

東：ええな。相手に無理させてないし、先生も前みたいにこうしたるぞ、みたいな肩に力が入る感じが全然ない。非常に余裕を感じる。なーんも焦ってないしな。

宋：でも今もそんな時ありますよ。

東：どれくらいで？
宋：一週間に数回はあります。
東：でもそんなもんやろ？
宋：はい、確かにそうですね。なんでですかね。患者さんやご家族は何かでしんどかったり、問題の解決に向けてここに来てくれてるわけやから、どこかに糸口はあるやろうと思えるからかもしれません。
東：うんうん。

この時自分の診察を見ていて、もう一つ気づいたことがありました。あんなに「話をまとめないといけない」「答えを言わないといけない」「何かしないといけない」と思っていた自分が、相手の枠組みに合わせるとき以外はほぼ質問しかしていませんでした。

東先生が褒めてくれたことが僕に素直に入ってきた

SVが始まってから東先生はずっと「～はできてる」「ここは上手や」と部分的に褒めてくれていました。まぐれでうまく行ったときも、「まぐれも実力や」と褒めてくれました。でも、正直全然うれしくありませんでした。臨床があまりにできなかった僕は、自分ができているのかどうかに敏感です。見えていないのに、なんとなく体裁だけはできたように見せている。そんな時にしてもらう賞賛は、気を遣われているみたいでむしろすごく嫌でした。本当は自分が見えていないことは、自分が一番わかっていたからです。
でもこの時は違いました。何を見てどうしたのかをすべて説明できると、自分に対して思えていました。もちろん、東先生は僕の臨床を見れば僕の考えていることがわかるので、何も質問されませんでした。僕もわざわざ説明しなくてもわかってくれていることを感じていました。この日のSVには、その面接で僕がしたことについての話は必要ありませんでした。だからこの時東先生が褒めてくれたことが僕には素直に入ってきて、本当にうれしかったです。

東：こんな面接してたら楽やし楽しいやろ？

宋：そうですね。

東：そうや思うわ。それでええねん。セラピストの意図が非常に明白や。しかも要所要所での返しもうまい。大変よろしいと思います。

宋：そうですか？

東：うん。もう先生オリジナルの形ができてる。これからもっと自分の形を作っていきや。

宋：ほんまうれしいです。

東：教えてきた俺もうれしい。ほんまにここまでようやったと思う。

宋：本当にありがとうございます。先生のおかげです。

東：いや、ちゃう。先生の情熱があったからや。

宋：いえ、先生のおかげです。

東：いや、先生の情熱やったら教えるのが俺じゃなくても良かったんちゃうかって思うもん。

これを言えるのが師匠である東豊という人なのだと思いました。

卒　業

東：もう卒業でええんちゃうか。もう臨床してて困ることないやろ？

宋：その瞬間瞬間ではまだありますけど。

東：でもそれもそんなに困らんやろ？

宋：あ、やってもうたって思って、撤収してもう一度相手に合わせなおして軌道修正するのはあります。たしかに、皆目見当がつかないのはないかもしれません。

東：そうやろ。本（本書）を卒業論文にして、卒業でええんとちゃうか？　もちろんわからんことがあったらいつでも持ってきたらええ。

宋：はい。

東：かつての先生がそうやったように精神療法を勉強したいけど、どうしたらええのかわからんで悩んでる若い精神科医の先生はいっぱいおるはずや。

宋：はい、僕も確かに暗中模索でした。

東：これからは先生がそんな若い精神科医の先生らの光になったらええ。がんばりや。

宋：……ありがとうございます。

この「ありがとうございます」を言うまでに五秒はかかったと思います。東先生の言葉にうれしさと寂しさがこみ上げてきて、嗚咽しそうになったのをこらえていました。この時の東先生の言葉は僕には一生忘れられないものになりました。

そして思いがけずこの日が最後のＳＶの日になりました。こうやって四年五カ月に渡った東先生のＳＶは終わりました。

第2部
黒沢幸子先生に
ソリューションを学ぶ

第２部まえがき

思いがけず黒沢先生からお話をいただけた

第１部「東豊先生にシステムズアプローチを学ぶ」をほぼ書き上げていた二〇二〇年一月末。その日も僕はＳＶを受けるために吉祥寺にある黒沢先生のオフィスを訪ねました。実はこの日、ある事の許可をいただきたいと思っていました。

宋：実は今、東先生にお声がけいただいて本を書かせてもらっているのですが、その中に森先生と黒沢先生のワークショップの本を紹介させていただきたいのですが、よろしいでしょうか？
黒沢先生（以下、黒沢とします）：いいよ、それは光栄です。先生が書いてる本ってどんな本なの？
宋：僕が東先生のＳＶを受けることで成長できたと思うことをまとめている本なんです。
黒沢：へー、それ面白そうね。今どのあたりまで来てるの？
宋：今、編集者の方に読んでいただいているところです。
黒沢：そうなんだ。もし先生が無理じゃなければ、私のＳＶも書いてくれない？
宋：え？　本当ですか？
黒沢：私も自分がＳＶしたことが先生にどう伝わったのか、先生のどんなところに役に立ったのか知りたいもん。
宋：先生にそんなことを言っていただけるなんて、本当に光栄です。

黒沢：無理じゃない？　大丈夫？
宋：大丈夫です。
黒沢：それじゃ、もしよかったらこの勢いで書き始めてみてよ。
宋：わかりました。

うれしかったと同時に、びっくりしました。実は東先生のＳＶを書き進めながら、いつか黒沢先生のＳＶも本にまとめることができたらどんなにいいだろうと思っていたからです。でも、そんなことを弟子の僕から言うなんておこがましすぎてできませんでした。それを思いがけず黒沢先生の方からお声がけいただけた。東先生の時と同じように、僕にはとても光栄なことでした。

黒沢先生とソリューションとの出会い

時はさかのぼって二〇一四年一二月のある日。僕は東先生のワークショップに参加するため東京にいました。東先生はいつものように、即席で作られたケースに対してぶっつけ本番のロールプレイを披露されていました。それが終わって、フロアから質問や意見を受ける時間になった時、司会の先生が「今日は黒沢先生が来てくださっています。黒沢先生は東先生の今のロールプレイをどう見ておられましたか？」と尋ねました。すると黒沢先生はそのロールプレイの中で東先生がされたこと、その意図をすべて説明されたのです。すると、東先生は「そうそう、そうやわ。僕も意識してないとこまで説明してくれてはるわ」と苦笑いしておられました。その光景は、まるで黒沢先生が東先生の頭の中を見ているかのようでした。

「こんなすごい先生がいるんだ」

衝撃でした。東先生がされていることを東先生自身よりも説明できる人がいる。しかもご専門はシステムズアプローチではないらしい。すごく興奮して、その場ですぐに黒沢先生のされていることを調べました。それが後にもう一人の師匠となる黒沢先生とソリューションとの出会いでした。

黒沢先生のＳＶを受けることになるまで

それからは東先生のワークショップに参加させていただくのと並行して、黒沢先生のワークショップにも参加させていただきました。その時に黒沢先生に初めてご挨拶しました。「すごい先生とお近づきになれた」。そんな一方的な思いでいました。

当時、東先生のＳＶに通いはじめてまだ間もないころでした。それにも関わらず、僕はもっと早く臨床がうまくなりたい、いいものは何でも取り入れたいと欲張っていました。そこで大変失礼ながら東先生にこんなことを尋ねました。

宋：先生から見てシステムズアプローチ以外のことをされている先生で、すごいと思う先生はおられますか？
東：そうやな〜、それやったら黒沢さんやろな。
宋：え、そうなんですか？（あ、やっぱり黒沢先生はすごいんや）
東：うん。しかも黒沢さんは僕よりいろんな介入の手を持ってる人や。
宋：黒沢先生からＳＶって受けることってできるんでしょうか？
東：忙しくしてる人やからＳＶを受けられるかはわからんけど、聞いてみたろか？
宋：よろしいですか？
東：ええよ。
宋：ありがとうございます！

今考えると、システムズアプローチもまともにできていない上に、それを教えてくださっている東先生にどの先生がいいのかを尋ねて、しかもＳＶを受けられるかを確認してもらうなんて、図々しいだけでなく無礼で、我ながら馬鹿なんじゃないかと思います。東先生もよく怒らずに黒沢先生に確認してくださるなんて人が良すぎます。ありがたいとしか言いようがありません。でも当時の僕は日々の臨床にそれくらい追い込まれていたので、そこから抜け出したくてとにかく必死でした。

東先生はすぐに黒沢先生に問い合わせてくださり、お許しが得られて黒沢先生のメールアドレスをいただきました。そしてさっそくＳＶを受けたいという趣旨のメールを送りました。しかし当時、黒沢先生は仕事を減らしておられる時期で、すぐにＳＶをしていただける状況ではありませんでした。なので、ＳＶをしていただける時期が来たらお願いしたいとだけお伝えして、連絡を待つことにしました。

その間、東先生からのＳＶを中心にしてシステムズアプローチの勉強とその実践に没頭しました。その間も頭の片隅では、いつか黒沢先生のＳＶを受ける、そう思っていました。自分で考えても浅ましすぎてこんなことを書くのは恥ずかしいのですが、時々メールで黒沢先生の近況をお尋ねしながら、いかに黒沢先生のＳＶを受けたいのか、なぜ黒沢先生のＳＶが必要なのかを長文で書いたり、黒沢先生のワークショップに行って一番前に座って一番最初に質問するなど、猛烈にアピールしました。

そんなことをしながら一年半が過ぎた時、黒沢先生から「一度、先生の希望を教えてください」とメールが来ました。やったー！　ついにこの時が来た。これでシステムズアプローチに加えて、ソリューションの勉強ができる。僕の臨床がもう一段階上がる。うれしくてたまりませんでした。そうやって待ちに待った黒沢先生からのＳＶがついに始まりました。二〇一七年五月のことでした。

ＳＶを受け始めたころ

そのころの僕の頭の中はシステムズアプローチ一色でした。システムズアプローチを知れば知るほど、それに魅了され、どんどんはまっているところでした。ＳＶのたびに東先生からは「だいぶ伸びて来てる」と言っていただき、自分でもそれを少しずつ実感していました。たしかに以前に比べればよくなる患者さんが増えていました。でも一方で、まだ自分の臨床に納得できないでいました。うまくいかないケースが少なからずあり、うまくいってもそれがなぜうまくいったのかわからないことも多かったからです。後から考えたり、東先生から指摘されるとわかるのですが、実際に診察をしている最中にはなかなか気づけませんでした。「何やってんねん」。悔しすぎて、そのたびに自分に怒りを覚えました。そこにまた壁を感じ、それを破りたいと思っていました。ただ、壁があることはわかっても、何が壁になっているのかが自分ではどうしてもわかりませんでした。ちょうどそんな時、黒沢先生からＳＶのお許しを得ることができたのです。僕はその壁を破ることを目標に決めました。その壁を破ってブレイクスルーしたい。その一心でした。

ソリューションを理解していなかった

ソリューションについては黒沢先生のワークショップに参加したり、本を読むことで知識としては知っていましたが、自分の中に入ってきている感覚はありませんでした。ソリューションではなぜそうするのか、なぜその質問をするのか、どんな時に使えばいいのかを自分が理解できていないことはわかっていました。知識としてしか知らず、何となくでしか理解できていないので、臨床をしながら思い出したときに使う程度でした。ソリューションがすごくはまってうまくいくときもあるのですが、ほとんどのケースではうまくいきませんでした。言うまでもありませんが、ソリューションを理解していなかったからです。そのうち、臨床で使うことも減っていきました。

これまで僕が学んできた精神療法は、いつもその考え方を強調してから方法について説明してくれていました。システムズアプローチもそうでした。新たな考え方を理解するよりも、その方法をまねするほうが簡単だったからです。でも実際の僕は新たな精神療法を学ぶとき、その考え方よりもその方法をまねることから始めていました。ただ、方法をまねることで終わってしまうと、考え方を理解するところまでたどり着きません。理解していないので、応用がきかず、実際の臨床でどう使っていいのかわからないので、うまくいくことも少なく、まねすることさえやめてしまう。結局は自分のものにできずに終わる。僕にとってのソリューションもそれででした。

自分がソリューションを理解できていないことはわかっていたので、ＳＶが始まるとソリューションに関してわからないこと、ＳＶを受けながらその場でわからないこと、気になったこと、腑に落ちないことを納得できるまで徹底的に聞きまくりました。そこでいただいた黒沢先生の言葉を自分が一番理解しやすいシステムズアプローチの言葉、中でも枠組みという言葉で理解していくことになりました。

ソリューションを早く自分のものにしたかった

ＳＶのやり方は東先生のときと同じように、患者さんやご家族の同意を得た上で自分の診察をビデオに録画し、それを黒沢先生と一緒に見ながら、ＳＶをしていただきました。ただ、東先生のときに「あ、これいい言葉だな」と思いながら聞きこぼした経験があったので、メモもしますが、お願いしてＳＶでの対話を毎回録音しました。帰りは吉祥寺の駅から中央線に乗りながら録音したＳＶを聴きます。それでもう一度自分で振り返って頭で考えて、自分の言葉になおし、それを新幹線の中で清書しました。それを翌日の臨床ですぐに使ってみる。システムズアプローチの時と同じ勉強法です。これを2カ月に1回、ＳＶで吉祥寺を訪ねるたびにしました。

本も読みました。まずはソリューションのことを思い出すために、森俊夫先生と黒沢先生が書かれた『〈森・黒沢のワークショップで学ぶ〉解決志向ブリーフセラピー』（ほんの森出版）を改めて読み直しました。それからソリューションの創始者の一人であるインスー・キム・バーグ先生とソリューションの研究とトレーニングの開発をされたピーター・ディヤング先生の書かれた『解決のための面接技法（第４版）』（金剛出版）を読みました。この本はその中にも書かれている通り、ソリューションの教科書です。でも単なる教科書ではありません。ソリューションの大切にしている信念、ソリューションの技法を使うことの意図、ソリューションの研究にいたるまで網羅されています。システムズアプローチを勉強してから読んだおかげで、書かれている言葉の意味が自分の中にどんどん入ってきました。書かれていることを実践できれば、インスー・キム・バーグ先生のようになれるのではないかと錯覚させてくれる本です。

この部の構成

この部を書くにあたって、黒沢先生のＳＶそのものを振り返りました。黒沢先生のＳＶは僕にとって何だったのか、何を教わったのか、何が役に立ったのか。そして僕の臨床はどう変わったのか、今は何を考えながらやっているのか。それらをこの部の骨格にしようと考えました。

はじめにソリューションの前提となる考えを僕がどうやって教えられ気づいていったかについて、それを1章、2章にまとめました。また、同時に黒沢先生がしてくれたのは僕自身へのソリューションでした。その時のＳＶの様子と僕が考えたことを3章、4章に書きました。それから5章、6章は黒沢先生のＳＶを通して僕にソリューションが入ってきた体験、それによる僕の理解をまとめました。黒沢先生は最後にソリューションの技術を教えてくれました。その教わった技術と理解をお伝えするために実際のケースを挙げながら、今の僕が臨床をするときに頭で何を考えて、ソリューションの技術をどう使っているのかを書きました。それを7章から9章にしています。ソリューションはこの順番で僕の中に入ってきました。もちろん、その1回のＳＶで入ってきたわけではありません。同じことを何度となく指摘してもらいました。何度も同じ階段の上り下りを繰り返しているうちに、一番下まで戻らなくてもよくなりました。

黒沢先生のＳＶを受けて良かった点はいくつもありますが、中でも最も僕に影響を与えてくれたのは、ＳＶの中での黒沢先生との対話だと感じています。そこで、この部では多くの場面で黒沢先生との対話を挙げながら、それに対して考えたことを書いています。

第1章　ソリューションは一緒に作り上げるもの

黒沢先生のSVを受け始める数年前に先生のワークショップに初めて参加させていただきました。そこでソリューションの質問を知って、ミラクル・クエスチョンを使ってみたところ、すごくうまくいったケースがありました。それはアルコール依存症の中年男性でした。瞬く間にアルコールの量を自ら減らして、どんどん元気になって、その方は終診になりました。そのすごさに感激して、他のケースでもやってみました。ところが、ことごとくうまくいきません。どこが違うのか、なぜうまくいかないのかがわかりませんでした。

ソリューションの教科書には「ソリューションは技法である」と書かれています。黒沢先生のSVを通してソリューションを勉強して気づいたのは、まず前提となる考えがあった上で、技法が成り立っているということでした。僕はその考えを理解せずに技法だけを使っていたので、偶然ならうまく行きますが、それ以外はうまくいきませんでした。

ソリューションが大切にしている考えはたくさんありますが、黒沢先生が教えてくれたことの中で、僕にとってソリューションをする上で前提だと思える考えが2つあります。1つは「ソリューションは一緒に作り上げるもの」、もう1つは「問題と解決は関係ない」です。いずれも当時の僕がしていたこととは全く違うもので、とても衝撃的でした。そして、その2つの考えは僕の臨床を大きく変えてくれました。この章では1つ目の前提である「ソリューションは一緒に作り上げるもの」について書きたいと思います（「問題と解決は関係ない」については次の2章で書きます）。

この考えを枠組みという言葉を使って説明するとすれば、「ソリューションは相手の枠組みに合わせて、それをもとに対話で一緒に作り上げていくもの」と言えます。これは臨床をする上での根本的な原則であると感じています。

僕は問題に注目していた

黒沢先生のＳＶを受け始めたころの僕は、問題に注目していました。問題となっているシステムやパターンを探して、それをいかに崩していくのか。それに一生懸命でした。もちろん、これでうまくいくケースも多くあります。ただ、問題に注目して、そのシステムを考えて、それに対する僕なりの仮説ができると、その仮説にあるパターンを崩したいという自分の枠組みがどんどん大きくなりました。すると、それまで大切にしていた目の前の人の枠組みや反応は途中からはそっちのけになって、自分の仮説（枠組み）通りに進めてしまい、結局うまくいかない。今振り返ると、それが僕にとっての一つの壁になっていました。

ＳＶでこんなケースがありました。中学一年生の息子さんが家でいる間中ずっとゲームをしているのを何とかしたいと、お母さんが一人で来られました。お話を聞いていると、お母さんは一人息子さんがとてもかわいくて、何から何までしてあげてきたこと、でも中学に入ってからはお母さんが何か言うと彼は毛嫌いすること、お父さんにはそこまでの毛嫌いはなく、むしろ関係がいいとのことでした。そこで僕は（勝手に）お母さんが息子さんへの干渉が多いからだ、お母さんと息子さんを離すために間にお父さんに入ってもらえたらシステムが変化すると考えました。そこでお母さんも息子さんも二人であまり距離が近いとしんどいので、息子さんのことはお父さんに任せて、息子さんもお母さんも楽になっていきましょうと伝えていきました。

黒沢：お母さん、口ではお父さんに任せたいと言うけど、先生の話、なかなか入らないね。
宋：そうですね。
黒沢：しかもお父さんに任せるというのは、お母さんから出た言葉じゃなくて、先生がお母さんに言わせたんだよね？
宋：そうですね、僕が言わせてますね（冷や汗）。
黒沢：ソリューションではこちらから積極的に問題を提起したり、こちらの考えで新しいやり方を持って来たりはしないかな。あと、誰かをわざわざ連れて来てもらったりもしないかな。いい内容であれ、そうでない内容であれ、どんなものでも相手から出てきたもの、目の前にあるのを使うのがソリューションだから。
宋：あー、相手から出てきたものを使うというのはシステムズアプローチでもそうだと思うんですけど、こちらから問題提起や枠組みを準備したりはしない？
黒沢：うん、だって親に子どものことを聞くと子どもが問題っていう構図は多いわけで、それはすでにこれまでの相談機関でされてるはずだからね。
宋：あ、そうですね。すでにそのパターンでやってきてるわけで、それでダメだから来てるんですもんね。
黒沢：そう。それよりもその人のリソース、すでに起こっているいいこと、目の前にあるいいものを使っていく。
宋：誰かを連れて来てもらうこともしないですか？
黒沢：家族療法だとそうするよね。確かにたくさんで来てくれたら、全体が見えやすくなるから楽っちゃ楽だよね。今振り返ってみると、来てもらった方が早かったなってケースは確かにあるけど、私はあまりしないかな。今ここにある目の前のものを使う。たとえば、私なんかはミルトン・エリクソン（ブリーフセラピーの源流である精神科医）の基本３つをしてるだけなの。
宋：その３つっていうのは？
黒沢：１つ目はリソースを捉える、２つ目はリソースを利用する、３つ目はその人が望む未来像に向かってやる。

宋：でも、こんなケースだとそれをどうやってするんですか？
黒沢：このお母さんだと息子さんがかわいくて仕方ないんだから、そんなに簡単に離れられないわけだし。私だったら、お母さんがいかに息子さんを大事に思っているのかをたくさん聞くかな。それで「お母さんはすごく息子さんを大切に思っておられるんですね」といったコンプリメントもお伝えしつつ、あとはお母さんが彼にしてきたことで、今の彼に役立ってることを聞く。それらを語ってもらってからベストホープを聞くかな。
宋：はい……（ピンと来ない）。
黒沢：「お母さんはこの子に将来どんな子になってもらえたら、一番うれしいですか？」「お母さんの一番望むことは何ですか？」というようなことを聞いて、今の問題から離れる質問をしていく。問題の引力圏から外に出ていく。
宋：それを聞くことで、どうなっていくのでしょうか？
黒沢：ベストホープや未来像を聞くことで、振り返って今の自分がやりたいことにつなげていける。～ねばならないから、～しているといいに変わる。ああ、自分はこうしたいんだなと内発的なものが強くなる。
宋：なるほど。僕がどうこうしていこうじゃなくて、相手の話に合わせて、そこを肯定しながら、ソリューションの質問をしていくことで、枠組みが変わっていくってことですか？
黒沢：そうだね。ソリューションは仮説とかは重視しない。先生も知っている not knowing の姿勢で、相手に関心を持って対話を続けていく。このお母さんはこの状況にどんな思いでいるのかな、どうなったらいいと思ってるのかな、どんなことがこのお母さんの役に立つのかな。そんなことを考える。
宋：あー、それはシステムズアプローチとは違う部分ですね。
黒沢：そうだね、もちろん問題を維持してるシステムを変えていくことも解決につながるよ。でも、ソリューションではそうはせずに、ダイレクトに解決を扱っていく。極端な言い方をすると、システムズアプローチはつなげていく治療、ソリューションは切っていく治療かな。

宋：え？

黒沢：システムズアプローチだと相互作用を探して問題と解決をつなげるよね。でもソリューションは問題には興味がないから，問題と解決を別個にして切っていく。

宋：あー，そうなんですね。

今ここにある目の前のものを使う

それまでは問題を維持してるパターンを僕が見つけ出して，それを仮説とし，それを変化させるための僕が用意した枠組みに患者さんや家族に協力してもらっていました。そのために他の家族を連れて来てもらうこともありました。治療の枠組みも治療の場も僕が作り，それに乗ってもらうことを意識し，そこにエネルギーを注いでいました。もちろん，これで良くなる患者さんも大勢います。でも僕の場合は自分の仮説や枠組みに入り込みすぎて，こちらの枠組みに乗ってもらうことばかりに頭が行ってしまい，患者さんや家族の枠組みからずれたり，急ぎすぎて患者さんのスピードと合わなくて，うまくいかないことがありました。

それがひどくなると，いわゆる説得になっていました。診察の終盤で自分の枠組みに無理やり乗せようと，多弁になって患者さんや家族を説得していました。それはまるで独演会です。自分の仮説や枠組みしか見えなくなって，目の前にいる患者さんの枠組みだけでなく，僕が話をしていることに対するその人の反応さえも目に入っていませんでした。僕が言ってることをその患者さんは受け入れられないでいるのに，さらに説得を続けてしまっていました。例の「押しつけ精神療法」です。長年やってきた習慣というのは，そう簡単には直らないものですね。東先生に何度も指摘されていることでしたが，また同じことをして黒沢先生からも何度も指摘されました。

いくらその人のことを説得したり，こちらの枠組みに無理やり乗せようとしても，人は変わりません。たとえ変わったように見えてもいずれまた元に戻ります。児童精神科，あるいは精神科臨床でよく出会う主訴に粗暴行為，盗癖，ゲーム，アルコール，薬物など，問題とされる行動がありますが，それも同じです。手を変え品を変え，無理やり改めさせようとしても、人は変わりません。その問題行動は長期化するだけでなく、むしろそれを悪化させることもあります。なぜならその人の枠組みが変わってないからです。また、問題行動をしている時点で周囲から説得や強制などの無理やりな介入はすでにされているはずだし、そんなことで変わるならもうすでに変わっているはずだからです。そもそも受診になんて来ません。

「今ここにある目の前のものを使う」

黒沢先生のこの言葉は、それまでシステムズアプローチを勉強してきてわかっているつもりでいました。でも実際の僕は、まだ自分の仮説や枠組みに縛られていました。この時の黒沢先生の説明で、この言葉の意味がようやく理解できました。

クライエントの枠組みに合わせて対話を重ねることが最重要

ソリューションが一番大切にしている信念に「クライエント各人の思考の枠組みに合わせて対話を重ねることが最重要である」というのがあります。

これがまさにソリューションの考えを象徴している言葉だと思います。自分で新たに何かを持って来るのではなく、そこにいる人たちの枠組みをもとにして、対話を重ねることで解決を一緒に作り上げていく。そうするとお互いにとって無理がないので、時間もかからないことに気づきました。それからは僕が枠組みを用意したり、他の誰かを呼ぶなどして治療の場を作るなど、僕の枠組みに協力してもらうことはほとんどしなくなりました。治療において、相手の歩く先に石を置いていくことが上手な人もいると思います。でも僕の場合は、相手が石を置いてから、そこについていくほうが上手くいくようです。

人前で話をすることを仕事にしている人から、「笑いがとれると、うれしくなってもっと笑いが欲しくなる」という言葉を聞いたことがあります。これは他人事ではないと思いました。臨床でも患者さんが僕の話にすごく乗ってくれると、もっと乗せたくなって、その枠組みにさらに何かをかぶせたくなります。もう十分入っているのに。むしろ枠組みをシンプルにして、あとはその変化を待つほうが効果的なのはわかってるのに。自分のしていることに酔ってしまっているだけです。このようなことも対話を重ねるのだと考えれば、なくなると思います。

ソリューションには「クライエントがクライエント自身の専門家」という言葉があります。僕は自分が患者さんの治療の専門家になろうとしていましたが、ソリューションではクライエントを専門家とします。どちらも治療は可能ですが、それは大きな違いでした。

本にあることをただ真似してもうまくいかない

今になってわかることがあります。ソリューションの本の中にあるセラピストとクライエントの対話を読んでいると、セラピストは苦心をしながらも非常にスムーズにソリューショントークに持っていき、治療をうまく成功させているように見えます。一見すると、その本にある話の運び方や質問を真似すれば自分にもできるんじゃないかという錯覚さえさせてくれます。しかし、実際にはそんなにうまくはいきません。当然ですが、ケースごとにクライエントもセラピストも違うわけですから、そこで行われる対話のスピードや枠組みも違います。ただ、成功する場合に共通するのは「クライエントの枠組みに合わせて対話を重ねる」というソリューションの信念が常にあることです。相手の変化のスピードを含めた相手の枠組みに合わせて、それを読みながらしているからこそ、話の運びやソリューションの質問はスムーズに進むわけです。

ソリューションをしようとして失敗した

ソリューションのすごさに気づきだして、どんなケースにもソリューションを使うようになっていました。その日も初診の患者さんにソリューションをしようと考えていました。

幼稚園の年長さんの息子さんを連れて、お母さんが来られました。精神障害者福祉手帳を使って、息子さんにいろんな支援を受けさせてあげたいというのがお母さんのニーズでした。ただ、お母さんの口からは、息子さんに対応するのが大変なので、その対応を教えてほしいという言葉も出てきました。そこで、いつものようにソリューションに持っていこうと、いろんな質問をお母さんにしながら、息子さんのいいところ、お母さんがされてこられた対応で良かったところの話題を出してもらっていました。すると、だんだんお母さんの反応が悪くなり、しまいには「いや、そんな話をしに来たんじゃなくて」と怒り出されました。そこまできてようやくハッとしました。あ、そんなことをこのお母さんは求めてなかった、手帳の話なんだと我に返りました。でもすでに時間もなく、そこからまた手帳の話に戻しても大きく巻き返すことはできずに、最後はお母さんの気持ちを静めるフォローをするのが精いっぱいでした。最後までお母さんの気持ちは穏やかではなかったと思います。

この時の僕はソリューションさえすればいいと慢心していたのだと思います。自分があまりに情けなく、不甲斐なく、そして何よりもまた自分の枠組みに持っていこうとした自分が悔しくて、診療後に家に帰って、このケースのビデオを一人で見ました。見ていると、診察中よりリアルにどこからお母さんの反応が悪くなったのか、それにも気づかず相変わらずソリューショントークに持っていこうとしているのがはっきりと見えました。診察当日ですから、それも診察のどのあたりかはっきり記憶していました。あー、もうここからお母さんが怒り出すな、そう思いながら最後まで見ました。正直、決して見たいビデオではありませんでしたが、この失敗を自分の中に刻み込むために見ました。もう二度とこんな失敗はしたくない。心の底から思いました。そのケースが一回でドロップアウトすることは十分にわかっていましたし、カルテを見るのも怖くて予約の日を確認することもしませんでした。でも、もしかしたらまたそのお母さんは来てくれるかもしれない、その時は絶対同じミスはせずうまくやるぞ、そう思っていました。もし来るなら普通は一カ月後までです。しかし一カ月が過ぎて、やはりそのお母さんは来ませんでした。その後もしばらくの間、時間が空くとそのケースのことを思い出しては、悔しすぎてしんどくなりました。でもそれからは、意識的な場合を除いて自分の枠組みやペースで進めることはほぼなくなりました。相手の枠組みを大きく外すこともなくなりました。もちろん、それがずっとできるなんて保証はないので、臨床をしている限り、それをやり続けられるように努めていくことだと思っています。自分の枠組みから自由になることは簡単なことではありませんから。

ソリューションは仮説を重視しない

それまでの僕は相手に巻き込まれてはいけない、治療の主導権は自分にないといけないと思っていました（これも僕の枠組みです）。もちろん、この見方も正しい見方です。ただ、それが強くなりすぎると、こちら主導の治療をしていこうという気持ちが大きくなって、いつの間にか治療（の全て）を自分が背負うことになります。あるいは、そうならないためにこちらがその治療を背負わなくてもいいような枠組みを準備しなければなりません。そんなことを考えるのは僕にはとても複雑で、荷が重く、うまくできませんでした。

それを救ってくれたのが黒沢先生の言葉にある

「ソリューションは仮説を重視しない」

でした。僕は自分の仮説を大事にしてきました。その仮説があってこそ、治療ができる。そう思っていました。診断があってこそ、治療ができるという医者としての枠組みと同じです。仮説を重視しだすと、仮説を見つけることに必死になって、ようやく見つかるとうれしくなって、あたかも真実を発見したかのような気分になっていました。そのケースに出会うたびにその仮説が正しく見えてきて、そこから変化させたくなりました。まさに枠組みというパターンに入る状態です。ただ言うまでもありませんが、仮説はあくまで僕の勝手な枠組みなので、患者さんに入らず共有できない、あるいは患者さんとそれが一旦は共有できても、介入の段階で患者さんに入らないこともあります。するとますます僕はその仮説にこだわって、そこからなかなか離れられないでいました。また、仮説をいくつも見つけることができなくて、それで余計に自分の仮説から離れられないのもありました。

いろんな意味で仮説を立てることは僕自身を縛っていました。だからこの時「仮説を重視しない」と言われて、仮説にこだわること自体に意味がないと気づけたのだと思います。そこからは「仮説」という言葉は使わず、「僕の枠組み」という言葉を使うようになりました。「僕の枠組み」という言葉に切り替えると、距離が取れてそれまでのように自分の仮説や介入にこだわらずに済み、相手の枠組みから介入していこうという気持ちになれました。

not knowing（知らない）の姿勢

もう一つソリューションの考えを象徴するのが黒沢先生がこの時おっしゃった not knowing（知らない）の姿勢です。ソリューションでは、クライエントに代わって治療者がクライエントの言葉や経験を評価したり解釈したりすることはほとんどありません（治療上意図的にこちらの評価や解釈を返すことで、ソリューショントーク：視線が解決に向いた語りにしていくことはあります）。それよりも①その人の問題の描写をしてもらい、②その人の枠組みを捉えながら、③その人のリソースを探し、④その人の解決のイメージを尋ねていきます。

大切なのはすべての段階で注目しているのが「その人のもの」になっていることです。僕ら治療者はその人のことを知らないので、その人からこちらが教えてもらうような姿勢です。この概念は医者である僕にはとても不慣れなものでした。医者は患者さんの問題を患者さんに代わって解決するのが仕事だからです。それは同時に、患者さんの問題を解決できない場合には医者として無力感を感じ、精神的に辛くなることを意味します。

でもこの概念があれば、こちらが主導権を持とうとか、治療を背負うとか、患者さんの問題を代わりに解決するとか、そんなことを考える必要もありません。僕にとってはとてもありがたいことでした。患者さんから出てきたものを使って、一緒に作り上げていけばいいんだ。そう思うと気持ちが楽になりました。

ソリューションをする時の流れを僕は今このように理解しています。

①その人の問題の描写をしてもらう

人は問題を抱えて相談に来ているので、まずその人に問題の描写をしてもらいます。その人がその問題をどう捉えているのか。たとえばその問題はその人にとってどのような理屈で問題なのか、どのくらい深刻なのか、どのくらい解決を急いでいるのかなどです。そんなことを考えながら問題の描写を聞いていると、その人の枠組みの姿が浮かび上がってきます。この時、決してこちらの意味付けや評価はせず、できるだけ自由に語ってもらいます。ここではこちらの意味付けや評価などのこちらの枠組みは邪魔になります。それをするとその人の語りがこちらの枠組みに修飾されて、せっかくのその人の枠組みが見えにくくなるからです。

逆にこちらの枠組みを口にせず、その人に自由に問題を語ってもらうと、治療に役立ついいことがたくさんあります。その人の枠組みが正確に早く見えてきますし、それを一生懸命聴くだけでもジョイニングになります。そうしているうちに例外やリソースが出てくることもあり、一気にソリューショントークに行ける可能性も出てきます。黒沢先生は「問題にはリソースや例外が隠れているので、問題を描写してもらうことは何ら問題ではない」とよくおっしゃいます。診察の序盤に問題を自由に語ってもらうことは、治療する上でとても役に立つということだと思います。

②その人の枠組みを捉える

これは問題の描写の延長線上にあります。人は問題を語りながら、自分にとって何が大切かもよく語ってくれます。ソリューションでは重要な人と事柄に注目するようにと言われています。その人にとって何が大切かを知ることでその人の枠組みがより明確に見えてきます。

③その人のリソースを探す

リソースとは、その人が持っているものの中で解決に役立つものです。たとえばその人が得意なこと、好きなこと、あるいはその人が解決のためにしてきた努力などです。得意なことや好きなことが解決に役立つのは、それをしている時はその問題が問題になっていない、つまり一部解決している可能性が高いからです。そこから例外探しに入って、ソリューショントークを広げていけることはよくあります。また、人は自分の問題を解決するために、大小にかかわらずその人なりの努力をしてきています。その努力が解決に役立つのは、その努力をすることでその問題が一部解決していることがあるからです。もしその一部の解決にその人が気づいていない場合は、その話題を広げることでソリューショントークにしていけることもあります。得意なこと、好きなこと、その人がしてきた努力というリソースの話題をしているとジョイニング、その人への肯定、エンパワーなどと、これまたソリューショントークにつながることがあり、とても役に立ちます。大切なのはその人が気づいていないもの、あるいは否定的に思っているものでも、実はリソースとして役に立っていることがあるということです。それをこちらが見つけて話題として出すことで、その人にとっての意外なリソースになり、解決に近づくこともあります。

④その人の解決のイメージを尋ねる

その人の解決のイメージとはその人のなりたいイメージです。いわゆる、その人のゴールです。今は問題があるけれど、その問題が解決したらどうなりたいか、あるいは問題とは関係なく本当は自分としてどうなりたいのか（ベストホープ）を尋ねます。これはソリューションの真骨頂だと思います。それまでの三つの流れでうまく行っていれば「本当は〜になりたいけど」と解決のイメージを自分から出してくれる人もいますが、多くはありません。普通、人は問題のことで頭がいっぱいなので、それに対して解決のイメージを尋ねていくことで頭の中を問題から解決に徐々にシフトしてもらいます。これが黒沢先生の言われた「問題の引力圏から外に出ていく」です。それによってその人の枠組みは問題から解決へと変化していきます。

ソリューションをすることで人が楽になるのはこういう理屈からだと僕は思っています。また、これらの四つにいつも順番が決まっているわけではありません。患者さんに語ってもらうと、これらはランダムに出てくるので、そのたびにそれらをカルテにメモして介入する時のために貯めておけばいいと思います。ただ、この四つの順番を経ることが一番多いように思います。人はまず自分の問題を聞いてもらいたいものですので、それを聞きます。そのうちにその人の枠組みが明確になってきます。すると少し気持ちが落ち着くのでリソースや例外が出やすくなったり、こちらがリソースや例外などのポジティブな内容を尋ねても答えてくれやすくなります。それでポジティブな内容が出てきたところで解決のイメージを尋ねると答えやすいので、ソリューショントークを広げていきやすくなるという構図です。もちろん、その間に人は何度も問題に戻るので、そのたびに問題の話題に一緒に戻ってから、またゆっくりソリューショントークに戻していきます。もしかすると、これができることがソリューションをうまく進めるための秘訣かもしれません。

自分を縛っていたものが一つひとつ解かれていく

そうやって自分の仮説から離れるようになると、自分の枠組みよりも相手の枠組みに視点が移りました。すると以前からの僕の課題だった視覚的な情報、つまり目の前の人の様子の変化が自然に目に入ってくるようになりました。なぜなら、その人の枠組みとその人の様子の変化はそのまま直結しているからです。

相手に巻き込まれないようにと思って体に入っていた力も抜けました。黒沢先生は「私はあまり巻き込まれというようなことを考えない」とおっしゃっていました。巻き込まれという現象は臨床ではとてもよくあることです。でもそれを巻き込まれと見ずに臨床をすることもできます。そうやって、黒沢先生のＳＶで自分を縛っていたものが一つひとつ解かれていきました。

第２章
問題と解決は関係ない

この章では、僕にとってソリューションをする上で２つ目の前提である「問題と解決は関係ない」について書いてみたいと思います。これを黒沢先生から初めて教えてもらったのはＳＶが始まって間もないころでした。

〈黒沢先生との対話〉

宋：僕、どうしても症状や問題に目が行くんです。
黒沢：そりゃ、先生はお医者さんだもん。
宋：相手の話を聴いていて、どうしてもその話って症状や問題とどうつながるのって考えてしまうんです。それって良くないんでしょうか？
黒沢：少なくとも私はそのように考えて臨床をしないな。
宋：それはなんでですか？
黒沢：症状や問題に囚われないやり方をしたほうが、結果的にクライエントが良くなるから。私にとってはね。
宋：そうなんですか？
黒沢：ソリューションでは問題と解決は関係ないと考えるの。ディ・シェイザーも「問題の描写は解決に必要ない」ってはっきり言ってる。解決はあっちからやってくるものと考える。
宋：（戸惑いながら）え？……問題と解決は関係ない？
黒沢：もちろん相談に来る人たちは問題を語られるし、まずそれを聴いてもらいたいと思って来ているので、お聴きしますよ。それと問題もリソースだしね。
宋：おー、すごいですね（心から感心）。
黒沢：ミルトン・エリクソンもそうしてるよね。エリクソンが問題とされてるものをリソースとして使って患者さんがよくなったエピソードは切りなくあるわよ。
宋：そうですね。
黒沢：エリクソンの基本はリソースを捉える、そしてそのリソースをどう効果的に使うかを考えて、それをクライエントが望む未来に向けて使う。そこに「症状」を問題視する発想はないんだよね。
宋：ほんとですね。
黒沢：もちろん、医療なんだから、症状や問題を聴くことは当然のこと。でもそれ以外のことも聞いていいよね。
宋：はい。
黒沢：症状や問題の周辺には能力や例外もある。だから、症状や問題を聴くこと自体は何も問題ではない（笑）。ただ、問題を聴いてその原因の糸口を探ろうとする考えは後回しかな。私はあまりそのような見方を優先しない。もっと言うと、悪循環の相互作用にあまり興味がない。むしろ良循環に興味がある。悪循環については患者さんが語ればお聞きするけど。それよりもダイレクトにどのように良循環を作れるのかを考える。
宋：そうなんですね。
黒沢：どうしても悪循環に注目しないといけないならそうするけど、たいがいはソリューションの方向性でできるので。
宋：はい。

黒沢：「絶対にソリューションでやるのがいい」って言っているわけではないのよ。先生がこれまでのやり方でうまく行ってるなら、それでいいと思うの。ただ、「黒沢だったらどうする？」って聞かれたら、そう答えるわけ。

宋：どれが自分にとってやりやすいかですよね？

黒沢：そうそう。まずは自分が得意なところを盤石にして、それから他のことを学んでやっていったらいいと思うし。

宋：わかりました。

黒沢：先生が問題との関係性を扱ってやるほうがいいのなら、その精度を上げていけばいいと思う。

宋：でも、それでまだできてない部分があるので。自分にどれが向いてるのかが定まってないです。

黒沢：どの問題にはどのセラピーが適用ということが、言われるでしょ。たとえば、うつへの認知行動療法のように。私もそれは否定しない。でもソリューションは、問題に焦点を合わせないので、問題に限定されない。だから、いわば、いろいろな問題の扉を開けることができるマスターキー（合鍵）として使えるの。使う上で汎用性が高いので、便利なの（笑）。

宋：なるほど。

強い衝撃「問題と解決は関係ない」

僕が聞き返してしまったように、それまでの自分の常識と違いすぎて「え？　そんなことある？」と一瞬意味が分かりませんでした。僕は医者になってから、いや大学に入るずっと前から、問題を解決するときには必ずその問題について調べ、その原因を探し出して、その原因を解決することで問題は解決する。そう考えて生きてきました。今もその考え方、つまり原因論は僕の中にありますし、それで日々の問題が解決できていることがたくさんあります。だから、にわかにこの言葉を理解することはできませんでした。たしかにソリューションの教科書には「問題と解決は必ずしも関係しない」と書いてあります。でも、この時の僕はなんとなく「これはすごいなあ」と思う程度でした。

「問題と解決は関係ない」を経験できたケース

そのＳＶの後にこんなケースに出会いました。高校を中退して二年間引きこもっている十八歳の男の子Ｂ君が、お母さんに勧められて一人で来院しました。もともと内気な性格で、高校に入学して同じクラスの目立つメンバーから容姿のことでいじめられて不登校になり、そのまま引きこもりになったそうです。初診時、Ｂ君の表情は暗く、緊張もしていました。

宋：今日は一人で来てくれたの？
Ｂ：はい。
宋：誰かに言われて？　それとも自分で来ようと思ったの？
Ｂ：親が行けっていうので。
宋：そうかそうか、それはよく来てくれたね。ここは困ったこととかがあったら、相談するところなんやけど、今困ってることはある？
Ｂ：……。
宋：もしあったらでいいよ。
Ｂ：このまま僕、どうなるのかなって。
宋：というと？
Ｂ：うちは貧乏だし、高校を中退して、親にこれ以上学費を出してって言えないし。自分の将来どうなるのかなって。

宋：親のことを考えてくれてるんやね。やさしいね。
B：(少しだけ笑顔になる)
宋：将来が心配なんやね。
B：それに僕、人とコミュニケーションとるのも苦手だし、人といると緊張してしまって。
宋：そうなんやね。でもこうやって、今僕と話しできてるね？
B：(また少し笑顔になる)
宋：B君が好きなことってなに？
B：そうですねー、絵を描くことかな。
宋：へー、どんな絵を描くの？
B：油絵です。
宋：え、どこかで習ったことあるの？
B：小学校のときに絵の教室に通っていて、中学でも絵画部に入ってました。
宋：おー、それは筋金入りやね。
B：(うれしそう)
宋：そしたら将来は絵の方面とかは考えてるの？
B：でも絵で食べていける人なんてほとんどいないし、無理かなって？
宋：それ、調べたことあるの？　絵を職業にしてる人に会ったことある？
B：……いや、ないです。
宋：それならわからんやん。実際それをしてる人に会ってみて、話を聞いたら？
B：あ、そうですね。
宋：よく絵画展とかやってるやん。あんなんは行ったことある？

Ｂ：あります。僕、けっこうそういうの行くんです。
宋：そしたら、そこにその絵を描いた方がいることあるやん。
Ｂ：あ、たしかに、いますね。
宋：そんな人に話しかけるのもありちゃう？
Ｂ：（笑顔）ほんまですね。
宋：これからB君の将来のこと、どうしていくのか一緒に考えていくことはできるけど、どう思う？
Ｂ：お願いします。

コンプリメント、ポジティブ・リフレームを単純に繰り返して、無理やりエンパワーしたような拙い面接です。とてもソリューションとは言えません。でもこの時の僕は、精いっぱい思いつく限りの質問や言葉でとにかくB君を肯定してエンパワーしようと必死でした。今振り返れば、B君はプロブレムトーク（視線が問題に向いた語り）をすごく展開する人ではなかったことも幸いしたと思います。この後、B君は絵画の仕事に就くことはできませんでしたが、知人を頼って仕事を探し、工場の仕事に就き、今では家を出て一人で生計を立てています。

このケースの僕とB君の対話には、はじめの部分以外、問題についての話題は一回も出てきませんでした。こんなケースを経験すると、もともと人はみんな自分でなんとか解決できる力があるんじゃないか。ただ、今は元気がなくてその力を発揮できないだけかもしれない。だからこそ労う、褒める、肯定するだけでもよくなる人が多いんだ。すると、僕らがやることはその人が自分の力を発揮できるようにどうエンパワーするかにかかってくる。それ以上の治療はないかもしれない。そんな風に考えるようになりました。

これに気づいた時、僕が発見したんじゃないかと内心うれしく思っていました。ところが後日、ソリューションの教科書を読んでいると、そのことがしっかりと書かれていました（笑）。

問題志向と解決志向の解決へのルート

問題と解決は関係ないということを教えられて、それまで自分がしていた問題志向とソリューションが大切にしている解決志向は一体何が違うのかを考えてみました。

問題志向と解決志向には優劣があるわけではありません。どちらも解決に至るので、解決を目指すという点では同じです。その時によってどちらの方が解決しやすいのかを選択すればいいと思います。ただ、その２つは視線の向きが違います。

問題志向ではこのように考えます。

何が問題なのか、中でも一番大きな問題は何か？（問題の探求）

その問題が起きた原因は何か？（原因）

問題志向は視線を問題や原因などの問題周辺の情報に向けることで、問題や原因を探し出してから解決を目指します。

解決志向ではこのように考えます。

その問題の解決には何が役立つか？（リソース）

その問題が少しでも解決している時はいつか？（例外）

解決志向は視線をリソースや例外などの解決周辺の情報に向けることで、問題や原因を探さずに直接解決を目指します。

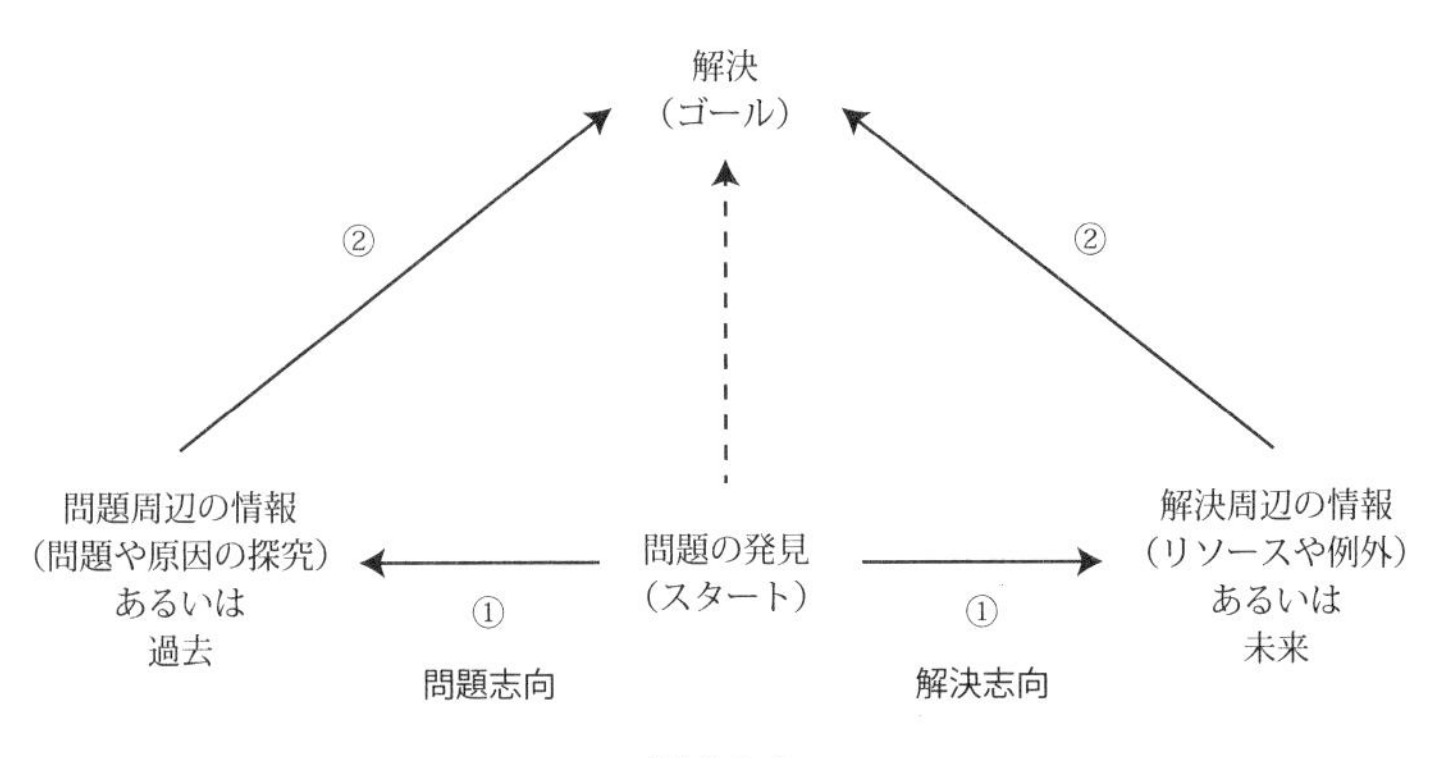

図 2-2-1

時間軸でも問題志向は視線を過去に戻しますし、解決志向は未来に進めます。視線が向いている方向が違うので、必然的に考え方は違ってきます。それはまるで左右のように解決を目指すルートは正反対になります。

問題の発見から解決への道は全体像としては三角形（図２‐２‐１）のようになります。問題の発見というスタートから解決というゴールを目指すことは同じです。目指したいと言う気持ちも同じです。問題の発見からスタートして問題周辺の情報（問題や原因の探求）、過去から解決に至るのか、問題の発見からスタートして解決周辺の情報（リソースや例外）、未来から解決に至るのか。どちらのルートも解決に至る道であり、解決する可能性があります。その人が問題志向か解決志向どちらのルートを選択するかです。それを決めるのはその人次第、つまりその人の枠組み次第です。①＋②の距離もその人によって違ってきます。その人にとってどちらがやりやすいかです。

スタートからゴールに向かう道はこの二つだけではありません。真ん中の点線の矢印のようにその他のルート、つまり人の力の及ばないところで解決されることもたくさんあります。

ただ、原因や過去に目が行くと、どうしても原因探し、問題探しになり、否定的な思考につながりやすくなります。逆に解決や未来に目が行くと、自然と未来探し、解決探しになり、肯定的な思考につながりやすくなります。

何か問題が起きたときに原因や過去に目を向けると「あんなことさえなければ」「他にこんな問題もあった」と思い始めて否定的な思考になりがちです(受診される多くの患者さんはこの状態です)。逆に解決や未来に目を向けると「もしかしたら意外に解決できるかもしれない」「自分はこんな風になりたかったんだ」と思い始めて肯定的な思考になることがあります。そうは言っても、人は目の前に問題があるのに、なかなか解決や未来のことなんて考えられません。しかも一旦問題志向に入り込んでしまうと、自分ではなかなか変えられないものです。そこで、問題志向から解決志向に切り替えるのを手伝うのがソリューションの役割と言えます。ソリューションによって解決や未来のことを考えられるようになると、人は自然と力が湧いてきて、気持ちが前向きになります。すると、頭の中にいい発想が広がって、あれもある、これもある、と肯定的な思考になりやすくなります。まるで歯車が逆に回転しだすかのように。

これがソリューションが効果的な理屈だと思います。

人は問題志向になると批判的な思考にもなりがちです。その矛先が自分であれ、自分以外であれ。どちらにしても批判的な思考をすることで自分のエネルギーを消費することになり、疲れます。でも解決志向になると、解決への意欲が高まったり、希望が生まれることで逆にエネルギーは湧いてきます。その思考の変化は枠組みの変化とも言えます。

一方で、人は問題の原因がわかるだけで（それが現実に解決できるかは別にして）気持ちが楽になることがよくあります。それはそれまでわからなかった原因がわかることで納得できたり、解決への希望が生まれたりすることで枠組みが変化するからです。

ソリューションの創始者の先生方のすごいところは、多くの人が一般的に考えている「問題と解決は関係する」という考え方とはまったく逆に、「問題と解決は関係ない」という考え方を発見されたことだと思います。

原因がわからなくてもいいという安心感

僕は教えてもらったとおり、「問題と解決は関係ない」という言葉をとにかくそのまま実行しようと、先述のケースでなぜ不登校になったのか、なぜ引きこもりになったのかについてこちらからは話題にしませんでした。でも、ケースによってはその問題の原因を知りたいという患者さんもいます。児童精神科で一番よく出会う主訴は発達障害、不登校ですが、その時セットでついてくる枠組みで一番よく出会うのが「原因を知りたい、対処を知りたい」です。原因を知れば、対処がわかる。これも「問題と解決は関係する」という思考から来るものです。やはりこの枠組みは一般的です。僕にもその枠組みがあるので、何も考えずそのまま一緒に原因を探したり、自分の知ってる対処法を伝えてきました。でも実際の臨床ではほとんどの場合、うまく行きませんでした。

僕は医者になって問題の原因を探してそれを解決することに慣れ親しみ、それを重視してきました。もちろん原因を見つけてそれを解決することは問題の解決につながります。ところが、患者さんや家族に問題の原因を聞いても、必ずしもそれを答えてくれるわけではありません。患者さんや家族にも本当にわからないこともありますし、言いたくないこともあります。たとえ原因がわかってもどうしようもないこともあります。先述のケースでB君をいじめた相手の生徒を探すことは現実的ではありません。かと言って、僕は慣れ親しんだ原因探しの考えを捨てるのは内心不安でした。それでもとにかく「問題と解決は関係ない」という言葉を信じて臨床を続けていると、いろんなケースで確かに原因探しをしなくても、問題の情報に触れなくても、問題が解決したのです。その言葉通りでした。

「あ、原因が見つからなくても大丈夫なんだ」

それを実感としてつかめたことは、原因探しに必死になっていた僕には大きな安心になりました。

いくら問題の情報を集めてもできることがない

よく考えてみると、僕は医者をしながらこんな疑問をずっと持っていました。問題に関する情報を集めるためにたくさんの検査をしてその病気の原因をいくら特定しようとしても、原因が特定できなかったり、特定できてもどうしようもないことがありました。こんなに問題の情報を集めてもできることがない。一番の原則である原因論が通じない。

そんなことは小児科臨床をしているとたくさんありました。その時にたどり着く結論はいつも、現時点の医療ではこの病気は治せない、病気に関する知識があることとその病気が治せることは必ずしも一致しない、ということでした。そのたびに僕は無力感を感じました。もちろんそれを解明するために研究という道があるのは知っていましたが、どう考えても研究を専門にされている他の先生方に勝てる気がしませんでした。それよりも、自分の力で治せる分野でやりたい。精神科だと精神療法でそれができるんじゃないか。そう思って精神科に転科しました。

ところが、精神科でも問題に関する情報を集めてもうまく行きませんでした。特に精神療法の中で原因論をそのまま使うと、もっとうまくいきませんでした。患者さんもそれまで原因論で散々考えてから受診しているからです。同じ原因論で考えることですから、似たようなことしか思いつきません。僕が原因論でアドバイスすると、患者さんから「先生、それしたことがあるんですけど、ダメでした」と言われます。それでも原因論でアドバイスを繰り返すとだんだんと患者さんはイライラしてきて、治療関係も悪くなっていきます。当時の僕がしていたことは、友達の悩み相談と何も変わりませんでした。

原因を探しに行かないほうがうまく行く

先述のケースを含めて精神科臨床をしながら気づいたのは、問題の原因となった入口と解決となる出口は違うことがある、ということでした。むしろ原因を探しに行かないほうがうまく行くことが多いと思うようになりました。

それはシステムズアプローチの相互作用という言葉にも言えます。システムズアプローチでは解決に向けて問題を維持している相互作用を変える場合があります。でもそれは解決のために治療者の枠組みとして、その相互作用を用いてみたというだけです。システムズアプローチでは問題を維持している相互作用が絶対だとか、それを探さないといけないとは言っていません。そもそもシステムズアプローチでは「～でなければいけない」という概念自体がないからです。それが枠組みという言葉に象徴されています。でも治療者が相互作用という言葉に囚われてしまうと、それもまた原因となっている相互作用を探しに行ってしまいます。原因探しをするという点ではそれほど大きな差はありません。

僕は相互作用という言葉に囚われて、それを一生懸命探してなんとかしようとしていた時期がありました。すると、目の前でしんどいと訴えている患者さんを労うことさえ忘れてしまいます。診察が終わった後にそれに気づいて一人で落ち込みました。

なんでこんなにも自分の考えた仮説や相互作用にこだわっていたのか。ずっと後になって気づいたことですが、僕は無意識のうちに「一つの問題に対して答えは一つ」と思っていたので、その問題を維持している仮説や相互作用を見つけると、それに満足してそれがすべてになっていました。「一つの問題に対して答えは一つ」という考え方が問題志向の前提であることは、ソリューションの教科書に書かれていました。それを読んだ時、自分がいかに問題志向だったのかを思い知らされました。

システムズアプローチを学び始めて数年が経過したころでした。はじめは問題の話に乗って進めているんだと意識しながらやっていたはずが、気づいたときにはいつの間にか僕自身も問題志向になり、だんだん袋小路に入っていました。もちろん原因探しや問題志向をしてはいけないなんてことはありません。患者さんとの対話の中で原因探しや問題志向をすることも解決につなげられます。でも、そのためには治療者が「今している原因探しは患者さんと共有している枠組みなんだ」と認識できていること、そしてそれに対応できる技術や発想が必要になります。僕はそれがうまくありませんでした。

僕には解決志向の方が合ってる

　それで解決志向を意識してみると、患者さんの話を聴いてるときに肯定的な見方になり、問題が起きていない時、問題が起きたことでのいい変化、その人なりの努力などに目が行くようになりました。たとえ患者さんが自分と全く違う枠組みを語ったときにも、その人なりの事情があるのではないかと想像したくなりました。その事情を尋ねると自然にジョイニングになり、いつの間にか自分の口から労いの言葉が出ていました。すると、いい部分に光が当たるような質問、目の前にいる人たち全員を肯定できる枠組みやブリッジが頭に浮かぶようになりました。そうしてるうちに、診察での対話が否定的な内容から離れて肯定的な内容になったり、患者さんの表情が明るくなったりして、自然と解決の方向に進んでいました。そんな風に振り返ってみると、僕の場合は問題や原因を探す問題志向よりも解決志向で肯定的な見方をするほうがうまくいくことが多く、診療時間も長くならず、実際に変化するのも早いことに気づきました。そして何よりも、臨床をしている最中の自分の気持ちが楽でした。

プロブレムトークなのか、ソリューショントークなのかに敏感になり始めた

　これまでの僕は患者さんに「どんなことで困っていますか？」と主訴を聞いたあとは、必ず「それはいつから？」「それはなぜ？」と聞いていました。もしもそこで誰かに「それを聞く理由は？」と聞かれたとしたら、その返答に詰まるくらい習慣化していました。あえてそれに答えるなら、その問題の原因を知ることが、解決につながると思っていたからです。いや、その考えは今も僕の中にあります。その質問をすること自体は何も間違っていません。ただ、大切なのはそのような質問をしたり、対話をすることはプロブレムトークを広げているんだということです。僕はそれに気づいていませんでした。

　それが黒沢先生からソリューションについて学ぶことで、プロブレムトークとソリューショントークを意識するようになりました。今しているのはプロブレムトークなのか、ソリューショントークなのか。それに敏感になり始めたのです。プロブレムトークの最中に問題について「それはいつから？」「それはなぜ？」と聞くことはプロブレムトークを広げていることになります。逆に、ソリューショントークの最中に解決について同じことを聞くのはソ

リューショントークを広げていることになります。同じ言葉を使っていても、その時の文脈によってその言葉の意味は違ってきます。プロブレムトークでこれらの質問をすると、どんどん問題志向が膨らんでいきます。逆に、ソリューショントークでこれらの質問をすると、どんどん解決志向が膨らんでいきます。一見同じことをしていても、全く逆の方向に進んでいることになるのです。

問題、時期、原因を尋ねるのはそれを知りたいからではない

ソリューションでも面接の序盤に（ソリューショントークになる前に）「どんなことで困っていますか？」「それはいつから？」「それはなぜ？」と質問することはあります。でもソリューションでそれらの質問をするのは問題、時期、原因そのものを知ることを目的にしていません。それらの質問をすることで、その人がその問題をどう捉えているのかというその人の枠組みを知ることができて、それを話題にしてプロブレムトークからソリューショントークに切り替えていくことができるからです。

こうやって一つずつソリューションの前提となる考えが僕に入ってきました。

第３章 どういう時にうまくいってる？

黒沢先生のＳＶが始まって２回目のこの日。それまでの僕のＳＶの概念を覆すことがありました。

〈黒沢先生との対話〉

宋：臨床で必要な情報を得るために、だいたいどういうことを聞けばいいのか、その聞き方なんかは身に着いて来てるんですけど、その全部を自分では意図できてなくて。

黒沢：これまで受けてきた教育で、慣習的に聞いてる部分があるってことね。

宋：はい、そうなんです。

黒沢：たしかにそれだと危険な場合はあるよね。ある種、考えなくても癖みたいに聞いている。

宋：そうです。でも、無意識に感覚的にしてうまくいくこともあるんです。全部が意図的にできてないんです。それでいいんでしょうか？

黒沢：うまくいくならそれでもいいよ。感覚的にやることが良い、悪いではないよ。先生にとって感覚的にやったほうがいいのか、しっかり戦略を考えて意図したほうがいいのか。それはどっち？

宋：いや、意図してないのが自分として不安で。すべて意図したほうがいいんじゃないかと思って。

黒沢：なるほど。そうだね。じゃあ、意図的にやれてる時の方が自分も安心できて、うまくいくのであればそのほうがいいかもね。
宋：そうですね。
黒沢：そしたら意外に感覚的にやってもクリーンヒットが打てたよってケースがあれば、後で振り返ってそれを意図にすればいいんだよね。それを意図につながるように自分で法則なり、理由付けなりを見つけておけばいい。
宋：そうですよね。意図がなくて感覚的にやってうまくいくときもあるんですけど、不安なんです。その人だからうまくいったけど、他の人だとうまくいかないんじゃないかって思うんです。
黒沢：そりゃそうだよね、再現性の保証がないからね。
宋：そうなんです。
黒沢：先生はこうやってビデオに記録して見直してるんだから、自分が納得できる意図につながるように、感覚的にやってうまくいったケースこそ、よく見直して検討したほうがいいと思う。このケースは感覚でやってうまくいったけど、じゃあ、なんでうまくいったのか。感覚でやってうまくいったケースの共通点ってあるのか。
宋：なるほど。後付けでもいいから自分で振り返って、これがこうでよかったと分析して自分のものにすればいいですね。
黒沢：先生がそのタイプなら、その方が先生の強味を増やしていけると思う。もし先生が一人で見ててそれがわかりにくいなら、先生がなんでこれはうまくいったんかな、でも感覚的にやってしまった、ってケースをこれはこうだったんじゃないの？ってここで一緒に考えることもできるよ。あと、それとは逆に先生がしっかり考えて意図的にやってうまくいったので納得してるっていうのも一緒に見て、なるほど先生はこんなことを考えてやったんやねって言うこともできると思うし。そういうお手伝いもできるかな、って思う。
宋：そうですよね、自分のやりやすい方で伸ばしていったほうがいいですよね。

黒沢：そうそう。
宋：でも、僕はまだ初心者なので、まずは教えてくれてる先生の真似から始めようと思ってたんです。
黒沢：それはそうだよ、守破離って言葉があるように、最初は守ることからすればいいよ。それからその形から抜け出して、自分の形を作ればいいんだから。
宋：そうですね。

自分がソリューションを体験した

僕にとってのＳＶとは「ケースを見てもらいながら僕の問題を指摘してもらって、それを修正することで臨床力を上げるためのもの」でした。でもこの日のＳＶはそれとは何かが違いました。何が違うのかはわかりませんが、ケースを見てもらっているわけでもなく、黒沢先生と話をしてるだけなのに自分の中からすごく心地いい感覚で元気が出て、僕にもできるんじゃないかと力が湧いてくる。軽い身震いのようなものさえ感じました。また実はこの時、黒沢先生からソリューションの質問をされているなと自分で気づいてました。でも、言われる質問に答えているうちにそんなことはどこかに飛んで行ってしまって、いつの間にかその対話に入り込んで、最後は自分が感嘆していました。

この体験は本当に不思議で、衝撃的でした。これまで思っていたＳＶと違うだけでなく、なぜか力が湧いてくる。帰りの電車の中で振り返りながら、「なんで？　いったい何が起きたんや？　なんやったんや？」はてなマークが頭の中をぐるぐる回っていました。

どうしてもその理由（わけ）が知りたくて、何度もこのＳＶの録音を聴いて考えました。すると、あ、そうか、これがソリューションなんか、ソリューションってこうやってするんや。このＳＶで黒沢先生が僕にされたことはまさにソリューションそのものだったのです。

そこで、この章では黒沢先生が僕にされたことをその意図を想像して、僕なりに「視線」という言葉を使って振り返ってみました。

宋：【自分の問題の枠組みを語っているので、僕の視線は問題に向いている】臨床で必要な情報を得るために、だいたいどういうことを聞けばいいのか、その聞き方なんかは身に着いて来てるんですけど、その全部を自分では意図できてなくて。

黒沢：【要約しながら僕の枠組みを確認する】これまで受けてきた教育で、慣習的に聞いてる部分があるってことね。

宋：【自分の枠組みをわかってもらえたと安心する】はい、そうなんです。

黒沢：【僕の枠組みに合わせて、それをノーマライズすることで肯定する】たしかにそれだと危険な場合はあるよね。ある種、考えなくても癖みたいに聞いている。

宋：そうです。【自分の枠組みをさらにわかってもらえた安心感から、自分から例外とゴールを語ることで視線が解決に傾く】でも、無意識に感覚的にしてうまくいくこともあるんです。全部が意図的にできてないんです。それでいいんでしょうか？

黒沢：【僕の視線をさらに解決の方向に向けるために、僕の枠組みを肯定してから、僕の言葉を使ってゴールを明確にする質問をする】うまくいくならそれでもいいよ。感覚的にやることが良い、悪いではないよ。先生にとって感覚的にやったほうがいいのか、しっかり戦略を考えて意図したほうがいいのか。それはどっち？

宋：【ゴールを語る】いや、意図してないのが自分として不安で。すべて意図したほうがいいんじゃないかと思って。

黒沢：【それを認めて、肯定する】なるほど。そうだね。じゃあ、意図的にやれてる時の方が自分も安心できて、うまくいくのであればそのほうがいいかもね。

宋：【これで自分のゴールが明確になる】そうですね。

黒沢：【ゴールまで語ったので、さらに僕の視線を解決に向けるために、僕が語った例外を使って、「後から振り返って意図にする」という具体的な方法論としての枠組みを僕に入れようと試みる】そしたら意外に感覚的にやってもクリーンヒットが打てたよってケースがあれば、後で振り返ってそれを意図にすればいいんだよね。それを意図につながるように自分で法則なり、理由付けなりを見つけておけばいい。

宋：【ところが再び僕の視線が問題に向く】そうですよね。意図がなくて感覚的にやってうまくいくときもあるんですけど、不安なんです。その人だからうまくいったけど、他の人だとうまくいかないんじゃないかって思うんです。

黒沢：【一旦僕の問題の枠組みを認めて肯定する】そりゃそうだよね、再現性の保証がないからね。

宋：【自分の枠組みをわかってもらえたと安心する】そうなんです。

黒沢：【ここで僕が語った例外を使って、もう一度「後から振り返って意図にする」という枠組みを入れようと試みる】先生はこうやってビデオに記録して見直してるんだから、自分が納得できる意図につながるように、感覚的にやってうまくいったケースこそ、よく見直して検討したほうがいいと思う。このケースは感覚でやってうまくいったけど、じゃあ、なんでうまくいったのか。そうやって感覚でやってうまくいったケースの共通点ってあるのか。

宋：【ここで黒沢先生の「後から振り返って意図にする」という枠組みが僕に入る】なるほど。後付けでもいいから自分で振り返って、これがこうでよかったと分析して自分のものにすればいいですね。

黒沢：【僕の枠組みが変化しだしたことを感じて、僕の視線をさらに解決に向けていくために、黒沢先生の「後から振り返って意図にする」という枠組みの地固めをする】先生がそのタイプなら、その方が先生の強味を増やしていけると思う。もし先生が一人で見ててそれがわかりにくいなら、先生がなんでこれはうまくいったんかな、でも感覚的にやってしまった、ってケースをこれはこうだったんじゃないの？ってここで一緒に考えることもできるよ。あと、それとは逆に先生がしっかり考えて意図的にやってうまくいったので納得してるっていうのも一緒に見て、なるほど先生はこんなことを考えてやったんやねって言うこともできると思うし。そういうお手伝いもできるかな、って思う。

宋：【それに乗って僕の視線が解決に向く】そうですよね、自分のやりやすい方で伸ばしていったほうがいいですよね。

黒沢：【あとはそれを認めるだけ】そうそう。

宋：【再び僕の視線が問題に戻る】でも、僕はまだ初心者なので、まずは教えてくれてる先生の真似から始めようと思ってたんです。

黒沢：【一旦僕の枠組みに合わせて、ノーマライズで肯定してから、視線を解決に向けるための余韻を残す】それはそうだよ、守破離って言葉があるように、最初は守ることからすればいいよ。それからその形から抜け出して、自分の形を作ればいいいんだから。

宋：【わかってもらえたと安心する】そうですね。

黒沢先生が一貫して僕にしてくれたことは、常に僕の枠組みを肯定してくれたことでした。それによって僕は安心できて自ら視線が解決に傾きました。また僕の問題を指摘するのではなく、質問をすることで僕の中から答えを引き出してくれました。いつも思うことですが、人は誰かの言葉よりも、自分の言葉のほうが自分の中に入るものです。そうすることで、「後から振り返って意図にする」という黒沢先生の枠組みも僕に入りやすくなりました。

僕が元気が出て力が湧いてきたのは、常に僕の枠組みを肯定してくれて、僕の中から答えを引き出してくれたおかげだと、ここで気づけました。

変化を急がず相手のペースに合わせる

僕の視線が問題に戻った時も、黒沢先生はそれを否定せず認めてくれました。人の枠組みは多くの場合、そんな簡単に変化するものではありません。黒沢先生はここで僕の枠組みの変化を急がず、僕のペースに合わせてくれていました。黒沢先生の流れに僕が乗ってるときはそれを広げて促進するけど、僕が立ち止まったり、戻ったりしたら、一緒にそこに立ち止まったり、戻ったりして、そのことを認めてくれる。それが結果的にその後の僕の変化を早めることにつながったのだと思います。変化を急がず相手のペースに合わせる。これこそがシステムズアプローチでいう「システムにジョイニングする」、ソリューションでいう「知らない姿勢で一歩後ろから導く」という考え方です。ソリューションの教科書にもインスー・キム・バーグ先生が「急がないことが結局は近道である」と書いておられます。まさにその通りです。

相手がゆっくり進んでるなら、こちらはもっとゆっくり進めなさい

ある時、黒沢先生がこんなことを教えてくださいました。

黒沢：これはソリューションの国際ワークショップで聞いたんだけど、スウェーデンの児童精神科医の先生がおっしゃってた。ソリューションには3つの法則があって、「もしうまくいってるのなら、変えようとしない」「もし一度やってうまくいったのなら、またそれをしなさい」「もしうまくいっていないのであれば、違うことをしなさい」と言われているけど、自分はソリューションの第4の法則として考えていることがある。それは「相手がゆっくり進んでるなら、こちらはもっとゆっくり進めなさい」ってこと。

宋：え、はい……（ピンと来ない）。

黒沢：これは逆説的に聴こえるけど、それが結局早道になるっておっしゃってました。

宋：あ、そういうことか。すごいですね。

黒沢：おそらくその先生も児童精神科医としてたくさんの臨床経験をされて、失敗もたくさんされたからこそ、その言葉が出てきたんじゃないかと思う。

宋：そうでしょうね。
黒沢：児童精神科医だから先生にも通じるところがあるかなって思って。
宋：ありがとうございます！

どういう時にうまくいってる？

その日、黒沢先生から僕へのソリューションは続きました。

〈黒沢先生との対話〉

一緒に身体症状を主訴にしたケースのビデオを見ながら、僕が気づいていないところや課題点のコメントを聴いて、また僕が落ち込んでいる時でした。

宋：こうやってなんとなくやって、終わってますねー。
黒沢：こういう身体症状のケースって最終的にはどうなってる？
宋：え、どうなってますかね、改めて言われると……（しばらく考える）。
黒沢：意外と先生、治してたりして（笑）。
宋：えーそうですねー、うまくいってるパターンはエンパワーしたり、ポジティブにリフレームしたり。そういうのが多いですね。お母さんが自分を責めていたら、それをいや実はお母さんはお子さんのことを心配してくださってるってことなんですね、みたいにしていく。それからお母さんのいい関わりを褒めたりして、実はお母さんは悪いんじゃなくて、心配してくれているいいお母さんって話にしていってますかね。そうやってよくなってるパターンが多いですね。
黒沢：うんうん。

宋：うまくいかないときって、こうやって問題のパターンを探してるときですね。もちろんそのパターンを見つけてそれを変えられたらいいですけど、変えられないときは良くならないですね。たとえば予期不安って仮説は立つけど、それをどう変えていいのかわからないんです。だから僕にとってはそれは使えない仮説なんです（苦笑い）。

黒沢：なるほどね、はいはい（笑）。私、なんでもソリューションに引き込むつもりはないけど、先生がうまくいってるときにやってるパターンって、私もそうするだろうなっていうやり方だね。リフレームって言っても、コンプリメントしながらゆっくりリフレームしていったり、労ったりしながら進めていくものね。それってソリューションの文脈だなって思うわ。

宋：ほんまですね、たしかに。

黒沢：で、そんなに問題のパターンというか、相互作用を突き詰めないんだね。

宋：ほんまやな、ほんまですね（笑）。突き詰めてうまくいくほうが少ないかもしれませんね。そうやってエンパワーした人たちって、２回目に良くなってたりするんですよね。

黒沢：うんうん。

宋：それとか、その場で良くなって帰って行かれたりするんです。

黒沢：うんうん。

宋：あ、たしかにそうですね。あー、なんか自己分析が足りないですね（笑）。

黒沢：そうだね、せっかくビデオ撮ってるのに（笑）。これからその方向でいこうか。うまく行ったケース、意外にうまく行ったケース。

宋：いや、僕自身がどうしても問題志向なので、どうしても自分が困ってるケースを見ていただきたくなるんです。

黒沢：いや、そりゃもちろんそれが普通でしょ。でもそうすると、私だとこうするとか、ここはこうしたらよかったねって言って、あーでも僕ここできてませんでしたってなると……。
宋：そうですよね、僕いつもそのパターンなんです。
黒沢：それで言われたこと、なるほどって思うことをできればいいんだろうけど、でもできてるケースもあるわけだから。うまく行ってないケースからの方向よりも、うまく行ってるケースからの方向からやっていくのが解決志向の基本だよね。
宋：僕自身が問題志向になってるってことですね。
黒沢：だけど、似たようなケースでうまく行ってるケースはエンパワーしたり、リフレームしたり、お母さんを労って例外を聞いてるとかのケースなんだもんね。
宋：あー、あとはノーマライズしたり。
黒沢：あ、そうそうノーマライズしたりね。
宋：視野が狭くなってたんかな。
黒沢：うーん。
宋：たしかに僕、自分が満足したケースってそのビデオ見ないんです。次に会うときに、治せてない人って怖いんです。
黒沢：まあ、そりゃお医者さんで、先生の場合、患者さんを治すことに責任感も強いから当然だよね。
宋：なので、その患者さんが不満な顔をせず帰れるように、ちょっとでも喜んで帰れるようにしないといけないので。
黒沢：うんうん。
宋：それに対して宿題を貯めてる感じなんです。結局自分で方向性も何もわかってないのに、次また来週会いましょうみたいな。それってすごく失礼な話じゃないですか。だから、それまでにこうしようって方向性を決めて会いたいので。そのためにビデオを見るって感じなんです。

黒沢：そりゃ、そうだよね。
宋：そうすると、いいビデオは見ないんですよね。
黒沢：はは（笑）そうだね、先生、忙しいし。
宋：でもやっぱり、いいビデオを見たほうがいいかな。
黒沢：そうだと思うよ。
宋：一回ちょっと見てみます。今まで一回も見たことないので。
黒沢：そうでしょ（笑）。
宋：なんか、僕が解決志向にしていただいてますね。
黒沢：いやいや（笑）。でも先生が自分の問題を解決したいというのは先生の原動力になってるんだから、否定するものではないよ。
宋：はい（笑）。
黒沢：でもうまくいくケースがあるなら、そのやり方を続けていくことがいいかもね。それが先生のブレークスルーにつながるかも。
宋：そうですね。もっといけると信じてはいるんですけど。

再びソリューションを体験できた

この対話も同じ日でした。落ち込んでいる僕に黒沢先生は何気なく例外の質問を振りながら、僕のペースに合わせて、徐々に僕の視線を問題志向から解決志向に向けてくれています。僕にとってそれはかなり大きな介入をしていただいてるのですが、実際にしてもらっている最中は違和感どころか本当に自分が変わりたいという気持ちが強まっていました。

この対話も僕なりに黒沢先生の意図を想像して振り返ってみました。

宋：【僕の視線が問題に向いている】こうやってなんとなくやって、終わってますねー。

黒沢：【ソリューショントーク（視線が解決に向いた語り）にするために例外探しに入る準備として、僕の視線を問題以外に移す質問をする】こういう身体症状のケースって最終的にはどうなってる？

宋：【僕にはなかった視点なので戸惑いながらも新鮮で、僕の視線が問題以外に向く】え、どうなってますかね、改めて言われると……（しばらく考える）。

黒沢：【僕の視線が解決に向くように、例外があるんじゃないかと暗に示唆する】意外と先生、治してたりして（笑）。

宋：【それに乗って、例外を語り始めて、僕の視線が解決に傾く】えーそうですねー、うまくいってるパターンはエンパワーしたり、ポジティブにリフレームしたり。そういうのが多いですね。お母さんが自分を責めていたら、それをいや実はお母さんはお子さんのことを心配してくださってるってことなんですね、みたいにしていく。それと、お母さんのいい関わりを褒めたりして、実はお母さんは悪いんじゃなくて、心配してくれているいいお母さんって話にしていってますかね。そうやってよくなってるパターンが多いですね。

黒沢：【例外の流れを促進するために、返事だけにとどめて待つことで僕の次の発言を促す】うんうん。

宋：【僕の視線が問題に戻る】うまくいかないときって、こうやって問題のパターンを探してるときですね。もちろんそのパターンを見つけてそれを変えられたらいいですけど、変えられないときは良くならないですね。たとえば予期不安って仮説は立つけど、それをどう変えていいのかわからないんです。だから僕にとってはそれは使えない仮説なんです（苦笑い）。

黒沢：【僕の語る問題には軽く受けるだけにして、僕の語った例外の話題に戻してそれを肯定することで視線を解決に戻す】なるほどね、はいはい（笑）。私、なんでもソリューションに引き込むつもりはないけど、先生がうまくいってるときにやってるパターンって、私もそうするだろうなっていうやり方だね。リフレームって言っても、コンプリメントしながらゆっくりリフレームしていったり、労ったりしながら進めていくものね。それってソリューションの文脈だなって思うわ。
宋：【また例外の流れに乗って、僕の視線が解決に傾く】ほんまですね、たしかに。
黒沢：【黒沢先生はさっきの僕の言葉を要約して返すことで、例外の流れを促進する】で、そんなに問題のパターンというか、相互作用を突き詰めないんだね。
宋：【さらに例外の流れに乗って、僕の視線が解決に傾く】ほんまやな、ほんまですね（笑）。突き詰めてうまくいくほうが少ないかもしれませんね。そうやってエンパワーした人たちって、２回目に良くなってたりするんですよね。
黒沢：【さらに僕の視線を解決に向けるために、動かず返事だけにとどめて待つことで僕の次の発言を促す】うんうん。
宋：【さらに僕の視線は解決に傾く】それとか、その場で良くなって帰って行かれたりするんです。
黒沢：【僕の視線が解決に傾いてきたので、それを促進するために、再び動かず返事だけにとどめて待つことで僕の次の発言を促す】うんうん。
宋：【さらに僕の視線が解決に傾く】あ、たしかにそうですね。あー、なんか自己分析が足りないですね（笑）。
黒沢：【かなり視線が解決に傾いてきたので、黒沢先生はＳＶをしていることとブリッジして、僕に具体的な方法論の枠組みを入れようと試みる】そうだね、せっかくビデオ撮ってるのに（笑）。これからその方向でいこうか。うまく行ったケース、意外にうまく行ったケース。
宋：【ところが僕の視線が問題に戻る】いや、僕自身がどうしても問題志向なので、どうしても自分が困ってるケースを見ていただきたくなるんです。
黒沢：【黒沢先生はそれを一旦ノーマライズで肯定してから、現状の僕の辛さを問題提起することで僕の視線を問題から少し離す】いや、そりゃもちろんそれが普通でしょ。でもそうすると、私だとこうするとか、ここはこうしたらよかったねって言って、あーでも僕ここできてませんでしたってなると……。

宋：【その問題提起が僕に入って、僕の視線は少し問題から離れる】そうですよね、僕いつもそのパターンなんです。

黒沢：【再び例外の話題を出すことで、僕の視線を解決に戻す】それで言われたこと、なるほどって思うことをできればいいんだろうけど、でもできてるケースもあるわけだから。うまく行ってないケースからの方向よりも、うまく行ってるケースからの方向からやっていくのが解決志向の基本だよね。

宋：【ところが再び僕の視線は問題に向く】僕自身が問題志向になってるってことですね。

黒沢：【僕の語る問題には触れずに、再び例外の話題を出すことで、僕の視線を解決に戻す】だけど、似たようなケースでうまく行ってるケースはエンパワーしたり、リフレームしたり、お母さんを労って例外を聞いてるとかのケースなんだもんね。

宋：【再び僕の視線が解決に傾く】あー、あとはノーマライズしたり。

黒沢：【僕の視線が解決に傾いたので、黒沢先生はその話題に触れることでさらに視線を解決に向ける】あ、そうそうノーマライズしたりね。

宋：【再び僕の視線が問題に戻る】視野が狭くなってたんかな。

黒沢：【僕の語る問題には触れずに流して、僕の次の発言を待つ】うーん。

宋：【すると僕の視線は解決に傾きながらも、問題に戻る】たしかに僕、自分が満足したケースってそのビデオ見ないんです。次に会うときに、治せてない人って怖いんです。

黒沢：【一旦、僕の問題の枠組みをノーマライズで肯定する】まあ、そりゃお医者さんで、先生の場合、患者さんを治すことに責任感も強いから当然だよね。

宋：【僕の視線は問題に向いたまま】なので、その患者さんが不満な顔をせず帰れるように、ちょっとでも喜んで帰れるようにしないといけないので。

黒沢：【動かず返事だけにとどめて待つことで、僕の次の発言を促す】うんうん。
宋：【そのまま僕の視線は問題に向いたままだが、徐々に僕が自分で客観視するようになる】それに対して宿題を貯めてる感じなんです。結局自分で方向性も何もわかってないのに、次また来週会いましょうみたいな。それってすごく失礼な話じゃないですか。だから、それまでにこうしようって方向性を決めて会いたいので。そのためにビデオを見るって感じなんです。
黒沢：【僕が客観視して、僕の視線が問題から離れてきている可能性があるので、肯定するだけにとどめて待つことで、僕の次の発言を促す】そりゃ、そうだよね。
宋：【僕が客観視を続ける】そうすると、いいビデオは見ないいんですよね。
黒沢：【僕が「いいビデオを見る」というさっきの黒沢先生の枠組みに戻ってきたので、肯定するだけにとどめて待つことで、僕の次の発言を促す】はは（笑）そうだね、先生、忙しいし。
宋：【僕が視線を問題に向け続けたことで、自ら視線が解決に傾きだす】でもやっぱり、いいビデオを見たほうがいいかな。
黒沢：【すかさずそれを促進する】そうだと思うよ。
宋：【ついに僕に「いいビデオを見る」という黒沢先生の枠組みが入る】一回ちょっと見てみます。今まで一回も見たことないので。
黒沢：【またそれを促進する】そうでしょ（笑）。
宋：【僕は自分の視線が解決に向いていることに気づきだす】なんか、僕が解決志向にしていただいてますね。
黒沢：【黒沢先生は笑いでそれを受け流して、再び僕の問題の枠組みをノーマライズすることで肯定する】いやいや（笑）。でも先生が自分の問題を解決したいというのは先生の原動力になってるんだから、否定するものではないよ。
宋：【自分の枠組みを肯定してもらったので、安心する】はい（笑）。

黒沢：【僕が安心したので、最後に再び僕の視線を解決に戻しながらも、ダメ押しとして、僕のゴールとブリッジする】でもうまくいくケースがあるなら、そのやり方を続けていくことがいいかもね。それが先生のブレークスルーにつながるかも。

宋：【黒沢先生のブリッジが入り、僕の視線がまた少し解決に向く】そうですね。もっといけると信じてはいるんですけど。

その人の視線が問題に向いているのか、解決に向いているのかで自分の動きを決める

ここに書いたのはあくまでも僕の勝手な解釈ですが、こうやって振り返ると、黒沢先生はその時に僕の視線が問題と解決のどちらに向いているかに本当に敏感です。僕の視線が問題に向いているのか、解決に向いているのかで自分の動き方を決めて、動く時と動かない時をはっきりと使い分けています。ここだという時はすっと動いて、ここは待つ時だと思うとじっと僕の発言を促すために待っています。僕がプロブレムトーク（視線が問題に向いた語り）になって僕の視線が問題に向いたなと思ったら、それを一旦肯定してから視線を解決に戻すのか、動かず待つことで視線が解決に向いていくのかを見極めてから、その後の動きを決めています。そして僕がソリューショントークに乗って、僕の視線が解決に向いて来たとわかったら、待つことで僕に自分で語らせてそれを促したり、動いて一気に視線を解決に向けていくこともされています。つまり、その時の僕の視線の向きだけでなく、僕がその先に何を見据えているのかも黒沢先生は捉えています。

いずれにしても黒沢先生は動いたり、待ったりして僕の視線の向きを変える働きかけをすることで、僕の枠組みの変化を促しています。視線を解決の方向に向け続ければ、結果的にその人の（問題に関する）枠組みは変化することになるからです。

動く時、待つ時を使い分けることで動く量は減るため、黒沢先生にとってても省エネになります。これを読んでいて改めて、臨床というのはこうやってするのだと、とても勉強になりました。その人の視線の向きを解決に向けて

いくための駆け引きがうますぎるとしか言えません。僕は自分の思いを語ってるだけなのに、いつの間にか黒沢先生が連れて行きたいソリューショントークの方向に向いています。それは黒沢先生が僕の視線の変化を敏感に察知できているからだと思います。

また、黒沢先生ははじめの対話の時と同様、僕が問題の語りに戻った時も、葛藤している時も、それを否定せず認めてくれました。そして僕の枠組みの変化を急がず、僕のペースに合わせてくれました。そこから僕の言葉や枠組みを使って再びソリューショントークに戻すことで、僕はソリューショントークの流れに自然に乗ることができました。それも黒沢先生が僕の視線の変化に敏感だからこそできることです。

黒沢先生はこのＳＶの中でそんなことはおっしゃいませんでしたが、相手の視線の変化に敏感になることは、治療をうまく進める上でとても大切なことだと、黒沢先生のおかげで知ることができました。

こうやって振り返ってみると、黒沢先生の実際の面接がどんなものか想像がつきます。クライエントにとってとてもやさしく無理がなく、黒沢先生にとっても負担の少ない面接なのだろうと思います。僕もそんな臨床がしたい。そう思いました。

うまく行く時があるならそれを続けることがブレークスルーのきっかけになるかもしれない

僕はそれまでの人生でずっと自分の問題を探し、それを修正することにエネルギーを注いできました。それは学生の時も医者になってからもずっと変わりませんでした。それが目標の達成、あるいは自分が成長するための最短距離だと信じていたからです。もちろんそのおかげでここまで来られたのも事実です。でも黒沢先生のソリューションのおかげで、問題を探してそれを修正することだけが、目標の達成や自分の成長につながるのではないことに気づきました。

「うまく行ってるなら、それを続けなさい」

これはソリューションで大切にされている考え方の一つですが、それがまさに黒沢先生のいうように僕のブレークスルー、つまり壁を破るきっかけになるのではないか。このＳＶを受けながら薄っすら思いました。人はどうしても自分のできていないことに注目しがちですが、自分ができているところに注目して、それを広げていくことで、うまくなるということも十分あり得ます。このＳＶの後に一人でそんなことを考えていると、またどこからか力が湧いて来ました。

第４章 先生は心理士じゃなくて、医者なんだよ

僕にこれまで精神療法（心理療法）を教えてくれたのは、一人の精神科医の先生を除いてすべて心理士の先生でした。その先生たちのされていることをそのまま自分に取り入れようとしていました。それを何年も続けているうちに、僕は自分が医者であるという意識が薄れていました。より正確に言うならば、自分が医者であることより、精神療法がうまくなることのほうが僕の中で大きなウェイトを占めていました。

〈黒沢先生との対話〉

宋：マスクをしてる患者さんから「マスクしたままでいいですか？」って聞かれることがあるんです。それをどうしたらいいかなって思って。あと、僕、児童精神科なんでよくあるんですけど、子どもが自由に動き回って座らないときにお母さんから「このままでいいですか？」って聞かれるんです。その時って、「お母さんはどっちがいいですか？」って聞いたほうが自然にその枠組みや関係が見えるから、その方がいいのかなとか迷うんです。それって、先生はどうされてますか？

黒沢：私は本人がマスクを取らなかったら何か不都合を感じるまではそのままにしてるけど。

宋：はい。

黒沢：心理職が行う面接は時間に余裕があるからね。先生の場合は診療だし、マスクしたままだとモゴモゴして聴こえづらいしね。実際はマスクを取ってもらったほうが聴こえやすいって、先生は思っているんだよね？
宋：じゃあ、「取ってもらえますか」って言ってみて、どうするか考えたらいいですかね？
黒沢：と思うけど……。
宋：はい、そうします。
黒沢：先生は最初にジョイニングをとても慎重に時間を取ってやって、それで後で焦ることがあるよね。先生が声がはっきり聴こえたほうがいいって思うなら、それを伝えたらいいと思うわ。
宋：その加減がわからなくて。
黒沢：確かに関係性を見る上で、最初の入り方は大事だと思うけど、それでなくても関係性は見れると思うな。
宋：なるほど。
黒沢：患者さんの立場から言うと、先生のことを医者だと思って来てるから。患者さんは「医療の枠組みの中で私たちがどうすることが、一番いい診療をしてもらえますか？」って思って来てると思うの。
宋：あーなるほど、患者さんの気持ちはオープンなわけですよね。
黒沢：うん、だから先生がマスクを取って、表情もはっきり見えて、声もはっきり聴こえたほうがいいって思うなら、そうした方がいいと思う。
宋：あー。
黒沢：患者さんから見ると、私たちみたいな心理士と先生みたいな医者とでは臨床の枠組みが違うので。
宋：うーん。
黒沢：医者だと思うと、嫌だと思っても服を脱ぐし、痛いことも我慢するし。それって、患者さんはその医療の枠組みに合わせることがいい治療につながると期待しているからだよね。
宋：なるほど。

黒沢：私たちが内科に行って診てもらうときに、服上げてって言われて、「馬鹿にしとんのか！」って怒る人はいないと思うの（笑）。
宋：そうですね。
黒沢：胸の音を聴いてもらったりすることが、自分の主訴の治療に役立つと思ってるからだよね。
宋：そうですね。
黒沢：入ってきた瞬間からすべての関係性を見ようって思わなくても。
宋：あー。
黒沢：先生が心理士の臨床の枠組みに合わせすぎると、先生の医者としての診療の枠組みが生かせなくなってしまうと思う。
宋：たしかに、そうですね……。
黒沢：でも、自分で疑問を持ってそれを一つひとつ考えているうちに整理もできて、答えも出てくるから、先生が今こうやって疑問を丁寧に整理していることはもちろんいいことだと思う。私の意見としてはそうかな。
宋：ありがとうございます。
黒沢：先生は保険診療という枠組みで、初診を三〇分でやっていて、予約もいっぱいで、電子カルテも打ちながら、その中で医者として要求されることもあるんだもんね。そうやって先生はある程度、枠組みが決まってるんだから。心理士みたいに時間に余裕があってするのとは違うと思う。
宋：うーん（内心、うれしい）。
黒沢：枠組みって会話としての枠組み以外にも、先生の医者としての枠組みもあるから。その違いは大きいし、それを生かしていくことは大切だと思う。私たち心理職は自由度を生かすわけ。先生みたいに薬を出したり、注射したり、生理学的指標をどうこうできないから。
宋：あー。

黒沢：患者さんはその医療の枠組みに入ることを常識的にわかって来てるわけだから、そのあたりは利用したほうがいいし、それを利用することでいいパフォーマンスにつながるような展開にするのがいいと思う。
宋：そうですよね。
黒沢：開業して自分の空間でやれる人と大きな病院でやれる人とはまた違うと思うし。
宋：そうですね。
黒沢：やっぱりその人がいる枠組みって大事だと思う。
宋：あー、そうか。僕はアドバイスをもらう方が心理士の先生ばっかりなんです。
黒沢：うんうん。
宋：その中で取捨選択しながら、自分のいい部分を生かしていくってことですよね？
黒沢：そうそう、私はそう思う。
宋：なるほど、わかりました。そう考えると、自分の枠組みの中でいい部分をどう生かすかを考えたほうがいいですね。
黒沢：うんうん。私は医療の枠組みだと、患者さんが「マスクしたままでいいですか？」って聞くってことは「マスクを取ったほうがいいですかね？　その方がいい診療になりますかね？」って患者さんは言ってるんだと思うので、はっきりと「マスクを取ってもらったほうがいいですね」って言ってあげることがいいと思う。こっちから「マスクをどうしたいですか？」って聞いてるほうが遠回りな感じがする。
宋：そうですよね。
黒沢：大事なのは先生が医者としてどうした方がいいのか。そこじゃないかな。
宋：あー、そうですね。患者さんとしては純粋に医者としての意見を求めてくることがありますよね。
黒沢：うんうん。私が患者さんとして医者に求めるときって、素人の自分にはわからないことがある時だから。
宋：あー、純粋に医学的な見地ではどうなのか、一般的に他の患者さんたちはどうしてるのか、そんなことを知りたいってことですよね。
黒沢：そうそう。患者さんとしてはこれでいいのか、つまり安心したいってことだと思うのよね。私も素人として、自分が患者さんならそれを聞きたいと思う。
宋：そしたらこちらは素直に言ってあげることがいいですね。
黒沢：うんうん、そう。それにただ結論だけ言われるよりも、「マスクを外してもらうのはこれこれこういう理由がありますよ」って説明されたら、それで考えると思う。
宋：あー、僕はこれまで患者さんに聞かれたら、答えるってことをずっとやってきたので。
黒沢：もちろん、医者だからね。
宋：それをしてきて、大きく失敗したことが多かったので、それを一切やめてしまったんだと思うんです。
黒沢：うんうん。
宋：でも一方で、診察時間がなくなって余裕がなくなると、急に強権的になって患者さんにこうしましょうって言ってしまったり。それを行ったり来たりしてるんだと思うんです。
黒沢：ALL OR NOTHING になってるんだね。
宋：そうなんです。それでだんだん自分でどうしていいのかわからなくなってきて。
黒沢：大変失礼だけど、医者としてマイナスに出てしまう部分は先生は勉強してとても気をつけてるけど、そのマイナスを気にしすぎて、医者としてやることが役立つこともセーブしてしまっているのかも。それはもったいないんじゃない？　患者さんは先生のところを医療機関だと思って医学的な知識や医者としての見解をもらいに来ることもあるわけだし。
宋：そうですね。
黒沢：心理士は指示的なことは一般にはしないけど、医者は指導的なスタンスを用いることは相手からネガティブな捉え方をされないことが多いと思う。

宋：そうですね。
黒沢：一部は医者としての部分を残しておかないと。
宋：そうですよね、ほんとですね……（はっきりと指摘されて、少しへこむ）。
黒沢：先生は初診の三〇分の中で方向性を示さないといけないことがあるだろうから。
宋：はい。
黒沢：相手の枠組みに合わせつつ、こちらの医療の枠組みを使って言うのもいいんじゃない。ある意味、それが患者さんに対してジョイニングしてることになると思う。
宋：あー（すごく納得）。
黒沢：患者さんはそれを期待して来てるわけだから。もちろん、意図があればその患者さんの枠組みにあえて外してもいいわけだけど。
宋：そうですね。
黒沢：でも何の意図もないのに、ただこっちから言うのはいけない、って思うのは違うと思う。
宋：ほんとですね。わかりました。
黒沢：でもそれは先生にとっては大事なことだよね。

先生は心理士じゃなくて、医者なんだよ

「先生が心理士の臨床の枠組みに合わせすぎると、先生の医者としての診療の枠組みが生かせなくなってしまう」

それを聞いた時、自分がいかに心理士の先生方の教えがすべてになっていたのかに気づきました。思い出してみると、これまでの心理士の先生方も「先生は医者だから、〜だよ」と教えてくれていました。「精神療法を勉強してるドクターは薬を使わずなんとかしようとする傾向が強い。でもそれをすることは一つ大きな武器を捨てることになる」とまで具体的にはっきり言ってくれる先生もおられました。でも当時の僕の頭の中は精神療法がうまくなる

ことでいっぱいで、その言葉は僕に届いていませんでした。この時にこれを黒沢先生に指摘していただいたのはタイミングもよかったのかもしれません。少し臨床が見えるようになって心に余裕ができてから「先生は心理士じゃなくて、医者なんだよ」って言ってもらったので、すっと入ってきたんだと思います。

黒沢先生は僕を肯定してくれた

「先生は保険診療という枠組みで、初診を30分でやっていて、予約もいっぱいで、電子カルテも打ちながら、その中で医者として要求されることもあるんだもんね。そうやって先生はある程度、枠組みが決まってるんだから。心理士みたいに時間に余裕があってするのとは違うと思う」

黒沢先生がこの言葉を言ってくださった時、実は涙が出そうになりました。

「それでも良くやってるよ」

直接的にそんな表現は使われませんでしたが、僕にはそう聞こえました。

黒沢先生に言われるまで自分の臨床の環境にたくさんの縛りがあることに気づいていませんでした。その環境でそれまで何年も臨床をやってきていましたし、開業医はそんなものだと思い込んでいたからです。言われてはじめて気づきました。限られた環境の中で臨床をすることは確かに簡単なことではありません。それが僕にとってとてもしんどいことであったのは確かでした。黒沢先生はその大変さに触れて、それを労い、そんな中でやってる僕を肯定してくれました。この対話が終わった時、自分の中から力が湧いてくるのを感じました。

相手が大事にしているものを大事にする

この時の対話を何度も読み返しているうちに気づいたことがありました。それは黒沢先生が僕に直接的な指導をしたあとは、必ず僕を肯定してくれたことでした。

「でも自分で疑問を持ってそれを一つひとつ考えているうちに整理もできて、答えも出てくるから、先生が今こうやって疑問を丁寧に整理していることはもちろんいいことだと思う」

「でもそれは先生にとっては大事なことだよね」

特にこの２つ目の言葉。これは僕の大事にしてることを認めてくれる言葉です。それがソリューション、そして黒沢先生の臨床そのものではないか、そう思いました。相手が大事にしているものを大事にする。この対話の中でもそれが表れています。受ける側の僕にとってはとてもありがたいことでした。黒沢先生はこの時そんなことは口にされませんでしたが、臨床で大切なことを教えていただいたと思っています。

システムズアプローチでは相手の枠組みを捉えると言います。ソリューションでは重要な人と事柄を聞くようにと言います。でも実際に人の話を聴くときに、語りの内容のほとんどは枠組みなので、どれを枠組みとして捉えて、扱えばいいのかがわかりませんでした。この時の黒沢先生はそれを僕にしてくれていました。僕が大事にしていること（自分を修正したり、自分の疑問を整理すること）を大事にしてくれました。それでようやくわかりました。相手の枠組みを捉えるとは、その人が大事にしていることを枠組みとして捉え、それを扱えばいい。そういうことだと思います。

硬いところではなく、柔らかいところからいく

その人が大事にしていることでも、大事にしているからこそ、その枠組みがすごく頑なことがあります。こちらがその枠組みを変えようとすればするほど、その人はもっと頑なになってしまうことがあります。僕はそれにこだわってしまって、なんとかしようとすればするほど、治療が膠着してしまうことがありました。そんな時、黒沢先生が教えてくれたのがこれです。

「硬いなと思ったら、そこはやめて柔らかいところから行けばいい。山頂に上るのには道はいくつもあるんだから。いくら小さく見える枠組みでも、さざ波効果で大きな変化を生むことはよくある」

システムズアプローチでいうパターン（相互作用）はいろんなところで繰り返されていて、それらはつながって

いるという考えと同じです。一つのパターン、つまり枠組みが変われば、全体の枠組みも変わることになります。それを黒沢先生は山頂に上るのには道はいくつもあるとおっしゃったのだと思います。

それからは硬い枠組みだなと思ったら、すぐに話題を他に展開して、もっと柔らかい枠組みを探してそこから変化を目指すことにしました。すると、枠組みが変化しやすいだけでなく、僕自身の視野も狭まらずに済むようになりました。

精神療法と心理療法の間（はざま）で

この対話の中にも出てきますが、僕は黒沢先生から「〜したほうがいい」と言われたら、「はい、そうします」とすぐに答えています。とにかく精神療法がうまくなりたい一心で、教えてもらったことは喉に引っ掛かろうが何をしようがとにかくそのまま飲み込んでみよう、そう思っていました。でも、その先生方は僕に心理療法や心理士の枠組みを押しつけようとしたわけではありません。僕が一方的にそれを飲み込もうとしていました。それを繰り返しているうちに、僕のアイデンティティは医者ではなく、精神療法がうまくなること、いや、教えてくれる先生たちの心理療法を真似することになっていました。

僕には精神療法と心理療法の違いはよくわかりません。対話で治療をするのを精神科医がすれば精神療法、心理士がすれば心理療法と言うのでしょうか。ただ、対話だけで患者さんを治せる先生方は僕の目にはとてもかっこよく映りました。それを学びたくて黒沢先生をはじめ心理士の先生方に学んできました。僕にとっては精神療法と心理療法の違いは重要ではありません。重要なのは患者さんを治せることです。ところが、心理士の先生方から心理療法を学び、それに没頭したことで、医者としての自分を見失っていたのだと思います。この時の僕はとても極端な状態にありました。心理療法に傾倒しすぎてそれだけが頭にある。でも現実には僕は医者であり、僕がいるのは医療現場なので患者さんは精神療法（心理療法）以外に医者としての対応も求めてくる。その間（はざま）でどうしたらいいのかわからなくなって混乱していました。なのでマスクを外してもらう、外してもらわないなんてところで迷っていたわけです。

枠組みを合わせることを学んだ後に自分の枠組みを言うことの難しさ

数ある精神療法の中でも僕が学んだシステムズアプローチは相手の枠組みに合わせることを大切にしていました。当初、相手の枠組みに合わせられなかった僕は自分の枠組みを横に置いて、相手の枠組みに合わせることを必死に意識して、それを良しとしてきました。それはそのうち、相手の枠組みには合わせるものだと、半ば習慣的になっていました。相手の枠組みに合わせるということは、相手の要求を承認する、あるいはそれに乗ることになります。必然的に自分の枠組み、つまり自分の意見を言うことは減ります。でも実際の臨床では患者さんから僕の意見を言うことを迫られる。その時、これは自分の意見を言ってもいいのか、言ったらどうなるのか。そんなことが頭の中をめぐり、混乱しました。

最初は医者としての自分の枠組みを大事にし、それでダメだったので相手の枠組みを大事にし、するとまた今度は自分の枠組みを言うことを迫られる。これを繰り返すことで僕の思考は中心にとどまることができず、遊園地にあるバイキングに乗って左右に揺らされるような状態になっていました。

どうやったら相手の枠組みに合わせることと医者として自分の枠組みを言うことの折り合いをつけられるのか。それは相手の枠組みに合わせることに一生懸命だった僕にはとても難しく感じられました。

僕は自分自身を見失っていた

そんな時、黒沢先生から言われた言葉。

「大事なのは先生が医者としてどうした方がいいのか。そこじゃないかな」

ハッとしました。精神療法がうまくなることにしても、枠組みを合わせることにしても、それにばかり一生懸命になりすぎて、精神療法で治さないといけない、枠組みに合わせないといけないとなっていたのです。それらが自分の枠組みになっていたことに気づいていませんでした。精神療法がうまくなりたい気持ちが先走りすぎて、自分自身を見失なっていました。それを黒沢先生はいろんな言葉を使って、表現を変えながら、丁寧に説明してくれました。

患者さんの枠組みを正確に捉え、それを見極めればいい

「医者としてどうした方がいいのか」という言葉を考えながら日常の臨床に戻ると、たしかに患者さんから医者としての僕の枠組みを言うことを迫られるケースはたくさんありました。そしてある日の診療中に折り合いをつけるポイントに気づきました。

それは相手の枠組みを正確に捉え、それを見極めること。ここでまたシステムズアプローチや枠組みという原点に戻ってきたなという感があります。精神科を受診する患者さんの枠組みには大きく３つありました。

①医者の意見を聞いて、それに従いたい。
②医者の意見を聞いて、自分で決めたい。
③自分の思う治療をしたい。

この３つを見極められれば、相手の枠組みを合わせることと医者として自分の枠組みを言うことは、無理なく同時に行うことができます。相手の枠組みが①ならそのまま医者として自分の枠組みをそのまま伝えて、してもらいます。②なら「医学的には」と前置きしてから医者としての枠組みを伝えて、その人がどうしたいのかに任せます。③ならその人の枠組みに合わせてから、その人が楽になるような枠組みの変化を目指します。もし合わせられない枠組みなら、医者としてそれはできないことをお伝えします。

①から③のどれになるかは、その時のその人の状態（枠組み）によっても変わってきます。その問題について切

迫している状態の時は①の方に近づきますし、切迫しなくなると③の方に近づいていきます。システムは常に変化しているというシステムズアプローチの考え方、人は常に変化しているというソリューションの考え方がここでも役に立ちます。いずれにしても、その時の相手の枠組みを見極められれば、自分がどう動けばいいのかが決まります。

枠組みを捉えることと枠組みに合わせることは違う

それからは、患者さんの枠組みをもっと正確に捉えることを意識するようになりました。ただし、それはその枠組みに合わせることとは違います。ここで黒沢先生がまた教えてくれました。

「意図があればその患者さんの枠組みにあえて外してもいい」

システムズアプローチでは相手の枠組みに合わせることを大切にしますが、必ず合わせなければいけない、とは言っていません。僕の理解が浅かったのだと思います。相手の枠組みを捉えることは大切ですが、枠組みを捉えることと枠組みに合わせることは違います。一旦、枠組みを捉えてから、合わせるかどうかを考えなくてはいけません。頭の中で、枠組みを捉えることと合わせることがセットのようになっていたのです。

先生は心理士じゃないんだから、医者の道を行きなさい

患者さんの枠組みに合わせることはある意味、楽です。それによって関係は良くなるので、患者さんも自分も気持ちが軽くなります。でも、あえて患者さんの枠組みを外すのはエネルギーが要ります。患者さんによって枠組みはさまざまであり、医者としてできないことを希望されることもあります。その時に患者さんの枠組みに合わせることだけを考えると、自分の主体性を失うことになります。臨床では状況によってはどうしても感情移入してしまって、患者さんの枠組みに合わせたくなってしまうことがあります。患者さんが困っていたら、それを何とかしてあげたいと思うことがあります。患者さんの前で万能になろうとする自分がいると言いますか……。でも現実は自

分のできることに限界があるわけです。自分が医者として、あるいは一人の人間としてできること、できないことを自分にも患者さんにも明確にし、それを無理に広げようとせず、その範囲からは越えないこと。それが自分を守るだけでなく、自分が治療をうまくできること、果てはいい治療につながるのだと今は思います。

そんなことに気づいてなかった時、黒沢先生は僕に「先生は心理士じゃないんだから、医者の道を行きなさい」と言ってくれました。

このＳＶの日のメモにはこう書いてあります。

「僕は医者としてもっと自信を持ったほうがいい」

一見するとバカみたいな話ですが、僕にとっては真剣でした。以前は良かれと思って医者としての意見を言うことで、患者さんから不満な顔をされたり、怒られたりして傷つくことがたくさんありました。そうなったのには、今考えるとちゃんと理屈がありました。当時は患者さんの枠組みを捉えず、何の意図もなく（いや、良くなってほしいという意図だけはありましたが）、ただ医者として思ったことをそのまま言っているだけでした。すると、偶然に僕の言うことと患者さんの枠組みが合致したり、偶然に僕の言うことで患者さんの枠組みに変化が起これればいいですが、そうでない限り、それは完全に患者さんの枠組みを外していることになります。すると、治療はうまく行かなかったり、患者さんは不満を持ったり、怒り出したりすることになります。それをわかっていなかったので、患者さんに怒られてもその意味がわかりませんでした。

そうやってあまりにも多くの失敗をしてきましたが、今振り返ってみると、精神療法に傾倒しすぎていたこと、それはそれで良かったのではないかと思います。何も知らないところから始めるわけですから、まずはすべてを受け入れていく姿勢は大切です。はじめはできないに決まってるんだから、教えられたことをとにかく受け入れて、それを真似するしかない。ただ、それをいつまでもしていてはいけない。もしもっと精神療法がうまくなりたいなら、次は自分を生かすことを考える。それができれば、もっと精神療法がうまくなれる。それをこの時のＳＶで黒沢先生は教えてくれました。

自分が医者であることを大切にする

どうしたらもっと自分を生かせるのか、自分が力を発揮しやすいのかを考えました。そもそも僕は医者であり、フィールドは医療機関。それなら、自分は医者であり、医療の枠組みを使って仕事をしているという前提を中心に置く。その次に患者さんの枠組みを捉えること。この順番が大切だと思いました。自分というものを見失っていては、臨床はできません。というか人として生きられません。黒沢先生がおっしゃったように、

「患者さんの枠組みに合わせつつ、医療の枠組みを話す。それが患者さんに対してジョイニングしていることになる。」

その通りです。もし患者さんの枠組みだけに合わせだしてしまったら、それはもう医療ではなくなります。医療でないことは患者さんも望んでいません。自分の仕事は何なのか。それを深く考える大きなきっかけになりました。

自分がいる枠組みを生かす

「その人がいる枠組みって大事だと思う」

この言葉についても考えました。ここでの枠組みとは基礎となる構造という意味です。僕は開業医であり、僕がいる枠組みはクリニック。それをもっと生かすには何が使えるのか。医者としての医学的な知識や見地に基づいた意見、薬、診断、検査、他の関係機関との連携ができます。小さなクリニックの開業医でも、リソースはいくつもあります。

考えてみれば、多くの患者さんは医者に頼りたいという気持ちでいてくれているので、医者から方向性を示してもらうことは大きな安心になります。逆に言えば、医者が根拠に基づいて何らかの提案をすれば、医者に頼りたいと思ってくれている患者さんの多くはそれに納得してくれます。医者は患者さんの治療をしやすい立場と言えます。医者という立場も、治療する上で大切なリソースの一つです。

児童精神科では子どもの問題行動をなんとかしたいと、学校、子ども家庭センター、児童養護施設などの他の関係機関の方々が受診に着いてこられることがよくあります。その方々から「先生の見立てを教えてください」「どう対応したらいいのかアドバイスをください」とよく言われます。受診に着いてこられる関係機関の方々はとても熱心な方が多いので、純粋に医者の意見を参考にして、積極的に取り入れたいと思ってくださっています。その子を取り巻く全体のシステムや周りの人たちの枠組みやリソースが見えていれば、あとはその子が問題行動をしないで済むような僕の枠組みをそのまま伝えるだけで済みます。児童精神科という専門性もリソースになります。

開業医は自分が方向性を決めて、スタッフたちに協力してもらうことができます。そこで診療時間内はできる限り診療に集中できるように、他のスタッフが代わりにできる情報収集や業務はできるだけお願いするようにしました。自分が院長であること、スタッフたちがいてくれることも、大きなリソースです。

こうやって考えると、僕がいる枠組みには、たくさんのリソースがありました。

この時の対話で教えてもらったことをもとにした今の時点での僕の結論はこうです。

「自分がいる枠組みを生かして、患者さんやご家族に楽になってもらう」

これは一見当たり前のことです。でも一度精神療法だけに傾倒して極端なところに行ってきたおかげで、僕はようやくこれに気づき、また地に足が着きました。

第5章 僕の中にソリューションが入ってきた

今だからこそ、こうやって整理がついていますが、ソリューションはなかなか自分の中に入ってきませんでした。どうしても問題志向に戻って、問題や原因を探すことがありました。ある意味当然です。それまで問題志向が一般的な社会で育ち、大学に入ってその象徴である医学モデルを学び、医者になってそれを実践してきたのですから、簡単に変われるわけがありません。そんなとき、僕の中にソリューションが入ってくる大きなきっかけになったＳＶがありました。この章では、それについて書いてみたいと思います。

黒沢先生のＳＶが始まって二年が過ぎたころでした。ＳＶを重ねるほどに末端の技術的な部分は習得できていました。でも、黒沢先生がおっしゃってることの中心にある一番大切な何かをつかめていない。そう感じていました。問題志向で臨床をするのはもう限界だと思っていたからです。そのためには今教えてもらっているソリューションがいいはずだ。でもそれに確信は持てず、そうであってほしい、そう信じたい、というのが本音でした。ソリューションを自分のものにするためにどうすればいいか考えていた時、ふと、このＳＶの流れ自体を変えたらいいんじゃないか、そんな考えが浮かびました。

それまでのＳＶはまず僕が気になることを黒沢先生に質問して、黒沢先生がそれに答えてくれていました。システムとしてはこうなります。

僕が自分の問題を語って質問する↓黒沢先生がその問題に答える↓また僕は自分の問題を語って質問する……

診察で医者と患者さんの治療システムでよく見るパターンと同じです。このＳＶのやり方も僕が希望したものでした（無論、黒沢先生のせいではありません）。これだといつまで経っても問題志向から抜け出せない。これを変えよう。そう思いました。

〈黒沢先生との対話〉

宋：僕、最近、大きく失敗することはだいぶ減ってきてると思ってるんです。
黒沢：なるほど、それは素晴らしいね。
宋：でも今日はこれまでとはやり方を変えたいと思って。今日は先生の視点を教えていただいて、それを吸収したいという気持ちで来ました。
黒沢：うんうん。
宋：だから今日はこれまでのように僕から先に質問はせず、まずは先に先生の視点をそのまま教えてほしいんです。
黒沢：そうなんだね。
宋：それと、今日は僕がうまくできたと思ったケースを持ってきました。
黒沢：おー、待ってました。今日のケースはうまくいったと先生は思っていて、ここが課題なんでどうでしょうって私に聞くのはないのね？
宋：いや、それはもう僕の習性なので、課題を修正するのはもういいかなと思って。

黒沢：良かった（笑）。
宋：もうそのセンサーはベースにあるので（笑）。
黒沢：そうだよね、意識しなくても、ほったらかしてても、そのセンサーは働いてるんだよね（笑）。
宋：自分を修正するよりも、なるべく自然に自分にフィットする形を作っていけたらと今は思っています。
黒沢：そうだね。

宣言したとおり、僕は自分から質問はせず、黒沢先生に主導権を預けて、黒沢先生が発言されるのを待ちました。この日のケースは小学六年生の息子さんが夜遅くまでゲームをしていて、朝に起きれず学校にいけないという主訴でした。ご両親は離婚されていてシングルマザーのお母さんと小学六年生の息子さんの二人家族で、その二人で受診されました。僕はそれぞれの枠組みに合わせた後に、ゴールを聞こうとお母さんに息子さんがどうなれたらいいのかを聞くと、お母さんは「自立してほしい」、息子さんは「今はそれは考えられない」と言い、それ以上展開できず、話が膠着していました。

黒沢：あ、ちょっとここでストップ。これからいい展開があるのかもしれないけど、この話の流れだと、ゲームをやめたいけどやめられないとか、学校には行かないといけないけどいけないとか、今だけの話になってきて、診察の中の話全体が停滞しはじめてるよね。
宋：はい。
黒沢：私だったらここで、「ところでさ、君が最も望んでることってどんなことかな？」って未来に飛ばすかな。
宋：なるほど。
黒沢：「それはゲームをやめるとか、学校に行くとかっていうんじゃなくてね」と言いながら、「自分がベストの状態だとどんなことしてる？」「自分としてもっとも望んでることって何？」とかって聞くかな。

宋：あー。
黒沢：まず一応聞いてみるかな。その停滞からぽんと抜け出る。
宋：あー。
黒沢：お母さんにしても、学校に行ってほしいとか、大人になって自活してほしいとかではなく。「これは『べき論』じゃないからね」と前置きしてから、「もしその問題が解決したら？」って聞いていくかな。
宋：あー。話が膠着したら、問題から離れてもらうということでしょうか？
黒沢：そうね、解決志向でいくと、そういうことだね。解決の方向に飛ばしてみたら、そこからまた解決の種が降ってくるイメージかな。
宋：なるほど。
黒沢：ほんとは話が膠着したとかそうなってからよりも、そうなる前に聞いてしまっていいのよ。
宋：はい。
黒沢：解決志向の質問はそれを聞くこと自体に効果があるので、別に滞った時の回避手段ではないので。
宋：あ、そうですね。
黒沢：ベタにミラクル・クエスチョンをしてもいいよ。「ちょっと変なことをお聞きしますが」って言いながら。
宋：あー、そうやって使うんですね。
黒沢：うんうん。
宋：僕、診察の中で扱う問題や枠組みを決めたくなるんですけど、そういう風に問題を定義するとかではなく、問題や枠組みから離れるってことですかね？
黒沢：そうね、解決像に飛ばしてみてから、今の状態に引き戻る感じね。「その解決像が10なら、今はどれくらい？」とか、「どれくらいになれたらいい？」といった質問を続けることでね。
宋：はい。

黒沢：問題から離れるんだけど、問題に戻るというより、今これからというところに戻る。
宋：問題というより、今これからに戻るんですね。
黒沢：そう。未来の望む姿から今これからのゴールの話に戻る感じかな。一般的な診療では、過去の問題や原因の話になるので、話が膠着しやすいよね。
宋：なるほど。

僕から話を始めないので、黒沢先生はとても話しやすそうでした。それまでの黒沢先生との対話は常に僕の枠組みに黒沢先生が合わせてくれていました。そのことに気づいていたのですが、自分ができていないケースのことが気になって仕方なくて、それをどうすることもできませんでした。でも、この時は違いました。自分でうまくできたと思っているケースだったので、黒沢先生の視点を聞くことに徹することができました。それに、問題志向から抜け出してやろうという意識だけはあったので、ケースの中でもＳＶの中でも以前のような原因探しのようなことはしていませんでした。ただ、どうやっていくことが解決志向の対話になるのかを自分でつかむためにＳＶの中で模索しているような状態でした。

みんな結局今の問題に戻ってしまう

この後、黒沢先生は改めて僕に問題志向と解決志向の違いを説明してくれました。僕がまだ最終的にソリューションをつかみきっていないことを先ほどの対話で黒沢先生は感じられたのだと思います。

黒沢：みんな、どうなりたいか？って聞いてるんだけど、結局今の問題を扱うってことに戻ってしまうんだよね。そっちに引っ張られてしまう。しかも、それに自分で気づかない間にそうなってしまう。これは本質的な違いだと思う。問題解決（problem solving）ではなく、解決構築（solution building）なんだってこと。もちろん、問題解決が悪いわけじゃないよ。それは王道だし。システムにしても、認知行動療法にしてもね。それは妥当かつ正当なやり方だと思う。でも解決志向でいくと、変化も違うし、クライエントも自分もしんどさが違うので。

宋：そういうことですね。その方が楽ですよね。

黒沢：ソリューションが使いこなせるようになると、多くの人が安全に楽に臨床できるようになるんじゃないかと思う。

宋：そうですね。

ここで完全に僕の中にソリューションが入ってきました。これまで僕がしてきたことは問題解決、つまり問題志向だった。でもここで黒沢先生が言っている解決志向、ソリューションは全く逆の思考をしている。これを理解できたと実感した時は本当にうれしかったです。

ソリューションがようやく入ってきた

黒沢先生がこれまで何度となくソリューションはこうだよ、と僕に投げかけてくれていた言葉をようやくがっちりとつかめた。そんな感覚でした。この日のメモには「僕はこれから問題志向から離れてみよう」とあります。SVを受けはじめて二年が経って、ようやくソリューションが僕の中に入ってきました。その翌日からは自分でも不思議なくらい問題や原因に目が行かなくなりました。難しく考えなくていい、とにかく問題ではなく、解決に目を向ければいいんだ。自分の壁を破った瞬間でした。

SVのシステムを変えたことが良かった

この時の対話では、僕の問題志向が影響しないように、まず黒沢先生から話をしてもらい、疑問がわいたら僕が質問するというパターンに変えました。そうやってＳＶのシステムを解決志向が先導するようにしてから、僕がそれに乗ることで、ソリューションの考え方が僕に入ってきました。このパターンに変えられたことも、いつも主導権を持ちたいと思っていた僕が変化していたのだと思います。とにかく黒沢先生に合わせよう。黒沢先生の言葉を聞いてから考えよう。実はこの時期、システムズアプローチの理解が進んで、臨床でも同じことができるようになっていました。僕が引っ張ったり、まとめたりすることをやめて、相手から出てくるものを使って組み立てていたのです。これはソリューションにも通じる考えです。僕にとっては、臨床での治療システムとＳＶのシステムとで同じ変化が起こり始めていました。

それまでの僕は自分が動いて、相手を何かの枠組みに乗せることを中心に考えてきました。それよりもその人から枠組みを引き出して、そこから組み立てていく。そうすると、安全に楽に臨床ができるようになる。その意味に気づかされました。

第6章 ソリューションを学ぶ前と学んだ後の僕の変化

黒沢先生のSVを通してソリューションを学んで、その前後で僕には大きな変化がありました（表2-6-1）。中でも大きかったものの1つは問題志向重視から解決志向重視になったこと、もう1つは自分の枠組み重視から相手の枠組み重視になったことです。

問題志向重視から解決志向重視へ

それまでの僕は普段の生活でも臨床でも問題志向を重視していました。何かの問題が起きた時はその問題や原因を探していました。その恩恵を受けて生活してきましたし、今もそのおかげで生活しています。ただ、僕の場合は臨床で問題志向をすると、問題や原因が見つかって、さらにその解決策も見つかればうまくいくのですが、その問題や原因が見つからなかったり、問題や原因が見つかってもその解決策が見つからないと、うまくいきませんでした。

ソリューションが僕の中に入ってきてからは意識的に問題志向重視から解決志向重視に切り替えました。今も一部は問題志向をしています。それは医者として医学的な判断をする時（例：うつ病の症状という原因があるからうつ病と診断する、うつ病という原因に抗うつ薬を出す）、あるいは患者さんにとっても僕にとっても問題志向の方が

表 2-6-1　ソリューションを学ぶ前と学んだ後の僕の変化

	ソリューションを学ぶ前	ソリューションを学んだ後
重視する志向	問題志向 （問題や原因を見つけて、それを解決する）	解決志向 （解決のイメージを見つけて、それに近づけていく）
問題と解決の関係	関係あると考える	関係ないと考える
大切にする情報	原因を知るための情報	解決を知るための情報
見ているところ	過去、原因	未来、解決のイメージ
診察で僕からする話題	プロブレムトーク（問題についての話題） ネガティブ(できてないこと)	ソリューショントーク（解決についての話題） ポジティブ（できてること）
治療で重視する枠組み	自分の枠組み	相手の枠組み
治療でしていること	現状を否定し、こちらの枠組みに導く	現状を肯定し、相手の枠組みに合わせて作っていく

治療がうまく行きやすい時（例：診察で患者さんと一緒に原因探し、解決法探しをすることで、患者さんの枠組みが変わる時）です。でも臨床全体を通して、問題志向と解決志向のどちらを多く用いるかと言えば、今はほとんど解決志向を用いており、それを中心に据えています。

一番のカギはその人の枠組みが変わること

黒沢先生に「どんな時がうまくいってる？」と聞かれてから、自分のこれまでの臨床でうまくいっていた時、うまくいかなかった時をもう一度振り返ってみました。3章で書いたように、エンパワー、ポジティブ・リフレーム、ノーマライズしたりすると確かにうまくいきました。でも、そうしなくてもうまくいく時がありました。たとえば、患者さんの主訴や経過を聞いて診断を告げ、治療方針の説明をして、それで患者さんが納得すれば、すごく安心して、楽になっていることがありました。「なんだこれは？」一方は解決志向でうまくいき、もう一方は従来の問題志向でうまくいく。「この共通点はなんだ？」でもすぐには答えが見つからず、その疑問を考え続けて一年くらいしてようやくわかりました。その共通点は、その人の問題に対する枠組みが楽になる方に向けて変わっていることでした。これまた答えがわかってしまうと、当たり前やんと思うのですが、気づくまでには時間がかかりました。

その人の枠組みが変わるかどうか。それがその人が楽になるかの一番のカギでした。

患者さんの主訴や経過を聞いて診断を告げ、治療方針の説明をしてうまくいっていた理屈はこうです。自分の枠組み（僕の評価、診断、治療方針）を重視し、その枠組みが入ることで、その人の枠組みが楽になる方に向けて変わると、その人は楽になる（当たり前ですが、同じことをしても、その人の枠組みが辛くなる方に向けて変わるなら、その人は辛くなります）。

エンパワー、ポジティブ・リフレーム、ノーマライズしたりする時にうまくいっていた理屈はこうです。まずは相手の枠組みを重視し、それに合わせてから、その枠組みを楽になる方に向けて変化させるようなエンパワー、ポジティブ・リフレーム、ノーマライズをする。それが入るとその人は楽になる。

自分の枠組みを重視するか、相手の枠組みを重視するか。いずれにしてもその人の枠組みが変われば、その人は楽になります。逆にその人の枠組みが変わらなければ、その人は楽になりません。

システムズアプローチは対話の中で問題のシステムやパターンを見立てて、それに変化をもたらすことで相手の枠組みの変化を目指します。ソリューションは解決に向けての対話をすることで、相手の枠組みに変化をもたらすことを目指します。この二つの共通点は、相手の枠組みに変化をもたらすことを目指していることです。相談に来る人たちはその問題に対する自分の枠組みを持っており、その枠組みがあるからこそしんどくなると考えます。その人の枠組みが変化すれば、その問題が解決するかどうかに関わらず、その人は楽になります。

自分の枠組み重視から相手の枠組み重視へ

自分の枠組みを重視してうまく行くのは、治療関係が良い時、あるいは相手が僕の医者としての枠組みを受け入れる時でした。要するに相手に自分の枠組みが入る時です。逆に自分の枠組みを重視してうまく行かないのは、患者さんが語る問題に「それは〜ということですね」と僕から一方的にまとめたり、意味付けをする時でした。それをすると、患者さんから「いいえ、先生、そうじゃなくて」と否定されたり、言葉には出しませんが不服そうな表情をされました。要するに相手に自分の枠組みが入らない時です。悲惨な場合にはもっと問題を語られて、患者さんと意見が衝突していました。自分の枠組みを中心に診察を進めようとして、患者さんからの抵抗に遭っていたと言えます。良い治療をするためには、医者として患者さんを見立てることが大事だと思っていました。もちろん医者としての見立ては大事です。ただ、僕は自分の見立て（枠組み）だけに目が行って、目の前にいる患者さんの様子やその話（枠組み）に目が行っていませんでした。

介入も同じです。目の前の患者さんや家族に「こうしたほうがいい」「この関係性に変えればいい」「この枠組みが入れば治る」、そんなことを思っていました。僕が重視していたのは「患者さんは〜したい」ではなく「僕は〜したい」で、治療の主語は患者さんではなく、僕でした。それはこれまで医者として治療方針を決定してきた僕としては、とても当たり前の発想でした。でもその問題をどこから、何を使って、どうしていくのか、どうなりたいかはその人たちが決定することです。いくら医者でもその決定はできません。それを聞いた上で、医者として自分の動き方を考えればいいわけです。

「まずは患者さんの様子を見て、その話に耳を傾ける」

医学部で初めて臨床の授業を受けた時に教えてもらったことです。これは、まずはその人の様子や反応、枠組みを診なさいという意味だと思います。その一番の基本をすっ飛ばして、自分の枠組みに目が行っていました。

相手の枠組みを重視してうまく行くのは、その枠組みに逆らわず、それに合わせてついて行く時でした。逆にうまく行かないのは、相手の枠組みを重視しすぎてそれを信じ込んでしまい、その人の語る問題があまりに大きく見えて、僕も一緒にその問題にどっぷり入り込んでしまう時でした。すると相手の枠組みに巻き込まれて、それ中心に診察が進んでしまい、気づいた時には一緒になってその問題の周りをぐるぐる回っていました。そうなると、もうどうしていいのかわからなくなりました。

これらを総合してみると、僕は自分の枠組みを重視している時の方が失敗することが多く、相手の枠組みを重視している時のほうがうまく行くことが多くありました。黒沢先生に言われたとおり、僕は自分がうまく行くほうで行こうと思い、相手の枠組みを重視することをもう一つの自分の中心に据えました。

それからは相手の枠組みを重視し、相手の枠組みに合わせながら話を聞いていき、その枠組みが変化するように促すことを意識して臨床をしています。自分の枠組みを重視する場合で多いのは、治療関係がいい時（ただ、それに胡坐をかいて油断してはいけません）、医学的な診断や薬物療法などの医者としての枠組みを使ったほうがうまく行きそうな時、その患者さんが医者としての意見を求めてきている時です。これらも結果的には相手の枠組みを変化させるためにしていることです。あと、臨床をしていて時々あるのは、相手の枠組み（希望や要望）に合わせたくても医者として合わせることができない時です。この時も自分の枠組みを重視することになります。

解決志向と相手の枠組みを中心に据えた

以前は問題志向と自分の枠組みを重視し、それを中心に臨床をしてきました。今は解決志向と相手の枠組みを重視し、それを中心に臨床をしています。僕の場合は解決志向、相手の枠組みを中心にして治療する方が、自分に無理がなく、疲れず、うまくいくことが多くあります。もちろん、問題志向、自分の枠組みを中心にして治療する方が、うまくできる先生もおられると思います。人によって自分に合う、自分が得意とする、やりやすい治療があります。黒沢先生がおっしゃるように

「自分がうまくいく方でやればいい」

まさにその通りだと思います。

今、自分は問題志向なのか、解決志向なのかを意識すればいい

ただ、医療機関で医者として臨床をしているので、患者さんから診断や薬というニーズがあります。その時には医者としての問題志向が必要になります。診断をしようとすると、症状などの問題を探さないといけないので、自然と問題志向になります。薬を出そうとすると、症状や問題を探してそれに合った薬を出すことになります。でもその時は、自分で今は問題志向になってるんだということを意識をすれば大丈夫です。診断や薬の話が出た時、あるいは治療上それらの枠組みが必要になった時だけ、問題志向に切り替えることになります。解決志向で臨床のほとんどをしていると、問題志向は自分の中で目立ちます。すると、今自分は問題志向をしているんだと認識しやすくなりました。

切り替えるチャンネルは枠組みと志向の2種類

こうやって考えていくと、臨床をしながら自分が切り替えるチャンネルは枠組みと志向の2種類であることに気づきました。枠組みは自分の枠組みか、相手の枠組みか。志向は問題志向か解決志向か。今はこの2つのチャンネルを意識すれば、自分が治療で何をしているのかが認識できるようになりました。

それまでの僕がうまく行かなかった理由

ソリューションを学ぶ前後の自分を振り返ってみると、頭の中でいろいろと整理ができました。

言うまでもありませんが、問題が解決するのは必ずしも精神科を受診するからだけではありません。実際はその人自身の力、あるいは周囲からの協力を得て楽になることがほとんどです。精神科を受診するのはあくまでも解決方法の一つです。中でも精神科を受診するのは最終手段であることが多いと思います。自分の力や周囲からの協力では解決しないから受診するわけです。また受診しようと決めた時点で、その人の枠組みが変化し始めていること

もよくあります。受診の予約が取れただけで安心したなんてこともあります。そこで解決への希望が湧いてくるのだと思います。広い意味で言えば、それもその人の力です。そうやって、いろんな思いを持って受診という選択をしてくれた人の問題の解決に医者としては貢献したいものです。

それまでの自分の臨床を振り返って、うまく行かなかった時に多いパターンは来院した人（患者さんや家族など）と僕の間でお互いの齟齬がうまれたときでした。来院した人は楽になりたいし、僕も楽になってもらいたい。目指しているゴールは同じです。ただ来院した人は何かに困っているので、あまり余裕がない状態で来られることがあります。人によっては素直になれなかったり、取り乱したり、言い方がぶっきらぼうだったりすることもあります。でも少なくとも、その人たちは今よりも楽になりたくて来ているわけで、そういう態度をしたくてしているわけではありません。来院した人たちのそんな様子に何ともない時もありますが、集中力がそがれたり、自分の枠組みが邪魔をしたりして、治療をする上でどうしても弊害になることがあります。かと言ってそれをその人に改めてほしいなんて言えるわけがありません。その時にはそれらの弊害をうまくくぐり抜けて、お互いに齟齬が生まれないようにするための視点や技術が必要になります。黒沢先生のSVとソリューションは、それを僕に与えてくれました。

なんでもかんでもソリューションの質問をしていた

ソリューションを勉強し始めたときは、なんでもかんでもソリューションの質問をしていました。ただ、それをしたところでその人が楽になるわけでもありませんでした。それはなぜなのかを考えていると、その質問をすることよりも、普段からその肯定的な考え方を使うことが大切なのだと気づきました。実際にソリューションの質問をするかどうかはその時のその人の枠組み次第です。

ソリューションはその人のゴールを目指すと言いますが、決してそれを強要するわけではありません。ゴールがなくてもいいし、ゴールを目指したくないなら目指さなくてもいい。そこにジョイニングすることも立派な治療になります。ただ、その人にゴールを目指す意思があるなら、その人をゴールの方向にいざなっていくことはできる。

ソリューションは技法と言われ、教科書には具体的な質問の仕方や面接の進め方の順番まで書いてあるので、その方法論が大きく取り上げられがちですが、どのケースにもその通り進めないといけないなんて決まりはありません。僕はそれを誤解していたため、なんでもかんでもソリューションの質問をしていました。技法よりも大切なことは、相手の枠組みに合わせながら対話を重ねることです。これはシステムズアプローチも同じです。ソリューションの教科書には冒頭に「クライエント各人の思考の枠組みに合わせて対話を重ねることが最重要である」と明記されています。ソリューションの信念です。それが何よりも大事なことではないかと思います。その上で、技法を使うかどうかを考えていけばいいわけです。

臨床でソリューションが有効な理由

なぜこんなにもソリューションは臨床で有効なのかを考えてみました。僕は多くの患者さんは受診する前からすでに問題志向をしているからだと思います。これまで問題志向による原因探しをしているため、相談を受ける側の精神科医が同じ問題志向をすると、診断や医学的知識などの精神科医ならではの枠組みを使わない限りは、同じような道筋をたどることになります。すると治療は行き詰まります。でも解決志向はそれまでに多くの患者さんがしていない考え方なので、ソリューションを用いることで枠組みに変化が起こりやすくなります。

今の僕が理解しているソリューション

これまで黒沢先生から教えてもらい、それを自分の頭で考え直して、整理してから臨床で実践してきました。それで僕は今の時点では日々の臨床でソリューションを以下のようにしています。

①相手の枠組みを把握し、それを対話の中で一緒に明確にしていく

まずはしっかりと相手のプロブレムトークに乗る。そして具体的に問題について語ってもらい、そこで出てくる

枠組み、その背景も聞いて対話で一緒に枠組みを明確にして、正確にジョイニングする。またその間に経緯、ニーズ、リソースなどのソリューションに役立ちそうな情報も集めておく。この段階でその問題はその人にとって解決する必要があるのか、つまりソリューションしていく必要があるかどうかを見極めます。

②プロブレムトークをソリューショントークに切り替えていく

クリニックで治療するパターンは大きく3つあります。

・その人のニーズにそのまま合わせる（こちらが合わせられるニーズなのかの判断は必要です）：たとえば、診断をしてほしい、診断書がほしい、薬がほしいという明確なニーズがある場合です。それに合わせるだけで満足される方もおられます。その場合にはそれで止めます。さらに解決を望んでおられる場合には「診断がついたら（診断書があれば、薬があれば）今と何か違ってきますか？」とソリューショントークに持っていくこともできます。

・その人の枠組みの変化のために、その枠組みをそのまま肯定する：たとえば、問題があるのはわかっているけど今はどうにもできなくて葛藤されている場合です。その時は無理に解決の方向には進めずに、その葛藤は普通に起こりえることだと今の状況を肯定する、つまりノーマライズします。それで、その人の枠組みが変化して楽になることもあります。

・その人の枠組みの変化に積極的に働きかけていく：これが一番多いパターンです。今の問題を何とか解決したいと思っている場合です。その時にはその枠組みに積極的に働きかけるために、ソリューションを使います。この時が一番ソリューションのパワーを発揮できると言えます。

③ソリューショントークを広げて、それを維持していく

人はプロブレムトークからソリューショントークになっても、すぐには枠組みが変化せず、プロブレムトークに戻ることはよくあります。それを防ぐために、しっかりとソリューショントークを広げて、それを維持し、その枠組みの変化をより盤石なものにします。

この３つの段階があると考えました。

二人以上の場合には、来ている人たち全員の枠組みと同時に、その人たちの関係性も把握するようにしています。ここで関係性を見るシステムズアプローチが役立ちます。関係性がわかっていると、ソリューションを誰にどのように使っていけばいいのかがわかるからです。その関係性を使いつつ、ソリューションをしていきます。

ソリューションは解決を目指すときにそのパワーをもっとも発揮するので、問題や困り感、解決したい気持ちの大きさによってその効果は変わってきます。それが大きければ大きいほど、その効果は大きくなります。二人以上の場合には、その中で誰が一番困っているのか、誰が一番解決を望んでいるのか、つまり誰がメインのクライエントなのかを知ることが大切になってきます。その人に対して、ソリューションをすることが一番効果的だからです（解決を望んでいる人が複数であれば、その人たち全員にソリューションが効果的になります）。そして、その人が変化するだけで、周囲の人たちも変化していくことがあります。その波及効果は関係性から予想できることもありますし、こちらが予想できないほどの大きな変化を生むこともあります。

全体を通してしていることは、その人たちが語る今の問題から離れて、その人の解決のイメージに向けて一緒に進むことです。人は解決のイメージを想像して、それがはっきりしてくれば、今の問題に取り組もうという気持ちになってくるからです。

次の7章から9章では、この3段階に沿って今の僕が実際のケースの中で、具体的にどのようにソリューションをしているのかについて書いてみたいと思います。

第7章

相手の枠組みを把握し、それを対話の中で一緒に明確にしていく

〈ケース〉

小学一年生のA君がイライラして情緒が不安定だということを主訴に、ご両親とA君の三人で受診されました。家族もこの三人です。お父さんは営業職の会社員、お母さんは主婦をされています。診察室に入られると、診察室のベンチにはお父さん、お母さんが座りました。A君はベンチの後ろで床に座って持ってきた絵本を読みだし、そのことにご両親が触れる様子はありませんでした。お父さんは緊張した表情、お母さんは笑顔を見せてくれますが疲れている表情で、A君はそのような両親の様子を気にしているようには見えませんでした。

※以下、【　】は僕が頭の中で考えていることです。

【予約の電話をくれたのはお母さん、問診票もお母さんが書いていて、お母さんが疲れている様子だったので、お母さんがメインのクライエント（一番解決を望んでいる人）で、お母さんがお父さんと息子さんを誘って連れてきたのかなと考えました】

宋：【まずはジョイニングからしたいので、全員とのコンタクトを目指して】（三人を見渡しながら）はじめまして、宋と申します。よろしくお願いいたします。
母：よろしくお願いいたします（横で父も頭を下げる、A君は気にせず絵本を読んでいる）。
宋：【やはり母が積極的な様子。それならまずは母にジョイニングするためにコンタクトしてみる】問診票で住所を見せていただいたのですが、ここまでは少し距離がありますが、遠くなかったですか？
母：少し遠かったんです。
宋：【母へのジョイニングとして】そうですよね。そんな中よく来ていただきましたね。
母：いえいえ。
宋：【受診までの経緯を知りたくて】でも遠い中でもここに来ていただいたのはどんな流れで？
母：息子のことで家の近くのクリニックに行ったのですが、あんまりだったので、知り合いに聞いてここに来ました。
宋：【続けて母へのジョイニングとして】そうだったんですね。それは遠くまでありがとうございます。
母：いえいえ。
宋：【続けて母へのジョイニングとして】今日は電車で？　お車で？
母：旦那に運転してもらって来ました。
宋：【ここで母から父の話題を出してくれて、しかも父が運転してくれたという良い話題。この流れに合わせれば父へのコンタクトが自然にしやすいし、それに乗じてジョイニングもできると考えて】（父のほうを見て）あ、お父さんが運転して来てくださったんですね。
父：（緊張しながら）はい。
宋：【続けて父へのジョイニングとして】道、混んでませんでした？
父：大丈夫でした。

宋：【母が父を誘ってきたのではないかと予想しながら】良かったです。お父さん、今日はお仕事は？
父：仕事を調整して来ました。
宋：【母が父を誘ってきたのか、そうでないのかを知りたくて】それはよく来てくださいましたね。ではお父さんが自ら仕事を調整して来てくださったのでしょうか？　それともお母さんが誘っていただいて？
父：家内に仕事を調整してと言われまして。
宋：【ということは父が母に合わせる関係にあるかもしれない。予想通り母が父を誘ってきたことを確認できたので、ここで一旦メインのクライエントである母とのコンタクトに戻る】そうなんですね。（母のほうを見て）お母さんがお父さんを誘っていただいて？
母：はい、私がお願いしました。
宋：そうだったんですね。【両親へのジョイニングのために問診票の話題になってるA君にも気を配る】（Aのほうを見て）A君はそこでも大丈夫かな？
母：（早いタイミングで）はい、大丈夫です。
宋：【母はA君に話をさせたい気持ちはなさそうだ】わかりました。【序盤なのでこれからの診察の構造がこれでいいのかを確認するために】（両親を見ながら）そしたらこのまま皆さんでお話をお聞きしていって大丈夫ですか？
母：はい、大丈夫です。
父：（うなずく）
宋：わかりました。【診察の構造が決まったのでここから本題に入って行く。まずはそれぞれの枠組みを知りたいので、問診票にある母の枠組みから触れてみる】ところで問診票を読ませていただいたのですが、今日のご相談はA君がイライラして情緒が不安定だということでしょうか？
母：はい。息子のことが心配で来たんですが、原因は私なんです。

宋：【いきなり母は自分が原因と言ったということは、この枠組みは母の中でかなり強い枠組みかなと考えながら、その枠組みを正確に知るためにさらに問題を語ってもらう】え？　というと？
母：私がイライラしてしまって、それがこの子に影響してると思うんです。
宋：【母の枠組みに合わせたくて】そうなんですね。お母さんとしてはお母さんのイライラがA君に影響してるとお考えなんですね。【次にお父さんの枠組みを知りたくて】お父さんはどう思われます？
父：（また緊張しながら）そうですね、家内はイライラしやすいですね。
母：（横でうなずいてる）
宋：わかりました。【両親それぞれの枠組みが同じだったので、そこに合わせる】ではこれからお母さんのイライラのお話についてお聞きしていきますね。【あとでソリューションするかもしれないので、その時に使えるように母のニーズに関する枠組みを知りたくて】あの、先ほどお母さん、前のクリニックがあまりだったとおっしゃいましたが、ここにはどんなことを期待して来てくださってますか？
母：前のところはアドバイスをくれなかったので、ここで相談してこうしたらいいとかのアドバイスがほしいんです。
宋：【母のニーズに関する枠組みはアドバイスだ】あ、お母さんはアドバイスがほしいんですね。
母：はい。
宋：【父は母に合わせそうだなと思いながらも、父のニーズも知りたくて】お父さんはどんなことを期待してくださってますか？
父：僕もアドバイスをもらえたら助かります。
宋：わかりました。【両親ともにニーズに関する枠組みはアドバイスで一致している。両親の枠組みに合わせるために】ではアドバイスができるように考えていきますね。
母：ありがとうございます。

宋：【ここまで両親とばかりコンタクトしていたので、A君にもコンタクトしてみようとして】（Aのほうを見て）
A君、少しお話しできる？
母：A、こっちに来て座りなさい。
（母の言葉を受けて父もAに座るように促し、Aが両親の間に座る）
宋：A君は何年生？
A：一。
宋：一年生なんだね。学校は楽しい？
A：うん。
宋：どんなときが楽しい？
A：（しばらく間があって）休み時間。
宋：へー、休み時間に何するの？
A：……。
母：ここで何をするかわかってないので、緊張してるんだと思います。
宋：そうなんですね。【メインのクライエントは母だろうし、A君がここにいてもみんなにメリットがなさそうだ。ここで再度診察の構造を母に決めてもらうために】これからお話をお聞きしていこうと思うのですが、お母さんの話も出てきそうなんですが、A君も一緒にいてもらっても大丈夫ですか？
母：そうですね。A、外でさっきのおもちゃでまた遊んできて。
宋：【やはり母がA君を出してくれる。それを父にも確認するために】お父さん、いいですか？
父：はい。
宋：（Aに）あ、そしたらいい？　ごめんね。
（A、退室する）

宋：【これで診察の構造が完全に決まったので、落ち着いてそれぞれの枠組みを正確に確認したくて、さらに問題を語ってもらう。まずはメインのクライエントである母から】（母のほうを見ながら）ところで先ほど、お母さんのイライラが息子さんに影響しているとおっしゃいましたが、それはどういうことですか？

母：去年の秋に私がイライラしてた時に、家中の物を投げて壊してしまって、それを息子が見ていたんです。それから息子の様子がおかしくなって、少しのことで急に泣き出したり、友達を叩いたりするようになって。情緒が不安定なんです。それと最近気づいたんですけど、テレビを見ている時に目をぱちぱちさせてたんです。先生、それってチックですか？

宋：【医学的にその可能性があるので、母の枠組みに合わせるためにもその可能性をそのまま伝える】その可能性はありますね。

母：チックって、ストレスで起きるんですよね？　私がストレスを与えちゃってるのかな……（下を向いてる）。

宋：【母が自分を責めてそうで、そのまま聞いてしまうとネガティブな話が出てきそうなので、そこは触れずに母の枠組みにだけ合わせる】息子さんの様子を見ていたら、心配になりますよね。そういうことがあったから、お母さんは息子さんの情緒はお母さんのイライラが影響してると考えてらっしゃるんですね？

母：そうなんです。私が原因なんです。

宋：【ここでは母の問題の語りは深追いせずスルーして、話題を変えるために父の枠組みを聞いていく】お父さんはそれについてはどう思われます？

父：（ここははっきりと）いや、息子は泣いたり、友達を叩いたりはしますが、男の子だったらある範囲だと思うので、僕はそんなに気にしてないんです。

宋：【父はそこは枠組みが違うんだなと思いながら、さらにそこを語ってもらう】あ、お父さんとしては男の子だったらある範囲だと？

母：（遮るように）そんなことありません。この前も友達を叩いて、私、学校から呼び出されたんです。幸い、相手の親御さんがいい方で強い言い方はされませんでしたけど。私、親や友達にも相談したんです。そしたらみんなから私が原因だと言われて。

宋:【両親の枠組みの違いを広げるとネガティブな話題が出てきそうなので、ここで両親に共通する母のイライラという枠組みに話題を戻す】お母さんのイライラはどういう時にあるんですか？

母:そうですねー、息子が食事の時に食べ物をこぼしたりしたら、それ見てるだけで私、イライラしてくるんです。先生、実は私、人に頼れないんです。何かあると自分が抱えてしまって、それでいっぱいいっぱいになってイライラするのかなって。旦那も仕事であまり家にいませんし。

父:(横で緊張してる)

宋:【あ、さっきからのイライラという枠組みと、ここで母から出てきた人に頼れないという枠組みを使って、父が母を助けるという良いストーリーになるかもしれない。でもまだここまで父にジョイニングをできてないので、母から出してくれた父の仕事の話題に乗じて、父にコンタクトしていく】なるほど。お父さんは仕事はお忙しいのでしょうか？

父:そうですね、僕、お客さんが全国におられるので出張も多くて、あまり平日は家にいないですね。

宋:【父が仕事の話題に乗ってきてくれたので、ここで初めて父へのジョイニングをしっかりしておきたくて】お父さん、全国というと、どのあたりまで？

父:もうそれは北海道から沖縄までです。

宋:【父へのジョイニングを続ける】それだと移動だけでも大変じゃないですか？

父:それはそうですね。

母:(少し下を向く)

宋:【父へのジョイニングをしている間に母は自分の辛い話をしゃべれなくてしょんぼりしたので、ここで父へのジョイニングを終えて、母の人に頼れないという枠組みを使いながらさらに父に話しかける】お父さん、たしかにお忙しいですね。ところで、お母さんが先ほど人に頼れないとおっしゃいましたが、お父さんから見ていかがですか？

父：そうですね、それはあると思います。家内は神経質で、小さなことを気にしすぎるんです。そんなこと気にするなっていつも言うんですけど。

宋：【父が人に頼れないというフレーズに乗ってくれそうなので、父へのジョイニングのためにさらに父の枠組みを聞いてみる】お母さんは神経質？

父：そうです。僕も男なんで子どもの時は友達とケンカしたり、泣いたり、泣かされたりしてました。しかも今の息子の学校はよく見てくださってるので、任せればいいのに。

母：（遮るように）任せられないよ、他の子をケガさせたらどうするの？　人に迷惑だけはかけてほしくない。

父：（黙ってしまう）

宋：【やはり父は母に合わせてくれるんだと思いながら、さらに母にしゃべってもらうために】お母さん、お父さんはお母さんが神経質だとおっしゃいましたが、そんなことはあるんですか？

母：はい、あります。私、両親が厳しくて、自分のことは自分でしなさいって教えられてきたんです。それでどうしても人に頼れなくて、全部自分でしようとするので。そうしてると、あれもこれも気になってしまって。

宋：【母が人に頼れないという枠組みの背景を語ってくれたので、ここで母にしっかりジョイニングするためにその枠組みに合わせた上で、それをノーマライズする。その背景のおかげで僕も母の枠組み全体をよく理解できた。あとは母の中で人に頼れないことがイライラとつながっていたらいいなと思って、それを確認したくて】そういうことがあったんですね。それじゃあ、人に簡単に頼れないのは当然ですよね。ではお母さんは人に頼れなくて、全部自分でしようとして、それでイライラしてくるってことですか？

母：そうです。

宋：【あ、良かった。でもその母の枠組みを父も同じ枠組みでいいのか確認したくて】お父さん、どうですか？

父：そうだと思います。
宋：【本当に父も母と同じ枠組みでいいのかしっかり確認したくて】それはどこからそう思われるんですか？
父：さっきの学校のことでもそうです。担任の先生に任せればいいのに、全部自分で解決しようとするから。
宋：【良かった。二人は同じ枠組みで間違いなさそうだ】あ、すいません、さっきお話しされてましたよね。お母さんは誰かに頼るのではなく、自分でがんばろうとされるんですね。お母さん、これで合ってます？
母：はい。

ここでケースを一旦止めます（ケースは8章、9章へ続きます）。

ここまでお二人が自ら語ってくれたこと、僕が質問したことで、それぞれの枠組みが把握できました。

お父さんの枠組み
・妻はイライラしている、神経質だ。でもそれと息子の情緒は関係ない
・妻は人に頼れない

お母さんの枠組み
・私のイライラが原因で息子の情緒が不安定だ
・私は人に頼れない

そして、対話の中で一緒に明確にできた枠組みは「母は人に頼れない」です。

関係性についてはお母さんがお父さんを連れてきたこと、お父さんもそれに着いて来てくれていること、診察の様子からもお父さんがお母さんに合わせてくれていたことから、お父さんがお母さんに合わせる関係（逆に言えば、お母さんはお父さんに合わせてもらう関係とも言えます）であることがわかりました。また、お母さんが当院を探して、お父さんやA君を連れてきており、自分が原因だと語っていました。そのことから一番解決を望んでいる人、メインのクライエントはお母さんであることがわかりました。

予約時の情報、問診票、経緯からたくさんの情報が得られる

当院では受付スタッフが電話での予約を受けて、その電話をかけてきてくれた方から、電話をかけてきてくれた方と患者さんとの関係、患者さんの名前や年齢、主訴、当日は誰が来るのか、当院のことをどうやって知ったのか、誰からの紹介なのかなどをお聞きしています。そして、診察を受ける前までにさらに詳しい内容を問診票に書いてもらって、事前にＦＡＸをお願いしています。

診察前にはそれらの予約時の情報、問診票の情報に目を通してから診察に臨みます。それらの情報からある程度受診される人の枠組み、周囲の人たちの枠組み、その人と周囲の人たちとの関係性もわかります。それに目を通すことで、大まかではありますが会う前にだいたいどんな感じなのかを予想することができます。場合によっては、どうすればいいのかも予想できることがあります。もちろん、その予想は外れることもあります。なのでそれを読んだからといって、そこで決めつけるわけではありません。でも、会う前にある程度その人たちの枠組みや関係性を予想できることで、診察が進めやすくなったり、自分の気持ちが軽くなったりとメリットがあります。このケースでは、予約の電話をくれたのも問診票を書いてくれたのもお母さんで、その中には息子さんの情緒について書いてありました。そこから、お母さんがメインのクライエントではないか、お母さんの枠組みは息子さんの情緒についてではないか、となんとなくですが予想していました。

第一部でも述べましたが、初期の段階でたくさんの情報が得られるのは、受診までの経緯です。なぜなら経緯は

枠組み（ニーズを含めて）や、関係性、システムの動きが如実に現れるところだからです。経緯を聞くだけで、枠組みや関係性の情報を短時間でたくさん得られるので、僕はできるだけ聞くようにしています。このケースでも少しのジョイニングを済ませたら、すぐに受診までの経緯を尋ねました。すると、お母さんが知人に聞いて来てくれたということがわかりました。ここでもお母さんがメインのクライエントではないか、お父さんはそれに着いて来てくれたのではないかという考えを強めました。

患者さんに会う前に情報を得ることについて、黒沢先生に教えてもらったことがありました。

宋：僕は診察の時間が限られているので、診察の前にある程度の見立てができるといいなと思ってるのですが、先生はどう思われますか？
黒沢：そうだね、面接時間が60分程度あるなら、事前に情報が多くなくても面接の中でじっくりその情報を取ることもできるけど、先生はそんなわけにはいかないもんね。
宋：そうなんです。
黒沢：それなら、問診票にお子さんが好きなこと、お子さんのウリ（得意なこと）、その主訴になる問題が落ち着いてる時はないか？とか、そういう質問を入れておいて、問診票を書きながら、その人にソリューションの思考を少し始めておいてもらうようにするのもいいんじゃない？
宋：なるほど。そしたら、受診前からいいことに多少なりとも目を向けてもらえますもんね？
黒沢：そうそう。

ここで黒沢先生が教えてくれたのは問診票に本人のリソース、例外の質問などを入れておいて、受診前からソリューショントークに持っていくための伏線を入れておくということです。この指摘を受けて、すぐに問診票にそれらの質問を入れました。すると、わざわざこちらが聞かなくても、問診票にある情報を診察で取り上げることで、ソリューショントークに切り替えやすくなりました。実際に患者さんのお母さんから「問診票を書いてて気づいたんですけど、こういう時も症状がましでした」と語ってもらえることもありました。

ジョイニングの精度を上げるためにその人の枠組みの背景を知っておく

相手の枠組みを把握し、それを対話の中で一緒に明確にしていく過程はソリューションでは「問題の描写」と言われる一番はじめの段階です。でも僕ははじめの頃、枠組みを正確に把握することがなかなかうまくできませんでした。そうすると当然、ジョイニングも精度が落ちます。そのたびに僕は黒沢先生から指摘を受け、枠組みを正確に把握することの大切さ、そのやり方を教えてもらいました。（ちなみに黒沢先生からは枠組みという言葉はほとんど使われません。僕が使うときにその共通言語として使われるようです）

お子さんが中学受験をして中学に入学したけど、不登校になったというケースを僕がＳＶで出したときでした。

黒沢：その中学はレベルが高いのかな？　そうでもないのかな？
宋：なぜそれが気になったんですか？
黒沢：ここで話題に出すかどうかは別だけど、この子が受かってうれしいなと思って行ってるのか、他に行きたいところがあったけど仕方なく行ってるのか、まあまあと思って行ってるのかで、違うからね。
宋：あ、なるほど。
黒沢：どんな感じでその学校に決まったのかなと思って。難しい学校だと受験の勝者！と思って成功体験になってるのか、中堅くらいならもしかしたら失敗体験になってるのかもしれないし。それは本人だけでなく、親にとってもその受験はどんな体験になってるのか。そういうことを想像しながら聴いてるかな。
宋：そういうことなんですね。

黒沢：たとえば大学受験を見すえて、女の子だったら苦労させたくないから、中学受験で一貫校に行かせたいということもあるし、男の子だと学歴への親の期待が大きいこともあるよね。その辺の親の心の動きと言うか。
宋：あー。
黒沢：高校受験だと、本人の意思が大きくなってくるわけだけど。
宋：なるほど。
黒沢：この子がどのレベルの学校に入れる頭の良さなのかが気になるんじゃなくて、その背景が気になるので。
宋：そういうことですね。
黒沢：もしその学校に入ったことが誇りになってるとしたら、そこで不登校になったというのは本人や親にとって辛い挫折になってるかもしれないし。
宋：あー。
黒沢：その人たちはその問題を通して、どんな体験をしてきたのか、それを想像してみる。
宋：はい。
黒沢：それを直接話題にするかは別だよ。その時の話の流れもあるからね。
宋：そしたら進学とか、就職とかのイベント、そこで起きた問題をその人たちはどう捉えているのか。それを想像するってことですかね？
黒沢：うん。私は中高生と面接することが多いからなおさらね。
宋：あー。その人たちの背景を知ることは大事ですね。
黒沢：原因を知りたいんじゃなくて、何がその子に役立つ材料（リソース）になるのかなって考えるの。そこを気にしているわけ。できるだけその精度を高めたいからその背景を知っておきたい。
宋：あー。
黒沢：公立中学に転校しないといけなくなった子に、もしこっちが不用意にジョイニングのつもりで、「公立だと地元のお友達もいるしね」なんて言ってしまったら、危ないこともあるよね。私立中学にいる子が不登校になって、公立中学に行くことになったら、それは本人にとっては他の人に顔向けできないってこともあるわけで。

宋：うんうん。

黒沢：ジョイニングするにしても、こちらから出てくる言葉にしても、その背景を考えてから言わないと。こちらが「そうやね」って言うときでも、どの部分に「そうやね」って言うかで相手の捉え方は変わってくるからね。

宋：そうですよね。

黒沢：先生の場合はそれを丁寧に聞いてから動いてるからもう今は心配ないと思うけど。

宋：いやでも、前は僕もそうしてました。良かれと思って言ったことで、外してるとか。

黒沢：そうそう、だから外さないようにするために背景は大事だよね。

宋：そうですね。

黒沢：それと自分としてはどんな情報を引き出したいかはわかっていたとしても、それをどう引き出すか、どういう引き出し方をするかは、この子はどういう気持ちで来たのか、どういう気持ちでいるのかで違ってくるからね。

宋：なるほど。

黒沢：こちらが声一つかけるときも、質問一つするときにも、その人たちの背景によって全部違ってくるから。

宋：あーそうですね。

黒沢：こちらが使う言葉遣い、うなずき方一つも違ってくるから。それがうまくできると、相手としてはとてもわかってもらえたと安心してもらえるし。そうすることで、ジョイニングが変わってくる。

宋：そうですね。

黒沢：私の言ってることが正しいとかじゃなくて、私だったらそう考えるってことね。

宋：はい。

思わずうなってしまいました。

ジョイニングの精度を上げるためにその人の枠組みの背景を知っておくこと。おっしゃったようにそれを知っているか知らないかで、こちらの声掛けの仕方一つも違ってきます。逆にその背景を知っていれば、より精度の高いジョイニングができます。ジョイニングは枠組みを合わせることですが、単に言葉や字面だけを合わせたらいいわけではありません。その人の心情に合わせることが大切なわけです。

黒沢先生のSVを受ける前にシステムズアプローチを勉強してきたので、治療する上でどんな情報が必要なのかはある程度知っていました。でもその情報を僕のペースで聞いてしまって、相手の枠組みの背景にまで目が届いていませんでした。なので、僕の質問に相手がうまく答えられなかったり、僕が知りたい情報がうまく引き出せないことがありました。この時の黒沢先生の言葉から、相手の気持ち、心情などの枠組みの背景を正確に把握することで、こちらの知りたい情報の引き出し方まで変わってくることを教えられました。ただ、よく考えてみると、東先生からも「その枠組みができていった歴史を聞くことは大事」と同じことを教えてもらっていました。ここで東先生のおっしゃることの意味がようやく理解できました。その枠組みを自分の頭で理解できるように、その背景、歴史、プロセスなど、枠組みの全体像を把握できれば、介入の幅は一気に広がります。

相手よりも前に出ない

僕は診察の途中までは丁寧に進めるけど、時間が迫ってくると、あとは急に雑になるというパターンを繰り返していました。これは限られた時間の中で診療している僕としては大きなテーマでした。限られた時間内でも雑にならずミスしないようにするには、相手の枠組みを早く想像できることが大事になると考えました。それを黒沢先生に尋ねました。

宋：どうやったら、相手の枠組みを想像しやすくなるんですか？　いつも先走ったらだめだとは思ってるんですけど、時間が迫ってくるとどうしても焦ってしまって。

黒沢：one behind lead が大切。一歩下がりながらリードするって一見矛盾してるんだけど、自分の想像でそうかもしれないなと思いながらも一歩下がりながら聴くということなの。待つというのか。

宋：あー。

黒沢：あまり前には出たらあかんということかな。

宋：はい。

黒沢：それをこちらがあたかも知ってるかのように先読みして「こういうことですよね」って言ってしまうと決めつけになって、相手は「はぁ？」ってなるからね。

宋：そうですね。

黒沢：もし相手が言ってることがこちらの想像通りだったとしても、初めて聴いたかのように「あー、そうだったんですね、そういうことなんですね」って言ったほうがいい場合があるよね。

宋：そうですよね。

黒沢：得た情報を頭の中で咀嚼してそのクライエント像をイメージしているわけだけど、自分がそうやって頭で考えてることと、実際に自分が面接の中でやってることは必ずしも一致していない。

宋：というと？

黒沢：自分が頭の中で想像したことをすぐに口にして「こうだったんですよね」って言うとは限らない。それは嘘をつくとかではなく、こちらの想像通りなことを相手が表現されたとしても、初めて教えてもらいました、なるほどどってという態度でいく。

宋：あえて、後ろからついて行ってるイメージですね。
黒沢：うんうん。こっちが動きすぎると、外すことも多いから。
宋：そうですね。
黒沢：絶対ここだってなったときには、しっかりと介入したらいいと思うけど。
宋：はい。
黒沢：相手の捉え方（枠組み）をより正確に知るために、こちらはずっと微修正を繰り返すってことだよね。
宋：あ、そういうことですね。わかりました。

診察時間の終わりが迫ってきたときに、「こういうことですね」って介入を急ぐと、外したときにそれまでの時間で積み上げてきたものが全て瓦解します。もう時間がないので、やり直しもできません。もしも「こういうことですね」ってまとめた言葉が当たっていたとしても、人は他人から直接それを指摘されると、「いや、違います」って言いたくなることもあります。その人が辛い状況にあればあるほどそうなります。

相手よりも前に出ないこと。相手の枠組みに合わせるときに大切なことは、決して相手よりも先に進めようとせずに、相手のペースに合わせる、あるいは相手よりも遅いペースでついて行く。これを誤ると、言葉面（づら）でいくら正確に合わせているつもりでもうまくいきません。それは枠組みに合わせられていないと言えます。枠組みとはその人の言葉だけではなく、その枠組みができた背景や心情、ペースなどすべてのシステムを含むので、それらに合わせてはじめて、本当の意味でのジョイニングになるからです（東先生の言う「システムへのジョイニング」です）。だからソリューションでは一緒に作り上げていくというニュアンスを含んだ「構築」という言葉が強調されるのだと思います。また、ソリューションで言われる「知らない姿勢」という考え方も決してこちらが引っ張るのではなく、相手のペースに合わせる、あるいは相手のペースよりも一歩後ろからの遅いペースでついて行くというところに通じます。

相手の枠組みを一緒に整理するだけで枠組みが変化することもある

その人の枠組みを把握し、それを対話の中で一緒に明確にしていくには、その人の語りだけでは難しいことがあります。人は皆いつも理路整然と自分の枠組みを語れるわけではないですし、その人の中で自分の枠組み自体が曖昧で、はっきりしていないこともよくあります。すると、相手もこちらもその枠組みが何なのかがよくわかりません。そんな時には、その人が自分の枠組みを話しやすいような状況を作り、整理するための質問、あるいは整理できるように導くような声掛けが必要です。その対話で、その人の枠組みについてのお互いの理解を微修正しながら近づけていくうちに、これまではっきりしなかったその人の枠組みが初めて明確になり、そうすることで自然と共有することができます。ソリューションまでしなくても、この過程だけで、「先生、話をしてるうちに自分の問題が見えました」と何が辛いのかわからないという枠組みが変化して、楽になることもあります。

第8章 プロブレムトークをソリューショントークに切り替えていく

受診や相談に来られる人たちは、なんらかの問題を語ります。問題を語る時は、問題だけでなくその原因、結果、歴史、それにまつわる辛い経験など、問題の周辺のことも同時に出てきます。その時展開されるのはいわゆるプロブレムトーク（視線が問題に向いた語り）です。問題の相談に来ているのですから、とても自然なことだと言えます。もちろん、ソリューショントーク（視線が解決に向いた語り）をしに来る人はいません。そんなことができるなら、受診になんて来る必要がないからです。

話を聴いてもらえたらそれで楽になるという枠組みの人なら、プロブレムトークを聴き続けて、それに合わせるだけで大丈夫です。でも、ただ話を聴くだけじゃなくて、なんとかしてほしいと思ってる人はそういうわけにはいきません。ただ問題の話を聴いていると、そのうちプロブレムトークはどんどん広がって収拾がつかなくなったり、一息ついたときには「どうしたらいいですか?」「アドバイスをください」という言葉が出てきます。そのとき僕は答えに窮することがありました。でもソリューションがあれば、そのようにプロブレムトークが続いたとしても、それをソリューショントークに切り替えることで、そこから治療を展開していけます。プロブレムトークからソリューショントークへの切り替えは、治療において大きなターニングポイントになります。この章では、プロブレムトークからソリューショントークへの切り替えについて書いています。

ケースは7章からの続きです。

〈ケース〉

宋：そうなんですね。【それまでの対話で明確になった「母は人に頼れない」という枠組みを使って、ここからソリューショントークに切り替えていくために、解決をイメージしてもらう質問を始めてみる。まずはメインのクライエントの母へ】（母のほうを見ながら）そしたら、もしお母さんが人に頼れたら、今と何か違ってきます？

母：違うと思います。でも両親は厳しい人で、育児も家事も自分でしなさいって人なので頼れません。一番近いのは主人ですから、本当は頼れたらいいんですけど、仕事が忙しくて頼れませんね。

宋：【お、一瞬だけ乗ってくれた。やはりすぐにはソリューショントークに乗ってくれないけど、母から父に頼れたらいいって言ってくれた】あー、そうですよね。【すでに母が父に頼れている時があるかもしれないと思って】そしたら、息子さんが食べ物をこぼしてお母さんがイライラされたとき、（父のほうを見ながら）お父さんはどうされるんですか？

父：僕は仕事で、あまり家にいないので。

宋：【父は否定したが、父が母を助けくれている可能性があると思ってしつこく】お父さんの休日にそんなことがあるときは？

母：この人、仕事で疲れて休日は昼まで寝て、自分のペースでご飯を食べるので、私と息子だけで食べることが多いんです。

宋：【母がやや父に攻撃的になったのを父はどうするのかな、父は母に合わせるかもしれないと思って】（父のほうを見て）そうなんですか？

父：（バツが悪そうに）そうですね……。

宋：【やはり父は母に合わせた。ここで父が辛そうなのでフォローしたくて】あー、全国を飛び回ってらっしゃるんですから、お父さんもお疲れですもんね。【ここで、再びソリューショントークに切り替えていくために例外の質問として】ところでお母さん、先ほど人に頼れないとおっしゃいましたが、お母さんがお父さんに頼られることはあるんですか？
母：ないですね。ずっと仕事なんで、頼れないですね。
宋：【ここでめげずに、少しでも父が助けているところを広げるために】でもお父さん、今日こうしてお父さんが運転して来てくださってますが、お父さんがこうやって助けてくれるときは？
母：今日は私が前々からしつこく言ってきたので。
宋：【おそらくこの母の枠組みを父も認めるだろうけど、一応父の枠組みも知りたくて】（父に）そうなんですか？
父：たしかに、そうですね（父、緊張が高まる）。
宋：【再び、少しでも父が助けているところを広げるために】すると、お母さんが前もって言ってくれれば、お父さんが助けてくれることはある？
母：はい、運転くらいならしてくれます。
父：（少し緊張が下がる）
宋：そうなんですね。【母には父が助けているところが広がらなかったので、ここから再び母へソリューショントークに切り替えるために、父が母を助ける話題で解決をイメージしてもらう質問をしてみる】（母のほうを見て）そしたら、もしお父さんがお母さんを助けてくれたら、今と何か違ってきます？
母：違うと思います。
宋：【今回は母がソリューショントークに乗ってくれそうだったので、さらに広げるために】え、それはどういうところが？
母：私のイライラがましになると思います。

宋：【今回は母が乗ってきてくれた。父は乗ってきてくれるのか確認したくて】え？　そうなんですか？　お父さん、どう思われます？
父：そうですね……（再びバツ悪そう）。
宋：【父は少し辛そうだが後でフォローしますって思いながら、さらにソリューショントークを広げるために父が母を助ける話題で母に解決をイメージしてもらう質問を続ける】お父さんが助けてくれると、お母さんのイライラがましになる以外に、他にも何か違ってくることってありそうです？
母：そうですね～、最近は息子がイライラして夜に寝れないときに、旦那が息子を連れて寝てくれる時があるんです。
宋：【よっしゃ！　母の方から例外を出してくれた。母が問題志向から解決志向になり始めてる。ここでさっきのフォローも兼ねて父を取り込んでいきたいので】え、（びっくりした表情で父のほうを見て）お父さん、そういうこともあるんですか？
父：はい、僕が一緒に寝てます（笑顔になる）。
宋：【さらに母にソリューショントークを広げるために】お父さんが息子さんと一緒に寝てくれると、お母さん、どうですか？
母：助かります。
宋：【母のイライラの枠組みと父が母を助ける話題をブリッジするために】ですよね、人は睡眠がとれると、イライラもましになりますからね。【母が物を投げた一件から父が母を助け出したのではないかと予想しながら、父をさらに取り込むために】お父さん、いつからそうやって息子さんと一緒に寝てくれてるんですか？
父：去年の秋に家内が家で物を投げてからですね。
宋：【予想通りだと思いながらも、さらに父にコンタクトする】そうなんですね。でもその時はお父さんもびっくりされたんじゃないですか？

父：はい、びっくりしました。家内はもともと礼儀正しい人なのに、まさかそんなことをすると思わなくて。

宋：【お、父が乗ってきてくれた。だいぶ父も母を助ける枠組みに入ってきてくれてるな】そうですよね、お母さん、そんな方に見えないですよね。

父：はい。

ここでまたケースを一旦止めます（ケースは９章へ続きます）。

それまでの対話で一緒に明確にした「母は人に頼れない」という枠組みをもとに、それを言い換えた「もし父が母を助けてくれたら、今と何が違ってきます？」という解決をイメージしてもらう質問をし、それを広げたことで、お母さんはある程度ソリューショントークに切り替わってくれました。

なぜプロブレムトークをソリューショントークに切り替えていくのか

ソリューションを勉強し始めたとき、ソリューションの考え方や質問に新鮮さを覚えて、興味深いなぁと思いました。でも、なぜソリューションの質問をするのか、何のためにそれをするのか、どうしてそれが効果的なのかが理解できませんでした。それがシステムズアプローチを勉強して、枠組みという言葉の意味に気づいてから、ようやくわかりました。人はプロブレムトークをしているときはその問題を問題視し「それをなんとかしようとするけど、できない」という枠組み（システム、パターンとも言えます）が持続しています。その人の枠組みは「その問題は対処できない困難な問題だ」と言えます。でもプロブレムトークからソリューショントークに切り替えていくことで、その人の枠組みは「その問題は対処できない困難な問題だ」から「その問題は対処できるかもしれない」へ、さらに「その問題は対処ができる問題だ」という風に枠組みが変化していきます。その変化を生み出すのに役立つのがソリューションです。問題を抱えている人にとって、ソリューショントークの対話の過程を経ることで枠組みが変化するため（その対話自体が介入と言えます）、対話の過程は治療的にとても大切です。よく考えてみると、東先生が「その人の語りが変わればいい」「今のこのやり取りが治療なんや」とおっしゃっていたのと同じことでした。

ソリューショントークに切り替えるための方法とタイミング

ソリューショントークに切り替えることの意味を理解できてすごくうれしかったのですが、今度はそれをどのタイミングでどうやって切り替えていいのかがわかりませんでした。またソリューションの数々の質問は知識としては知っていましたが、それをどうやって、どのタイミングで使うのかもわかりませんでした。その時に黒沢先生が一番初めに教えてくれたのが「**もしその問題が解決したら、今と何か違ってきますか？**」という解決をイメージしてもらう質問でした。この質問は使っている言葉自体が物語っているように、その人の視点を問題から解決に切り替えてくれます。視点が切り替わると、その人の口から出てくる言葉や話題は変わります。僕はソリューショントークに切り替えるためには、この質問が一番の起点になりやすいと考えています。

まずはこちらがしっかりとプロブレムトークに合わせることで問題の語りが一周して、対話の中でその人の枠組みが明確になって一息つきます。ソリューショントークに切り替えるタイミングとしてはここです。いわゆるジョイニングが終わった後です。ここで患者さんとしては自分の問題を理解してもらえたと思えるので、その時に「もしその問題が解決したら」と質問すると、それを聞き入れたり、想像したりがしやすくなります。それに、他のソリューションの質問に比べて、この質問が患者さんにとって一番自然です。解決なんて考えたのは初めてなんてことがあると、そのインパクトは大きくなります。患者さんの中にはすでに解決を想像したことがあって、「その問題さえなくなったら、楽なんですけどね」と自ら口にする人もいます。そうなっていると、さらにソリューショントークへの切り替えはしやすくなります。

プロブレムトークに戻ってしまっていた

しかし、実際の臨床ではそんなに簡単にソリューショントークに切り替わってくれるわけではありません。もちろん、何も考えずにとりあえずソリューションの質問をしたらいいというものでもありません。僕は問題を語ってもらう時間帯にプロブレムトークに合わせてから、ソリューションの質問まではなんとかできていたのですが、そこから実際にソリューショントークに切り替えていけませんでした。仕方ないのでそこで問題を定義して、そこからまたプロブレムトークに戻っていました。すると、結局またプロブレムトークが延々と続くので、システムのパターンを変えられなければ、それで万事休すでした。どうしていけばいいのかわかりませんでした。それを５章でも出てきたＳＶのときに、黒沢先生が教えてくれました。ケースの内容、ＳＶの対話は５章と同じものです。

〈黒沢先生との対話〉

この日のケースは小学六年生の息子さんが夜遅くまでゲームをしていて、朝に起きれず学校にいけないという主訴でした。ご両親は離婚されていてシングルマザーのお母さんと小学六年生の息子さんの二人家族で、その二人で受診されました。僕はそれぞれの枠組みに合わせた後に、ゴールを聞こうとお母さんに息子さんがどうなれたらいいのかを聞くと、お母さんは「自立してほしい」、息子さんは「今はそれは考えられない」と言い、それ以上展開できず、診察での話の流れが膠着していました。

黒沢：あ、ちょっとここでストップ。これからいい展開があるのかもしれないけど、この話の流れだと、ゲームをやめたいけどやめれないとか、学校には行かないといけないけどいけないとか、今だけの話になってきて、診察の中の話全体が停滞しはじめてるよね。

宋：はい。

黒沢：私だったらここで、「ところでさ、君が最も望んでることってどんなことかな？」って未来に飛ばすかな。
宋：なるほど。
黒沢：「それはゲームをやめるとか、学校に行くとかじゃないよって」言いながら、「自分にとってベストの状態ってどんな状態？」「自分としてもっとも望んでることって何？」とかって聞くかな。
宋：あー。
黒沢：まず一応聞いてみるかな。その停滞からぽんと抜け出る。
宋：あー。
黒沢：お母さんにしても、学校に行ってほしいとか、大人になって自活してほしいとかではなく。
宋：本人のときと同じですね。
黒沢：あるいは、「これは『べき論』じゃないからね」と前置きしてから、「もしその問題が解決したら？」って聞いていくかな。
宋：あー。話が膠着したら、問題から離れてもらうということでしょうか？
黒沢：そうだね、解決志向でいくと、そういうことだね。解決志向に飛ばしてみたら、そこからまた解決の種が降ってくるイメージかな。
宋：なるほど。
黒沢：ほんとは話が膠着したとかそんなことよりも、そうなる前に聞いてしまっていいよ。
宋：はい。
黒沢：解決志向の質問はそれを聞くこと自体に効果があるので、別に滞った時の回避手段ではないので。
宋：あ、そうですね。
黒沢：ベタにミラクル・クエスチョンをしてもいいよ。「ほんと変なこと聞くけどね」って言いながら。
宋：あー、そうやって使うんですね。

黒沢：うんうん。
宋：僕、診察の中で扱う問題や枠組みを決めたくなるんですけど、そういう風に問題を定義するとかではなく、問題や枠組みから離れるってことですかね？
黒沢：解決像に飛ばしてみてから、今の状態に引き戻る感じだね。「その解決像が10なら、今はどれくらい？」とか、「どれくらいになれたらいい？」みたいに聞くな。
宋：はい。
黒沢：問題から離れるんだけど、問題に戻るというより、今これからというところに戻る。
宋：問題というより、今これからに戻るんですね。
黒沢：そう。未来のゴールから今のゴールの話に戻る感じかな。一般的な話し合いって、過去の問題や原因の話になるので、話が膠着しやすいよね。
宋：なるほど。

見るポイントは相手の視線が今どこに向いているのか

このＳＶのときにようやくわかりました。解決をイメージしてもらう質問以外にも、リソースを尋ねる質問、例外の質問、関係性の質問、ベストホープの質問、ミラクル・クエスチョン、スケーリング・クエスチョン、それらのソリューションの質問もすべて、相手の視線を問題から解決に移してソリューショントークに切り替えるためにあったのです。相手の視線が今どこに向いているのか。問題に向いてるのか、解決に向いて来てるのか。見るべきポイントはそこでした。

リソースを尋ねるのは「自分はだめだ」「この子はだめだ」と問題に向いた視線を、「いや、実はいいところもあるかも」という風に解決に移す力があります。**例外の質問**は、問題ばかりに向いている視線を問題以外の良いところに移すことで、「あ、問題がないときもあるな」という風に枠組みを変化させる力があります。**関係性の質問**は

「もしここにご主人がいたら、あなたにどんな言葉をかけてくれると思いますか？」とすることで、その人だけの視線から他の人の視線を想像させることで、枠組みを変化させる力があります。お母さん一人での診察でお子さんのことが問題となっていたら、「ここにもし息子さんがいて、僕が息子さんにお母さんにどうしてほしい？と尋ねたら、彼はなんて答えると思いますか？」とすることで、お母さんからの視線を息子さんからの視線に移して、息子さんの問題をお母さんの対応とブリッジすれば、息子さんの問題からお母さんの対応という風にお母さんの枠組みを変化させる力があります。これらの３つの質問は、ソリューションスクールトークの入り口に導いていくものだと感じています。問題で頭がいっぱいになってる人はいきなりソリューショントークには行きにくいので、これらの質問を繰り返すことで前もってその伏線を敷いておくようなイメージです。

ベストホープの質問は、今の問題から自分の理想像を想像してもらって、視線を理想像に移すことで枠組みを変化させる力があります。**ミラクル・クエスチョン**も、解決像を想像してもらって、視線を解決像に移すことで枠組みを変化させる力があります。これら２つの質問は視線をゴールに向けてもらうための質問です。「もしその問題が解決したら、今と何か違ってきますか？」という解決をイメージしてもらう質問も視線をゴールに向けてもらう質問ですが、ベストホープの質問、ミラクル・クエスチョンのほうが強くはっきりとゴールに視線を向けてもらう感じがします。なので僕はリソースを尋ねる質問、例外の質問、関係性の質問などをして、少しずつソリューショントークに切り替わってきたなと思ったときに使っています。

スケーリング・クエスチョンは問題から少し離れて今現在の状態を客観視する視線を持ってもらう、ゴールに視線を向けてもらう、さらに近いゴールにも視線を向けてもらう。そのためには何ができるのかという視線にも向いてもらう。一つの質問で複数の角度から枠組みを変化させる力がある質問です。また、この質問は黒沢先生がおっしゃった「問題から離れるんだけど、問題に戻ると言うより、今これからというところに戻る」というのにぴったりな質問です。ある程度ソリューショントークに切り替わって来て、明確なゴールになる枠組みを対話の中で共有できたときに、未来から今現在に戻ってもらって、具体的な方法論として何をするのかを語ってもらう最終段階に僕はよく使っています。

大きく言ってしまえば、その人の視線を今の問題から離して解決に向けていくということです。なぜなら人は解決を想像して、そのイメージがついてきたら今の問題に取り組もうという意欲や勇気が湧いてくるからです。

ソリューションの質問はその質問に対する答えが返ってこなくてもいい

ソリューションの質問は、相手の視線を問題から解決に移すことでソリューショントークに切り替えて、最終的に相手の枠組みを変化させるためのものです。その質問自体への正確な答えを望んでいるのではありません。なので、必ずしもその質問に対しての答えが返ってくる必要はありません。プロブレムトークに戻ってもいいですし、違う解決の話をしてもらうこともＯＫです。要は、全体の流れとしてその人の視線が問題から解決に向いてきているかです。

先ほどのケースの中でも、父が母を助ける話題で母に解決をイメージしてもらうために「お父さんが助けてくれると、お母さんのイライラがましになる以外に、他にも何か違ってくることってありそうです？」と僕が聞いた時にお母さんが「そうですね～、最近は息子がイライラして夜に寝れないときに旦那が息子を連れて寝てくれる時があるんです」と語ってくれました。これは一見すると僕の質問に対する正確な答えではありません。でもこれでいいのです。なぜならお母さんの方から例外を出してくれたので、それで僕としてはお母さんの視線が問題から解決に向いてきていることが確認できたからです。臨床ではこんなことはよくあります。これがまさに黒沢先生がおっしゃった「解決志向に飛ばしてみたら、そこからまた解決の種が降ってくる」ということだと思います。

話が佳境に入ったときこそ丁寧に行く

しかしここでもまた、僕には壁がありました。途中まではソリューショントークでうまく行っているのに、最後で失敗していました。それをまたＳＶで指摘していただきました。

ＡＤＨＤの息子さん（保育園の年長）がかんしゃくを起こすということを主訴に、息子さんとご両親で受診されました。僕はご両親の枠組みそれぞれに合わせながら、話を聴いていました。横でその会話を気にする様子もなく、息子さんは気ままにおもちゃで遊んでいました。診察はお父さんがお母さんの話を聞いてあげることでお母さんを助けるという話でまとまって、佳境に入ってきていました。診察の終わりの時間が迫ってきたそのとき、お母さんが「息子がかんしゃくを起こすことで、他の人に迷惑をかけることを気にしすぎている私の問題なんです」と語ったので、僕は不用意にお母さんのフォローをしようと、「お母さんは常識的なんですね」と言いました。すると、お母さんの表情が曇ったところでした。

黒沢：あ、ここでお母さんは、息子さんが問題ということからシフトして自分を問題として語ったわけだから、ここからお母さんをクライエントに据えていって、そこからまた展開できるところやったのにね、先生が「お母さんは常識的なんですね」って、まとめちゃったから、お母さんの表情が曇ったのかな。先生は悪気はないんやけどね。

宋：あー、これ先生に指摘してもらえるまで気づきませんでした。

黒沢：それで、先生は「そしたらお母さんのしんどいお話をお父さんが聴いていただくことってできますか」って、先生の連れて行きたい枠組みのほうに展開したものだから。

宋：そうですね、僕、このパターン多いです。お父さんはサポーティブだし、お母さんはしんどいって言ってるし、その方向で行けそうだなって思ったから、早くそっちに連れて行きたくなって。

黒沢：急に、ぐいぐいいってね（笑）。

宋：それまでは枠組みに合わせて聴いてたのに、最後に外すっていう。

黒沢：そうそう、この辺りに分岐点があるっていうか（笑）。

宋：あー、30分という時間で、僕の中ではもう20分って一つのラインになってて、急いでしまうんです。でもその佳境になったときこそ丁寧に聞いていくと、結果的に短くて済むということですね。
黒沢：そうそう（笑）かえって、そうだと思う。
宋：ほんまやな。僕、指摘していただけるまで自分のパターンがわかりませんでした。
黒沢：それまでは丁寧にジョイニングしてやれてはる（急に大阪弁）。だからこそ、ここまでの時点で私も聴いて全体の様子が見えてるなって感じる。でも、最後に「はい、もうこうやね」ってするから。
宋：（笑）
黒沢：あとはそこを丁寧にしたら、とんとんってうまく話が落ちるわってところやのに。
宋：あとは、もう引っ張るだけになってる。これでしょって、まとめに入ってしまってる。でもそこでもう１回丁寧に合わせたほうが早く終わるってことですよね？
黒沢：そうだね、やはり本人たちから出してもらうってことだね。
宋：なるほど。
黒沢：そこから「そしたら、もしお母さんが気にしすぎてる部分が良くなったら、何が違ってきますかね？」って、かえって広げるようでいて、実はこちらは狙いを定めていれば、ある程度そのようなオープンな質問をしても、あまりぶれないでいける。何が出てきても、その中で必要なものだけこちらは拾えるよね。
宋：そうそう、そうですね。
黒沢：何も準備してないところで、オープンクエスチョンしてしまったら、何を拾っていいのかわからないよね。
宋：そうですね。
黒沢：ここまでの流れでこういう話が出てくるよねって予測がついてるから、そこから展開していけるよね。
宋：なるほど。
黒沢：そうそう、このお母さんだったら、その質問をすれば「もうちょっと落ち着く」とか、そういうお母さん自身がよい状態になっている方向のことを言うと予想できる。

宋：あーそうかー、逆にこういうときに、ソリューションの質問をして、そこを広げていけば、もし話が散らかってしまってもその中からいいところを拾って、また返せばいいんですよね。

黒沢：そうそう。

宋：そういうことかあ、ほんまや。

黒沢：そうすると、相手からするとしんどい話も受け止めてくれた上で、自分のよい状態が見えてきて、そこからつなげて言われると、その人は「あー、そういうことやったんやあ」ってなるよね。こちらから出させておいて、自分で納得してもらう。ちょっとずるい感じがするかもしれないけど。

宋：そうですね。ここほんまポイントやな。こういうときにソリューションに展開して、そこを広げればいいんですね。そうすれば、僕が何か言わなくても、勝手に答えを言ってくれますもんね。

黒沢：そうそう。ソリューションはよくクライエントさんが答えを持ってるって言うけど、それに気づいてもらう仕掛けはそうやって作っていくってことだよね。

宋：あー、これは楽になるなあ、ありがとうございます。ここを力技でやってたから、自分もしんどいし、なんかしっかり入らないしってなりますよね。

黒沢：そうそう、なんかずれたなってなるよね。

宋：わかりました。佳境に入ったときはより丁寧に行ったほうがいいってことですね。

黒沢：やっぱりどこかで急いじゃったり、こちらから答えを言いたくなったり。通常の医療の診療ならそうなると思うの。

宋：ほんと、そうですね。

黒沢：こちらはもっとゆっくり進むっていうルールを自分に置いておくと、うまくいくってことやね。

宋：そうですね。

黒沢：ブリーフっていうと、短いってイメージだと思うけど、逆説的だけど、ゆっくり進むことが結果的にブリーフになるってスウェーデンの児童精神科医の先生がおっしゃってた。
宋：ほんとそうですね、まさに。いみじくもいいタイミングで教えていただきました（笑）。人って2つの気持ちの間で揺れてることってありますよね。その時ってその揺れにゆっくり合わせるほうが、自分から答えを言ってくれますもんね。
黒沢：そうそう。
宋：このケースで、他何か感じられました？
黒沢：うん、そこだけかな。先生は最初はすごく丁寧にジョイニングしたり、フォローしたりするけど、だいたい全体が見えてくると、やたらスピードアップして、見ているとそこ落としたよ、そこフォローしないの？っていう場面が増えてくるね（笑）。それがよく出てるケースだったね。

人はプロブレムトークに戻るもの

これはSVで黒沢先生に指摘していただくまで自分でも気づきませんでした。気づいたとき、ショックであると同時に他にも気づいたことがありました。

それは
「ソリューショントークに切り替える質問をしても、あるいは切り替わっていても、また人はプロブレムトークに戻るもの」

ということです。

僕は前に進めることばかりに目が行ってしまい、ソリューショントークに切り替える質問をしてプロブレムトークが返ってくるとそれを流して、またすぐにソリューショントークに戻そうと急いで失敗することがたくさんありました。人はそんなに簡単に問題から離れられるわけではありません。変化を望んでいながらも、いざ現実に変化を迫られたときには逡巡することもあります。今考え直すと、すごく当たり前のことですが、気づきませんでした。これを知ったことで、急がなくていいんだとわかって気持ちがすごく楽になりました。

再びプロブレムトークに戻ったときは、その時こそ一旦は丁寧にそのプロブレムトークに合わせる。それをしてから、ソリューションの質問をする。するとまたソリューショントークに切り替えやすくなる。相手の枠組みに合わせてから、ソリューションの質問でソリューショントークに切り替えていく。していることはそれまでしていたことと全く同じでした。最初から最後まで同じことを繰り返しているだけとも言えます。

プロブレムトークとソリューショントークを行ったり来たりしているこの時間帯の対話で一旦プロブレムトークに合わせることが、その後ソリューションが成功するかの一つのカギになる。逆に言うと、そこさえきちんと合わせていけば、結果的にうまくいって、診察時間もずっと短くて済む。もちろん、枠組みを外してもう一度立て直すのとは比較になりません。

「問題にきっちり合わせることが、早い解決につながる」

黒沢先生がおっしゃったのは、そういうことだと思います。

枠組みに合わせることは後ろになればなるほど重要

それまでのケースでもそうでした。最後で、さらに丁寧に聞いてそれを広げたときのケースはうまくいっていました。しかも、そのほうが結局は時間も短くて済んでいました。なぜ最後にもう一度丁寧にしたほうがうまくいくのか。考えてみると、診察でジョイニングができた終盤にその人の口から出てくる話の多くはその人の本音です。人別に診察で本音を話してもらうことが目的ではありませんが、それがその人の枠組みの核心であると言えます。人は関係ができる前には本音を言わないことが多いですし、自分でも自分の考えが整理できていないこともあります。対話を重ねることで、その人が最も言いたい枠組みが浮かび上がってくると、その人の頭の中でも自分の枠組みがはっきりしてきて、それを話しやすくなります。そうなると、こちらとしてはすごくわかりやすい上に、そこできちんと枠組みを合わせると、単なる枠組み合わせという意味を超えて、その後に治療が展開しやすくなります。もちろん、ソリューションもしやすくなります。まさにジョイニングです。丁寧に枠組みを合わせていくことは大切ですが、その重要性は後ろになればなるほど増すことに気づきました。

ソリューションが大切にしている信念である「クライエント各人の思考の枠組みに合わせて対話を重ねることが最重要である」。この原点に戻って来ます。

その人の枠組みが正確に把握できていれば、展開していける

「予測がついてるから展開していける」

黒沢先生がおっしゃったこの言葉。それはこちらがその人の枠組みを正確に把握していれば、どんな答えが返ってくるのかを予想して展開できるということだと思います。もっと言えばどんな話が出て来ても、その人の枠組みがわかっているので、そこを中心にしてソリューショントークに戻していける。そう思えると心に余裕ができました。

このことに気づいてから、ある日の初診が終わってホッと一息したとき、初診で時計を見なくなっている自分に気づきました。

第9章 ソリューショントークを広げて、それを維持していく

先述のとおり、対話の中で一旦はソリューショントークに切り替わっても、ほとんどの人はまたプロブレムトークに戻ります。その時はそれに合わせながらも、徐々にソリューショントークに戻していき、さらにソリューショントークを広げて、それを維持することで、その人の枠組みが変化していきます。

ケースは８章からの続きです。

〈ケース〉

宋：【関係性の質問で父にもソリューショントークを広げる】でも今のお話でいくと、お父さん、お忙しい中お母さんを助けてくださってるんですね。そしたら、もしお母さんのイライラがましになったら、それってお父さんにとってはどうですか？

父：それは僕も家に帰ってきたときに楽です。

宋：【母を助けることが父にもメリットがあることを強調するために、あえて父が楽になる話題を広げる】ということ、それはどんなところが？

父：家に入るときに緊張しなくて済むので。

宋：【父もソリューショントークに乗ってくれてる】あ、そりゃそうですよね。ところで、今、お父さんがお母さんを助けてくださってるという話になってますが、（両親を見て）そんなことって可能なんでしょうか？
母：（じっと父を見る）
父：（はっきりと）してみます。
宋：【はっきり言ってくれたので、内心、お父さんにすいませんって思いながら、父が母を助ける話題を広げる】え、ほんとですか？（母の方を見て）そしたら息子さんと一緒に寝てくれること以外で、お母さんがお父さんに手伝ってもらえたらって思うことありますか？
母：休みの日に息子を遊びに連れて行ってくれたら。
宋：【さらに母にソリューショントークを広げる】そしたら、お母さん、今と何が違ってきます？
母：今は息子を見ながら家事をしてるので、そうなるとその間に家事をして。
宋：【さらに母にソリューショントークを広げる】それから？
母：少しリビングでゆっくりしたり、座ってテレビを見れるかな。
宋：なるほど。でも、お父さん、そんなことできますか？
父：（素直に）やってみます。
宋：【父をフォローしたくて】お父さん、すごいです。仕事で疲れてらっしゃるのにそこまで言ってくださるとは。でもどうしてもできなかったら、他にも方法はあると思うので、一緒に考えますから言ってくださいね。
父：わかりました。
母：（表情が明るくなる）
宋：【両親にジョイニングもできたし、僕としては両親だけの方が話を進めやすいので、診察の構造を指定する】ではこれからはお父さんとお母さんの話になると思うので、A君が聴いちゃうのもあれなんで、次回はご両親だけで来ていただいていいですか？

父・母：わかりました。

これで初回の診察は終わりました。ここまでで、関係性の質問を使ってお父さんにもソリューショントークを広げました。その後はそれまでの「父が母を助ける」という枠組みで、再びお母さんにソリューショントークをしてもらって、そこで出た母の言葉をそのまま課題としてお父さんにお願いしました。

全員を肯定的に見て、全員に平等に肩入れする

以前の僕はこのようなケースなら、お母さんがかわいそうに見えて、それはお父さんが助けてくれないからだと考えていました。それで無意識にお母さんばかりに肩入れして、黒沢先生から「全員に平等に肩入れするように」と何度も指摘されました。自分でどうしても「ここだ！」と思い込むと、そっちに突っ走っていました。その教えから、このケースではメインのクライエントがお母さんなので、主にお母さんにソリューションをしてから、それにお父さんも合わせてくれるのかを見ながら進めました。また黒沢先生の教えから、何か課題を出す時は誰かに不平等感が出ないようにしないといけないことにも気づきました。

ケースの続きです。

〈2回目（一カ月後）〉

お父さんの表情から緊張が少し下がり、お母さんは心なしか楽そうに見えました。

宋：【変化があるだろうというニュアンスを出すために】前回からいかがですか？

母：毎日イライラしてます。

宋：【一旦、母のプロブレムトークに乗る】それはどんな時に？

母：息子にイライラして怒鳴りつけたりしてます。
宋：【母のプロブレムトークに合わせてから、ソリューショントークに戻す】それはお母さんもA君も大変でしたね。もしかして、前回から少し変わったなって思うことはありました？
母：イライラするのはちょっとましです。でも、まだ息子にイライラして怒ってます。
宋：【また母のプロブレムトークに一旦合わせてから、ソリューショントークに戻す】あ、まだイライラされてらっしゃるんですね。でもちょっとましっていうのは？
母：怒ることが少しは減ったかな。
宋：【母にソリューショントークを広げる】それはどんな時に？
母：前なら息子が着替えるのが遅いと怒ってたんですが、今は少し見守るようにしてます。
宋：【母へのコンプリメント】あ、そうなんですか？　見守るって言葉で言うのは簡単ですけど、実際にするのは難しいですからね。お母さん、それはがんばりましたね。【父の枠組みを確認する】お父さんはどう思われます？
父：あまり見てないからわからないですけど、確かに休みの日に見てるとましな気がします。
宋：【父がいい変化を語ってくれたので、ソリューショントークを維持するために、それを広げる】お父さんから見てどのあたりがましですか？
父：息子がおもちゃを散らかしたときに以前なら怒ってたんですが、一緒に片付けてました。
宋：【さらに広げる】それはいつの話ですか？
父：先週の日曜日です。
宋：【母にもソリューショントークを維持するために、いい変化の話題を広げる】そうなんですね。お母さん、そんなことがあったんですか？
母：はい。

宋：【母にさらにいい変化の話題を広げる】（母のほうを見て）どうしてその時怒らずに一緒に片付けることができたんですか？
母：旦那が息子を連れて公園に行ってくれたので、その間に少し休めたんです。
宋：【予想通りの変化なのでうれしくなりながら、父をコンプリメントすることでさらにいい変化の話題を広げる】なるほど。お父さん、お母さんのためにA君を公園に連れ出してくれたんですか？
父：はい（うれしそう）。
宋：【母からいい話題が出てくることが予想できるので、あえてそれを父に聞いてもらうために】お母さん、その時どんなお気持ちでした？
母：楽でしたね。そんなことこれまでなかったので。
宋：【予想以上の母のいい話題にうれしくなって】（びっくりした表情で）え、はじめてですか？
母：はい（笑顔）。
宋：【父をフォローするために父をコンプリメント】お父さん、大切な休日によくやってくださいましたね。
父：ええ（照れてる）。
宋：【母にさらにソリューショントークを広げて、維持する】もしかして、他にもお母さんから見て、お父さんがしてくれたなって感じるところってあります？
母：旦那の帰りが遅くて、私、息子と寝てたんですが、旦那が帰ってきてから、息子を連れていって一緒に寝てくれました。
宋：【母から出た父が助けてくれたいい話題だし、父へのコンプリメントにもなるので、その話題を広げる】あ、お父さんがまたA君と寝てくれたんですね。お母さん、その時起きてたんですか？
母：はい、まだ起きてました。でももう寝るって時だったんで、そのままにしてたんです。
宋：【さらにそれを広げるために】でもお母さんとしてはありがたかったんじゃないですか？

母：そうですね。
宋：【母が乗ってくれたので、父のがんばりをコンプリメントしたくて】そしたら、あとでお母さんからお父さんにお礼の言葉とかは？
母：言ってないですね（苦笑い）。
宋：【母が乗ってくれたのでさらに広げるために】なんでまた？
母：私、旦那にありがとうって言ったことないんです。
宋：【さらに広げる】（びっくりして）え？　ほんとですか？
母：はい、ほんとです。
宋：【父の活躍をコンプリメントするためにここで父も取り込みたくて】（父のほうを見て）お父さん、そうなんですか？
父：はい、そうですね。
宋：【父からいい言葉が出てきそうなので、さらに父を巻き込みたくてソリューションの質問で】もしお母さんがありがとうって言ってくれたら、お父さん、どうですか？
父：（笑顔で）そりゃうれしいですよ。言われたことないですから。
宋：【これまで父に課題を出して負担をかけてたし、今度は父へのコンプリメントを母にしてもらうために】そりゃそうですよね。でもお母さん、そんなことできます？
母：（照れながら）がんばります。
宋：【いい変化に注目してもらうために観察課題を出しておく】よかったです。ではこれからもお父さんがお母さんを助けてくれることで、お母さんのイライラがましになるかもしれません。そうなってくるともしかしたらA君の情緒にも変化があるかもしれません。そういうことがあったら教えてくださいね。
母：はい。

父：わかりました。

これで2回目の診察は終わりました。当初、やはりお母さんはプロブレムトークから始めました。それに合わせながらも、いい変化を尋ねる質問でソリューショントークに戻しながら進めました。その後はソリューショントークを維持するためにいい変化の話題を広げました。後半に出てきた、お母さんがお父さんにお礼を言ったことがないという話題は偶然ですが、僕はお父さんだけに課題を出していたことが少し気にかかっていたので、それをお母さんの課題としてお母さんからお父さんへコンプリメントしてもらうことにしました。最後に次回以降もソリューショントークを維持したくて、いい変化に注目してもらえるように「～という変化があるかもしれないから、あれば教えてください」という観察課題を出しました。

2回目はプロブレムトークから始まるもの

ほとんどの場合、このケースのように2回目はプロブレムトークから始まります。繰り返しになりますが、人はそんなに簡単に問題から離れられるわけではありません。それに多くの人には「相談に行くところでは問題を語るものだ」という枠組みがあります。なので一度ソリューショントークに切り替わっても、またプロブレムトークに戻ります。表情は以前よりも明らかに良くなってるのに、まだプロブレムトークをしているなんてこともよくあります。ここでも、そのプロブレムトークに一旦は合わせることが大切です。そうすると、多くの人は少し気持ちが落ち着きます。それを経ることで、またソリューショントークに切り替えやすくなります。

以前からのいい変化に視点を向けてもらう

その時にソリューショントークに切り替える起点になるのが、前回からのいい変化を探す質問です。これは臨床全体を通して言えることですが、常に以前からの変化を探そうという目で臨床に臨むことは大切です。人は小さな変化があったとしても、問題のほうが大きく見えれば、当然ですが問題のほうに視線が向きます。質問されてはじめて、小さな変化に光が当たることになります。

こちらがどんな質問をするかで、その後の話の流れは変わってくる

こちらがどんな質問をするのかで、相手の答えは変わってきます。たとえば、学校の様子を知るのに「学校で辛いことない？」と尋ねるのと「学校でどこが楽しい？」と尋ねるのとでは、同じ学校の様子を尋ねていても出てくる答えは全く変わってきます。質問にはその人の意図が入っています。どのような意図を持って質問するかで、質問で使う言葉や表現は違ってきます。ネガティブな言葉を引き出したいならネガティブな質問を、ポジティブな言葉を引き出したいならポジティブな質問をします。多くの場合、その意図に合わせた言葉が返ってきます。こちらがどんな意図を持って質問をするかでその後の話の流れは変わり、それによって相手の枠組みまで変わってきます。

ソリューションの質問にすぐに答えられなくてもじっと待つ

ただ、ソリューションの質問に答えることは患者さんやご家族にとっては容易なことではなく、ポンポン答えてくれる人はそれほど多くありません。なぜなら多くの人の考え方は問題志向や原因結果論で成り立っているため、解決志向の考え方や質問に慣れていないからです。逆に言えば、普段その人たちがしている考え方と違うものだからこそ、ソリューションは効果的であると言えます。相手がじーっと考えている時はその邪魔をせず、我慢してじっと待つ。僕はそこで自分が沈黙に耐えられなかったり、相手の答えを予想して言いたくなって実際に言ってしまっていました。すると、その僕の発言を患者さんから否定されたり、言い換えられたりして、話がスムーズに運ばず時間がかかることがありました。そんな失敗を繰り返していたとき黒沢先生からアドバイスをもらいました。

「相手の答えに予想がついていても、相手に言ってもらう」

この言葉でようやく気付きました。相手の答えを待つ、あるいは言ってもらう。実はこの時間が相手の枠組みを変化させることになり、それ自体が治療になります。この時間帯に我慢してじっと待つことが、ソリューションが成功するかのもう一つのカギになります。人は他人から言われることよりも、自分で気づいたこと、そしてそれを自分で口にするほうが自分の中に入ってきます。自分で発言してもらうことが、変化や治療につながっていくのだと思います。

一つひとつの言葉にどう反応するかで治療が決まる

ある時のＳＶでソリューションの質問についての話題が出た時でした。

黒沢：ソリューションって、もし奇跡が起きたらとかそういう質問は目立つから注目されがちなんだよ。もちろんそれもソリューションの一面なんだけど、**実は一つひとつの言葉にどう反応するかなんだよね**。

宋：ソリューションの質問をするのはいいんですけど、その後にどれをどう広げていけばいいのかがわからなくて。

黒沢：たとえば「それができたら何が違ってくるの？　それは何につながっていくの？　あ、そうかそうか、そういうことを望んでるんだね」、そういうやり取りをしてるうちに、本人の中でより望んでることが見えてくると、変わってくるよね。

宋：はい。

黒沢：もちろん症状や問題が主訴になる。でも**その症状をどうやって消していくかを目標にすることよりも、その人が望むよい状態や生活になることが目標**。だからゴールを聞いてから「そうなったらどうしてる？　どんな一日になる？」って質問をして、その世界を頭に描いてもらうことだと思う。その症状を消すことだけがその人の楽になる唯一の道ではないはずなの。**ソリューションでは症状をなくす方法論よりも、それが解決した**

時の様子を語ってもらうことをするの。

今この対話を振り返ってみると、僕がソリューションの質問をどう広げていいのかわからないと言ってる時点で、ソリューションを理解していなかったんだと思います。それをまた黒沢先生は改めて説明してくれました。タイミングよく、ここでとても大切なことを教わりました。

「一つひとつの言葉にどう反応するか」

黒沢先生が一番初めにおっしゃったこの言葉。今改めて考え直してみると、これは精神科臨床のすべてを語っていると言っても過言ではないと思います。僕ら精神科医がしていることは人との対話です。精神療法とは対話で行う治療です。その対話によってそれが治療的になったり、非治療的になったりするわけです。言うなれば、相手から出てきた言葉にこちらが一つひとつどう反応するかで、それが治療になるか、治療にならないかが決まるということです。

方法論よりもその人の枠組みの変化が大切

「ソリューションは症状をなくす方法論よりも、それが解決した時の様子を語ってもらう」

この黒沢先生の言葉。これがソリューションそのものと言えます。

僕はずっと方法論にこだわってきました。それは当たり前と言えば当たり前でした。それまで医者として、一つの問題には一つの答えがあると考えてきましたし、患者さんからは「どうしたらいいのでしょうか？」という質問を数知れず受けてきたからです。僕にしても患者さんにしても、思考パターンは同じ問題志向です。そんな中で臨床をしてきたわけですから、何か具体的な方法論を考えようとする癖は簡単には抜けませんでした（正直、今もその癖が全くないとは断言できません）。そのせいで、僕は問題や症状が気になって、どうしても具体的にどうするのかという行動処方、つまり方法論に持っていきたくなっていました。そんな時、黒沢先生から教えてもらったこの言葉は改めて僕を問題志向から解決志向にしてくれました。

ソリューショントークは、その人の視線が問題から解決に向くことで、その人の枠組みの変化につながります。まだその人の視線が解決に向いていないとき、つまりその人の枠組みがまだ変化してないときに方法論に持っていこうとすると、その方法論が入らなかったときにはうまく行きません。まだ元の問題の枠組みが残ったままだからです。逆に枠組みが変化していれば、どんな方法論でも入りやすくなります。診察の中で方法論の話題が出るのは最後の最後です。その対話の中で、方法論の話題になってきている時点で、もうすでに枠組みはかなり変化してきていると言えます。その人の視線が問題から解決に完全に切り替わってきているのかを確認してから、必要なら最後に方法論に行く。そんなイメージです。必ずしも方法論が必要というわけではありません。その人の枠組みが変化していれば、診察で方法論の話題は必要ありません。臨床では問題の枠組みを持った患者さんから「どうしたらいいですか？　アドバイスをください」とよく言われます。それもその人の枠組みが変われば、そのような言葉は出なくなることをよく経験します。黒沢先生から教えてもらったことで、その理屈がよく理解できました。

ソリューショントークを維持させる時にもソリューションの技法は役立つ

診察が進むにつれてソリューショントークに切り替わってくると、それをさらに維持する必要があります。また元のプロブレムトークに戻る可能性があるからです。その時にも役に立つのが、数々のソリューションの技法です。ソリューションでは、どの技法をいつ使うかなどの決まりはありません。逆に言えば、こちらがその時の相手の状態を含めた枠組みを把握していれば、それに合わせていつでも使えるということです。

ソリューションがしていることはその人の肯定とエンパワー

ＳＶの中で黒沢先生から何度も何度もソリューションのシャワーを浴びているうちに、ふと思いついて、こんなことを聞いたことがありました。

宋：先生、ソリューションがしてることって、要するにその人の肯定ですか？
黒沢：うん、それが私が目指してるところやと思うわ。

あ、やっぱりそうなんや。内心そう思いました。受診する患者さんや家族は自分では解決困難なことを前にして「どうしようもない、解決できない」という否定的な枠組みを持つことで、自分の力を発揮できない状態にあります。自分一人では到底立ち向かえないと思っている問題に「いや、もしかしたら解決できるかもしれない」と思ってもらうことがはじまりです。そこから対話でそれを広げていき「できるかもしれない」、そう思ってもらえればしめたもの。あとはそれを広げる。ソリューションの技法を通して、ソリューショントークにしていくことで「解決できない」という否定的な枠組みが「いや解決できるんじゃないか」「解決できそうだ」「解決できる」などと肯定的な枠組みに変化します。それによってその人は気持ちが楽になったり、力が湧いてきたりする。理屈としては、否定的な枠組みが肯定的な枠組みに変化する、というとてもシンプルな構造と言えます。

でも、それが一筋縄では行かないこともあります。そんな時、その人にとって違和感なく自然とソリューショントークにしていくために、その人を肯定し、エンパワーし、時には粘り強くプロブレムトークに合わせる、こちらの質問にその人が答えるのを待つ、あるいはその人の変化のスピードに合わせてタイミングを待つ。そんなことをしながら、対話の中でゆっくりとソリューショントークにしていく。黒沢先生から教えてもらったソリューションを僕はそのように理解しています。

希望の源になるのは自分が持っているもの

それらのソリューショントークの過程を経て人が得るのは、解決への希望です。一旦、否定的な枠組みが肯定的な枠組みに変化して、希望が持てるようになると、人はどんどんセルフエンパワーできるようになります。それが本当のエンパワーではないかと思っています。誰かにエンパワーされるよりも、自分で自分自身をエンパワーすることの方がよほど強力です。それを繰り返すうちに自分への自信が生まれ、何か問題が生じても「なんとかなるんじゃないか」という気持ちになります。人は希望や自信が持てれば、解決できるわけがないと思っていた問題も解決してしまうことがあります。

臨床において、その人に希望を持ってもらうことは治療上とても有効です。その時に僕が大切だと思うのは、人が希望を持つのは必ずしも誰かにそれを与えてもらったり、偶然の出来事のおかげだけではなく、その人が持っているものが源になることがあるということです。でも人は問題を前にして、そんなことには気づきません。どうやったらその人に希望を持ってもらえるのか。それをこちらが単純に用意できることもありますが、用意できないことがほとんどです。こちらが用意するのではなく、対話を通して一緒にその人の中から持っているものを引き出して、希望を見出していくこと。ソリューションがしている臨床はそういうことじゃないかと思います。

これからもソリューションを勉強し続けたい

ソリューションを勉強している中で、インスー・キム・バーグ先生の存在を知りました。韓国語版のソリューションの教科書のはじめに、先生はソリューションがどのようにしてできたのかを二〇〇四年にこのように書いておられました（以下は宋の意訳です）。

私が一九五七年（当時二十三歳。ソウルで生まれ、梨花女子大学で薬学を学び、卒業後に薬理学の研鑽のためアメリカの大学へ留学）にアメリカに渡った当時、韓国は戦争で荒廃した状態でした。そして、私は慣れない国で迎える不確実な未来を前に恐怖に震えながら気持ちが重くなりました。目に涙があふれ、将来にどんなことが起きるのか全くわからず、ただ奨学金をもらえるという約束だけを信じて祖国を発ちました。それから四十七年が過ぎ、私はいつの間にか人生の晩年に差し掛かっています。

お金もなく、持ちものもほとんどなく、恐怖でいっぱいの状態で重い一歩を踏み出し韓国を発つときは、私が今している仕事をやり遂げるという想像は全くできませんでした。今まで小さいながらもそれを叶えることができたのは、幼いころに一生懸命働き、我慢し、可能な限りトップになるよう教えられた韓国の厳しい教育のおかげです。私は韓国で希望、信頼、粘り強さ、そして諦めないことの重要性を学びました。これは今も最も大切に思う韓国がくれた財産です。私が学んだことの中で最も重要なことは粘り強さ、人間の強い精神、そして人間は根本的に善良な心を持っているという人間についての信頼でした。

これまでの人生で多くの人が私を信じ、私に希望を与え、私自身を信じるよう教えてくれました。今日の私になれるように影響を与えてくれた多くの人たちの助けなしには、決して今までやってきた仕事をすることはできなかったと思います。私が数十年の間、友達として、同僚として、メンターとして、そして来談者として出会うことができたすべての素晴らしい方々に感じる感謝の気持ちを言葉ですべて表すことはできません。彼らは私に、人の中にある善良な姿を読み取る方法と、人生で経験する多くの苦痛や不義理からも耐える方法を教えてくれました。

この本は、私に本当に多くのことを教えてくれたすべての人たちについての信頼を表現しようと書いたものです。

（出典：Peter De Jong, Insoo Kim Berg. 翻訳 노혜련 허남순『Interviewing for Solutions 4th edition. 해결을 위한 면접』第4판、二〇一五年．出版社 박학사．）

これを読んで、ソリューションが人の可能性に対する信頼から生まれたことを知りました。治療者が患者さんの可能性を信じるからこそ、患者さんも自分の可能性を信じることができます。患者さんが自らの可能性を信じて良くなっていく姿を見ることで、治療者は自分が治したなどと不遜になったり勘違いしないで済むだけでなく、治療者も人としての自分の可能性を信じることができます。治療をする人も受ける人も、自らの可能性を信じることができる。そう考えると、ソリューションはなんてすばらしいんだろう。これからもソリューションを勉強し続けたい。そう思いました。

これを読んでいて、先生の母国を愛する気持ちを感じました。直接お会いしたことはありませんが、僕は同じ韓国人というだけでとてもうれしくなりました。それもソリューションを勉強し続けたい理由になりました。

若い人の教育について

1　私自身の変化

私の日頃の教育について語る場合、自分の臨床歴を簡単に振り返ることから始めた方がいいように思う。

私が大学で教育を受けた昭和五十年代初頭は未だ臨床心理士の資格制度も創設されておらず、私自身そのような道を志していたわけではない。在籍した心理学科ではラットを用いた基礎実験を行うばかりだった。

ひょんなことから臨床の世界に身を投じてからも臨床心理学に関してまったく学んだことのなかった私は、成り行き上、行動療法を勉強することになった。フロイト、ユング、ロジャーズなど一切知らなくても（さらに心理検査ができなくても）、特段の不自由なく精神科医院で心理カウンセラー（行動療法家）として働くことができた。当時は、人の行動はすべて条件づけの結果であって、症状は誤った条件づけによるものと信じていたと思う。

やがてＭ・エリクソンに傾倒した。いや正確に言うとその解説者の一人であるＪ・ヘイリーの影響を強く受けることとなった。症状はすべてコミュニケーションであり、患者の使う策動に治療者が負けないことが何より大事である。面接室でのコミュニケーションをコントロールし、またそれを利用し、患者が変化せざるを得ない方向に囲い込むことが必要である。このように当時の私は信じていたと思う。極論すれば、患者はややこしいコミュニケーションを使ってくる悪い人なのだと真剣に考えていたようだ。私はそれに負けない「戦略」を考えるのが大好きだった。

その後、構造的家族療法の影響を受けることになる。家族の「構造」のありようが問題持続の原因なので家族をなおす必要があると、当時の私は真面目に考えていたと思う。極論すれば、家族は子どもをスケープゴートにする悪い集団だったのだ。それをなおすための「夫婦連合形成」あるいは「世代間境界形成」などが、私の大好きな技法だった。

しかし昭和六〇（一九八五）年頃のこと、石川元先生の言葉で私の臨床観はすっかり変わってしまった。先生は「家族を悪いことにして行うのが家族療法」だと言う。これは目から鱗であった。

以来、私の中で「問題はない」「問題の人も家族もいない」といった思想が広がり始め、とりあえず「〇〇を問題（原因）としてセラピーを行う」といった臨床スタイルが当たり前になっていった。

「問題」は実在しないのだけれども、とはいえ、実在するかのような顔つきで私たちの眼前に現れる。それゆえ、事例ごとにどのような「意味・ストーリー」が当事者や関係者によって重宝されているかを把握することは非常に大事なことではあるものの、本質は、「症状や問題」と意味づけられた現象を含む相互作用の継続（これを問題持続システムと呼ぶ）に変化を与えること。それが私のセラピーの中核になった。眼前の問題持続システムに接近し（ジョイニングし）、変化を作る（リフレーミングする）こと。これが私の日々の営みとなった。これを一般にシステムズアプローチ（ＳＡ）と称している（これには種々の理論や技法が含まれるが、実は概ね家族療法やブリーフセラピーからの援用である）。

「家族を問題として」「患者が問題であるとして」「条件づけの問題であるとして」「生育暦の問題であるにして」「抑圧の問題であるとして」「トラウマであるとして」「〇〇症であることにして」「憑依であるとして」等々、意味づけはなんでも良い。それが真実かどうかではなく、ジョイニングとリフレーミングのために使えるものはなんでも使うといったスタイルだと言えよう。

2　ＳＶの第1ポイント

スーパービジョン（ＳＶ）を受けにくる人や大学院ゼミ生に対して私が最も時間を費やしていることは、「問題はない」「問題の人や家族はいない」、この思想を語ることである。ここが腑に落ちてもらえないとＳＡ全般を教える気になれない。

「世の中には問題はいくらでもあるではないか」「問題の人は現実にいるではないか」「診断が大事だ」などと反駁する人もいるが、もちろん彼（女）にとってはそれで一向に構わない。そのような認識の仕方が間違っているというのではない。ただSAを習得することは難しいというだけのことだ。無論SAなんぞ習得しなくても臨床家としていくらでも生きていけるし、SAが分からなくても家族療法やブリーフセラピーもそれなりにできる。「不健全な家族関係を変える」と真剣に信じておこなう家族療法があっても文句は言えない。

幸い近年では、みんな拙著をしっかり読み込んできてくれるので、このような思想に直面しても早期に脱落する人はほとんど見られなくなったけれども、ともかくSAを習得するに際してはここが最大の難関であり、ゆえに私が最も力を入れているところでもある。

私は何度もバイジーに問う。「君はなぜそれを問題だと思うのか？」そしてその度に別の視点（問題ではない）を提供する。これを何度も繰り返すうちに、彼（女）は現象を多角的に見る力を獲得する。やがて彼（女）はこう言う。「私はそれを問題だということにして振る舞う（ジョイニングのために、あるいはリフレーミングのために）」。

3　SVの第2ポイントと第3ポイント

「問題はない」「問題の人や家族はいない」といった思想が腑に落ちれば落ちるほど、技法は大して意味を持たなくなる。極論すれば、普通に会話していれば自然と「著効」あるいは「改善」が生じると考えて良い。

しかし、そのような達人になることはすぐには無理なので、とりあえずはなんらかの視点や技法を身につけることも若い人には必要になってくる。

その際の、大変有用な視点が「目の前の相互作用の観察と、形成されたパターンや構造の理解（つまり問題持続システムの把握）が大事である」といったものだ。私がSVで二番目に力を入れているのがこの視点の獲得である。

その上で、優先順位としては三番目だが、家族療法やブリーフセラピーに含まれる幾つかの技法を教えもする。

個人面接をおこなう人には解決志向アプローチの方法を中心に、そして家族合同面接をおこなう人には構造派の方法を中心に、各人の力量に応じて指導することが多い。ただし技法は人好き好きなので無理強いすることはない。また、役割や職場環境も人それぞれなので、たとえば医師は医師なりに心理士は心理士なりに、三番目のポイントは実にゆるくアバウトだ。問題持続システムの変化につながるものであるなら、（社会常識の範囲内で）実は技法はなんでもありである。

4　大学院生の卒後研修

SAの本質は「思想」だが、それは常識的なものの見方とはずいぶん異なるので、たとえば私の大学院ゼミ生であっても、就職したのち、ほとんどの人はいつの間にか常識的なものの見方に戻ってしまう。つまり、「問題はある」「問題の人はいる」「問題の家族はある」と考えるようになる。SAを良く学んだのちでもスランプに陥っている人は、ほぼ例外なくここで再びつまずいている。何かを本気で問題視するようになっている。その姿を見ると、既述の三つのポイントの中ではやはりここが一番の難関であるとあらためて思う。そして、彼（女）らが日常吸っている空気の影響が大きいことを知る。環境が人を作るのだ。

そこで、龍谷大学の私のゼミはOB・OGにも全開放している。その時間に直接的にSVを受けられることも利点だが、間接的にゼミ内でのやり取りを耳にすることは大変効果的である。懐かしいSAの空気に触れることで、「問題はない」「問題の人や家族はいない」ことを思い出すとき、どのようなスランプも既にスランプではなくなっているのである。

東　豊

文　献：東豊（二〇一九）新版 セラピストの技法―システムズアプローチをマスターする．日本評論社．
田中究（二〇二一）臨床コラボレーション入門（仮題）．遠見書房（印刷中）．

人が人にできることを磨くために

心理療法にできることとは、人と人とが対話することで生みだされる可能性を広げ、クライエントの利益に貢献すること。クライエントのもつ力を引き出し、クライエントが望む解決の状態をつくっていけるようにすること。そのために、対話を続け展開する力を磨くこと。これは臨床家の責務である。

心理療法や心理的援助にかかわる臨床家が、「解決志向」の対話の力を身に着けることは、その責務を果たすことにもっとも誠実な選択の一つになると私は思っている。

私の心理臨床系譜

とはいえ、かくいう私も、初めから「解決志向」や他にも現在自分にとって親和性の高いナラティヴ・アプローチ、コラボレイティヴ・アプローチ、また家族療法の諸流派やシステムズアプローチなどを知っていたわけではない。

心理療法の学びの系譜をたどるなら、まず、私は、当時はまだ数少なかった「臨床心理学」の盛んな大学を好んで選んだ。心理学科では、精神分析、ユング派の分析心理学、実存心理学（現存在分析）、カウンセリング心理学、学習心理学・認知心理学（現在の認知行動療法の基礎にあたる）、発達心理学など、高い水準の教えを一通り受け、学問はあまり得意ではなかったが、学ぶことに恵まれた。さらに大学で学ぶよりも臨床現場に強く惹かれ、大学4年生の頃には精神科の病院に通っていた（研修生として）。個人的には、思春期に興味があり、芸術療法の盛んな精神科病院で、若い患者さんを中心に、面接をしたり描画をしたりして、ユングの象徴や布置、精神分析的な投影、病跡学的な知見などを手がかりに作品をみたりしていた。また、ブロス、マスターソン、エリック・エリクソンなどの勉強会に参加したりする一方で、モレノ夫人によるサイコドラマやゲシュタルト療法のワークショップなど、体験的な学びの場にも多く出入りした。

ただ、今思えば幸いしたことが二つあった。一つは、自分があまりまじめな学生でなかったこと。もう一つは、恩師と呼べる先生方が、どなたも、温かく、かつ疑り深い人たちであったことである（先生方、ごめんなさい！）。この二つの点に共通するのは、どれか一つのものだけが正しいとこだわらない（疑う）ことである。自分のふまじめさを正当化することはさておき、恩師と呼べる先生方からは、こちらの色眼鏡（好む理論、手法など）を疑い、目の前のクライエントをみること、その力を信じること、人間は多様であること、万能なものはないこと、粘り強く諦めないことなど、ペシミスティックにもオプティミスティックにも、それぞれの先生方の持ち味を通して、叩き込まれた。

その後は、思春期つながりで早期から学校臨床にご縁をいただいたり、産業臨床でコストや結果を意識することを学んだり、現場での臨床経験は広がった。実力のある心理療法家になりたいという思いは当時から今もぶれていないが、多くの流派を知り、かつ早期から（好んで）多様な現場に放り込まれ、教えを受けたり領域を開拓したりしたことは、「人はおもしろい」という視点を（不真面目に聞こえるかもしれないが）、私に十分に与えてくれた。そのようななかで、従来型の「問題志向」とは異なるあらたなパラダイムである「解決志向」に出会っていった。

人を指さすのではなく（あの人はどうなのかではなく）、自分を指さすこと（自分はどうなのか）、四の五の言わずに、自分の面接を振り返り、クライエント（患者／生徒／家族）がよくなるという結果に役立つことを見据える。「人はおもしろい」は自分を含めてである。

「人はおもしろい」というまなざし

人はおもしろい。

「問題」などないかもしれないのに、いかようにも「問題を作る」ことができるし、「問題がある」と考えることができる。容易に、ときに強固に「問題がある」と信じられる。

「問題」があるというなら、それがましなとき、起こっていないときも必ずある。けれども、そんなときがあると は思わないから、探さないし、気づかないままでいる。まして、「問題や困難があるなか、どうやってなんとかやってきたのか」とは、まず考えたりしない。

「(未来の) 望んでいる姿」は、心のどこかにある。問われれば (多くの場合) 思い描くことができるものだ。でも誰も問おうとしない。だから、望んでいるありたい姿がわからないまま、近視眼的なことにとらわれて、なかなか前に進めなくなる。

自分にも周囲にも「リソース (至言)」が (驚くほど) ある。にもかかわらず、できていないところにばかり注目してしまうから、できていることには気づかない。そうなると、リソースや強みを使えないし、生かせないことになる。

「人はおもしろい」というのは、このことに関して言えば、「問題はない」「問題は作られるもの」とも思える。問題が起こっていない「例外」があると気づくこともできる。(問題からも自由な)「望んでいる未来」「ありたい姿」を問われてありありと語ることができる。それにもつながる「リソース」がたくさんあると感嘆し、それらを生かしていくこともできる。とりあえず小さな一歩をどんなことから進めたらいいのかについてもわかってしまう。

人が人にかかわり対話を続けるなかでこのような経験が生み出される。対話の中で生じる経験は、それまで思いもよらなかったことであるのだから、ますます人はおもしろいというわけだ。

それにより、可能性の広がり、希望、自信、前に進む力、家族や他者との信頼の回復、協働といったさまざまな力がもたらされる。そして人は楽になったり元気になったりして、より満足できる今日を自ら生きられるようになっていく。

ここまでくると、人はおもしろいというより、人はいとおしいといった表現が適切かもしれない。

上記に示したような対話の考え方と技術をミニマムに具体性をもって教えてくれるのが「解決志向ブリーフセラピー」である。

「解決志向」の地平に出る

「問題」についていえば、「問題がある」とも「問題はない」とも、「問題があってもなくても問題じゃない」ともとらえられる。こうもできるし、ああも考えられるから、人はおもしろいのである。

ちなみに、「解決志向」は、「問題があってもなくても問題じゃない」派だ。言い換えれば、「問題をつくることに興味がない」派である。なぜなら「問題と解決は（実は）別物（つながっていない）」と知っているからだ。

私は、「解決志向」とは、「人はおもしろい」「こうもできるし、ああも考えられる」という感覚がベースになるものと思う。なにしろほとんどの人々は疑いなく「問題志向」（ざっくり言えば、「問題」を同定し、原因を検討しそこから介入を施す方略）に依拠している。そのようななか、「解決志向」は「問題」があってもなくても「問題」じゃないと考えて対話を展開していくのである。「問題」をどうするかではなく、クライエントが「解決をつくる」ために役立つことをするのだから。

このようなできていることや望んでいる状態に焦点を合わせていく「解決志向」の対話を展開できたら、新たな地平に抜け出て違う景色を見ることができる。

実際のクライエントとの面接（セラピー）において、すでに述べてきたような意味で「人はおもしろい」という柔軟な視点と姿勢があれば、人と人との対話で生み出されるものへの信頼がもてるだろう。「解決志向」が「対話への信頼」に立つ背景には、「待つ姿勢」、「粘り強く対話を重ねる姿勢」も伴うことを言い添える必要がある。「ブリーフセラピー」の「ブリーフ」という言葉にまどわされてはいけない。「急がば回れ」とはよく言ったものである。

解決志向は、"Simple is not easy"

「解決志向」モデルは、おびただしい数のセラピー・セッションを観察するなかで、クライエントに肯定的で持続的な変化が確実に起こったことに役立ったセラピストの質問やクライエントの行動の抽出から成立している。「解決志向」を象徴するユニークな質問は、実践の中から生まれ、実践の中で生き残ったものである。そこから、『問題』と『解決』は別物（つながっていない）」ということも見出されたわけだ。

つまり、「変化は必然である」「小さな変化が大きな変化につながる」「問題や原因を探すよりも『解決』（望んでいる状態）を知るほうが役に立つ」「人は『解決』に役立つ『リソース』を必ず持っており、自身の『解決』の専門家である」といった「解決志向」の発想の前提は、このようなモデルの開発過程にも横たわるプラグマティズムの姿勢から整理されたものである。言い換えれば、実践的な実感がないなかで、「これが真に重要で役に立つことだよ（今まで教わってきたことと違うかもしれないけど）」とポンと提示されても、それらは魅力的な響きは持つものの、初学者にはなかなか腑に落ちてわかるというところまでいきにくいかもしれない。

「解決志向ブリーフセラピー」は、無駄がなく実践的で便利なものであり、安全性と汎用性の高さも利点として大きい。だが、その理論と技法は、無駄がなさすぎて（人によっては、学びやすいようで学びにくい？　親切なようで不親切？）、表面的に技法だけをまねてそれができたように思っても、結果が思うように伴わず、「解決志向」なんてそんなにうまくいくものではないと諦めてしまうことにもなりかねない。創始者のスティーブも"Simple is not easy"と言っている。

解決志向をＳＶすることと解決志向でＳＶをすること

したがって、「解決志向」を身に着けるうえで、体験的な訓練は重要である。まず体験的なワークショップに繰り返し参加して、その発想の前提や姿勢、技法としての質問や展開の仕方などを身になじませていくことである。同時に、よい「解決志向」の面接展開を観ることも悪くない。だが、他者の面接は、意外にも容易になされているように見えてしまう。実際自分がやってみるとなかなかそうはいかない。

臨床実践において「解決志向」の面接の力を養うためには、スーパービジョン（以後、ＳＶ）が重要になる。ＳＶでは、実際のケースでのやり取りを丁寧に振り返っていく。可能ならケースでのやり取りを動画記録で振り返ることが役に立つ。実際には動画記録は容易ではないかもしれないが、少なくとも逐語で繰り返し振り返る経験は必要である。

「解決志向」の臨床姿勢についてこれまで述べてきたことは、ＳＶにおいても、コンサルテーションにおいても（少なくとも私にとって）同じである。

ＳＶでは、ケースへの対応を振り返り考えるわけであるが、私が対話しているのは、目の前にいるスーパーバイジーである。その対話の相手であるスーパーバイジーに対しても、「解決志向」の対話を可能な限り行っていく。スーパーバイジー自身に「解決志向」のスタンスや視点、質問されてどのようなことが自分に起こるのかを体験してもらうことによって、並行してケースに「解決志向」の対話を行うことの意義や技術を体感して磨いてもらう。

宋先生が体験したＳＶを記録し考察が記された本書からも、その内容を知ってもらえるだろう。しかし、なにより本書を読み進める中で、読者が宋先生を通して宋先生とともにＳＶによる学びの機会を得られるはずである。本書を通して、宋先生は実は私たちの謙虚な師となっているのである。

黒沢幸子

※「解決志向」臨床に関するＳＶ、グループコンサルテーション、面接トレーニングについては、ＫＩＤＳカウンセリング・システム（http://www.kids-cs.jp/）でもその機会を作っている。

二人の師に学んで

はじめに、お二人それぞれにお手紙を書きたいと思います。

東豊先生

先生に出会う前の僕は、ご存じのとおり、臨床が何も見えていませんでした。僕にＳＶを始めてくださった当時の先生のご苦労を思うと、顔を合わせるのが恥ずかしくなるくらいです。先生はよく「ＳＶは自分がもういいと思ったら、遠慮せんといつでも終わってええで」とおっしゃっていましたね。その時はその言葉通り受け取っていましたが、あれはもしかしたら僕の出来が悪すぎて「もう疲れたから、来なくてええで」という文脈だったのではないかと心配になります（笑）。

先生は、暗闇で先が見えずどこに向かえばいいのかわからなかった僕に「ここやで」と灯りをともしてくれました。そして先生が教えてくださったシステムズアプローチは、いろんな意味で僕にはぴったりでした。その理由はいくつかあります。

1つ目は（先生がおっしゃったとおり）システムズアプローチには限界がありません。そのため、自分の実力さえつければどこまでも成長できます。

2つ目に僕がこれまで医者として学んできた知識、診断、薬物療法を否定しませんでした。むしろ、それを使えるものとしてくれました。

3つ目に僕が主なフィールドにしている児童精神科という科はほとんどの場合、患者さん本人だけでなくご家族を含めた関係者など、複数の人が治療に参加されます。それは、システムズアプローチが得意とするところでした。

4つ目に開業医である僕は特別な検査機器や入院施設を持つわけでもなく、児童相談所などの他機関と連携する時間も多く持てません。できるかぎり外来診療の中でなんとかしなくてはなりません。その場でのやりとりを重視し、それ自体を治療に使うシステムズアプローチはとても助かります。

SVで指摘されるたびに顔色がどんどん悪くなる僕を見て、いつもやさしいフォローの言葉をかけてくださいましたね。あの時、僕は「システムズアプローチを絶対ものにしてやる」「東先生みたいに臨床がうまくなりたい」、いつもこの2つを思っていました。先生が先を走っていてくださったからこそ、先生への強い憧れがあったからこそ、耐えられたのだと思います。

この場を借りて、大きくお詫びさせてください（今、心の中で三つ指をついております）。先生に梅田の居酒屋さんでSVをお願いしたときのことです。大学院生やうちのスタッフたちもいるのにお酒に酔った勢いで「僕、いつか東先生より臨床がうまくなりたいんです。システムズアプローチを教えてもらえませんか」。内心「僕、怖いこと言うてるな」と思いながら、そんなことを言いました。まぎれもない事実です。その時、先生は「おー、ええやん。SVしてみるか？」と言ってくださいました。あの時、よく殴られなかったなと思います。本当に無礼な発言をしました。大変申し訳ございませんでした。

二〇一九年四月のある日。いつものようにSVを受けるために先生の研究室に伺った時、思いがけず「先生の成長を本にしてみないか」という言葉をいただきました。一瞬止まってしまいました。真っ先に浮かんだのは自分に本を書くような臨床力があるのかという不安でした。でも、すぐに先生から評価してもらえているといううれしさがこみあげてきて、不安はどこかに消えました。こういうときに光栄という言葉を使うのだなと思いました。人はどう評価されるかよりも、誰に評価されるかのほうが大切です。心から尊敬している人に評価してもらえた。そのことは僕をとても勇気づけてくれました。

四年五カ月の間、本当にありがとうございました。そして、これからもよろしくお願いいたします。

宋　大光

黒沢幸子先生

先生は覚えておられるでしょうか？初めてのＳＶで僕の診察のビデオを見た後、「及第点はあるね」と言ってくださいました。あの時は本当にホッとしました。もしあの時のビデオが及第点じゃなかったら、丁重にお断りされていたと思います。そしたら今ごろどうなってたのか……想像するだけで怖くなります。

当時の僕は実力もそうですが、何より自信がありませんでした。自信が持てないので毎日、自分の修正点を探しては「ここがダメだったんだ。ここを変えないといけない」と反省を繰り返していました。前を向いているようでいて、後ろを向いていました。そうやって自分に自信が持てないでいた時、ちょうど先生のＳＶが始まりました。文中にありますように、先生は僕に医者であることを思い出させてくれて、直接ソリューションをしてくれました。そのおかげで力が湧いてきて、「自分にもできるかもしれない。自分がやれるところでやっていこう」と前を向けるようになりました。その体験でソリューションのすごさも身をもって知りました。すると、患者さんに対してソリューションをする時も、それがその人にどんな感じで伝わっているのかが想像しやすくなりました。

こうやって振り返ってみると、先生は僕に技術的なことも教えてくださいましたが、もっと大切な僕自身への自信を与えてくれました。

「今うまくできてるんだから、それをもっと広げて続けなさい」

そう言われている気がしました。

この体験は、僕の枠組みを大きく変えました。人は枠組みが変われば、見える景色が変わります。自信を持って臨床に臨もうと思えてから、毎日の景色も違って見えてきました。

Zoom（ビデオ会議システム）でSVを受けたときに「先生はどうなりたいの？」と聞いてくださいました。その時は自分のゴールを明確に答えられなかったのですが、ソリューションの質問はさすがです。その質問は僕の頭から離れず、その後も一人で考え続けていました。僕はいったいどうなりたいのか。一カ月は考えたと思います。僕が臨床をしていて一番うれしいのは、臨床が見えていると自分で思える時です。ケースをしていて、「これはこうなっていて、だからこうしたらうまくいった」と一切の迷いなく思える時です。他の人からではなく、僕から見て僕自身が一点の曇りもなく臨床が見えていると思えること。どんなケースであっても、その間中すべての瞬間で迷わず進められること。これが僕のゴールでした。そんな日が来たらどんなにうれしいかと思います。先生の質問のおかげで、自分のゴールに気づくことができました。こんな話をすると、「もしかして、今までにそんなことってあった？」って先生から質問が飛んできそうですね（笑）。

とても小さなことですが、SVの最中に僕が大阪弁を使うと、先生も一緒に大阪弁になられたことに、すごく親近感を覚えていました。

ある時のＳＶの帰りに、いつものように新幹線で先生にお礼のメールをすると、「先生みたいにいつも成長しようと努力する人が一番伸びるよ」とお返事をくださいました。あの時はほんとにうれしかったです。あのメールは今も大切にしています。

三年の間、本当にありがとうございました。そして、これからもよろしくお願いいたします。

宋　大光

二人の師匠が精神科医としての人生を変えてくれた

小児科から精神科に転科したときの僕は、泳げないのに陸から海に飛び込んだような感覚でした。小児科医時代に培った考え方や知識が通用せず、精神科医になって何をどうしていいのかわからなくなっていました。それまで呼吸をしながら普通に歩いていたのに、いきなり海に飛び込んで、呼吸の仕方、体の使い方、泳ぎ方がわからず溺れている状態でした。それを水面まで引き上げ、海で浮いていられるようにしてくれたのが東先生でした。それによって海で浮いて呼吸ができるようになりました。そして、海での泳ぎ方を教えてくれたのが黒沢先生でした。それによって自分の力で泳いで動けるようになりました。お二人のおかげで、精神科医としての人生が変わりました。

２つを習ったからこそ、２つともわかった

今からとても変な話をします。お読みいただいたように、二つのＳＶは東先生の後半と黒沢先生の前半とが一年半の期間が重なっており、東先生のＳＶの後半は僕の臨床がソリューションのほうに移っています。正直なところ、当初は東先生のＳＶを受けていたにも関わらず、システムズアプローチを「なんとなく」で理解していました。だから、「ブレイクスルー」できていなかったのだと思います。お二人にお会いする前は、僕が原因や問題を見つけて

治療する、「僕の価値観に基づいた問題志向」というかなり限られた視点で臨床をしていました。そんな僕に東先生はあらゆる視点があること、黒沢先生は解決志向があることを教えてくれました。黒沢先生のSVのおかげで、東先生がおっしゃっていたことの理解が深まりました。逆に、東先生のSVのおかげで、黒沢先生のおっしゃっていたことの理解が深まりました。とても変な話ですが、僕の場合はこれが事実です。当初、それぞれにあまりに近づきすぎて、見えていなかったのかもしれません。互いを俯瞰できたからこそ、互いを理解できたのかもしれません。どちらかだけではなく、その両方が僕には必要でした。

システムズアプローチという視点、ソリューションという思考法と技法。その2つが頭の中でつながって、ようやくその2つが理解できました。僕にとってシステムズアプローチとソリューションはお互いを補完してくれる存在です。システムズアプローチを学んだからこそ、ソリューションがわかりました。ソリューションを学んだからこそ、システムズアプローチがわかりました。お二人は症状や問題はあるものとして認めながらも、実際に見ているのはその人の視線の向きであり、働きかけるのはその人の枠組みです。使う言葉や表現の仕方は違っても、お二人のおっしゃっていることは臨床の本質という意味では同じではないかと今は思います。

（東先生の教え＋黒沢先生の教え）×宋の頭

システムズアプローチで見て、ソリューションする。これが今の僕の定石です（以下には骨子だけを書いています）。

①その人の視線の向きとその対象への意味付けを見る：今どこ（例：自分、子ども、会社、過去など）を見て、それに対してどう意味付け（問題なのか、問題ではないのか）しているのか。

②その人の視線を見ているうちに、その人の思考のパターン、そして枠組みが見えてくる。

③その人の枠組みが見えてくると、その人が変化したいのか、不変化のままがいいのか、その間で葛藤しているのかが見えてくる。
④変化の場合には、ソリューションをする。不変化や葛藤の場合には、枠組みに合わせてからノーマライズする。

自分に肯定的であれ。そして謙虚であれ

お二人は臨床で必要なことをたくさん教えてくれました。でも、今はそれよりも大きなことを教えてもらったと感じています。それはこんな心構えです（もちろん、僕の勝手な解釈です）。

「自分に肯定的であれ。そして謙虚であれ」

医者はいい意味でも悪い意味でも、自分がしている治療はその人の症状や問題に影響していると考えがちです。もちろん、その場合もありますが、それがすべてではありません。患者さんは医者からの影響だけでなく、他の要素（自分の枠組み、病気、家族、周囲の人、過去の体験など）からの影響もたくさん受けます。システムズアプローチでは、治療者である自分はあくまでもその要素の一つとしてシステムに入っていると考えます。目の前の人に自分という一要素を使って、少しのお手伝いをする。ソリューションでは、クライエントの専門家はクライエント自身で、その人には自分で解決する力があると考えます。それを引き出して、その人が望む方に向けて少しのお手伝いをする。そう考えると、自分がこの患者さんを治したなんて不遜な考えはなくなります。逆に、自分のせいでこの患者さんは治らないなんて傷つかずに済んだり、治療している自分を冷静にしてくれることもあります。結果的に、それがいい治療につながります。

自分に対して肯定的になると心に余裕が生まれて、自然と謙虚になれます。相手よりも優位に立ちたいとか、馬鹿にされたくないとか、自分を大きく見せたいとか、そんなことがいらなくなります。すると、たとえ患者さんから自分と全く違う枠組みを言われたときも、自分の枠組みは邪魔をしません。他の人から自分の臨床について指摘を受けたり、自分で改善点を見つけたときにも無理なくそれが自分に入ってきます。精神科医としてアドバイスを

求められる状況に置かれても、役割に応じて普通にそれができます。謙虚でなければ、自分が上なのか下なのかのポジションが気になります。謙虚であれば自分のポジションは気にならず、状況に応じてそれを上でも下でも自由に切り替えられ、それに努力を要しません。それができれば今よりも臨床がうまくなれると思います。

ＳＶを受けるときの注意点

ここまで読んでいただいた通り、僕は徹底的に自分を変える、修正する、改善することに集中してきました。どの水準まで行けば自分を認められるのかはその人次第であり、その人の自由です。僕の場合、自分を認められる水準に達するには自分を変えるしかありませんでした。それでＳＶを受けてきました。それによってできることが少しずつ増えてきて、それと同調するように、自分を少しずつ認められるようになりました。

ただ、ＳＶを受ける時に注意したほうがいい点があります。それはＳＶを受けているとどうしても、自分に対して否定的になるということです。「あー、またダメだった」「前にも同じことを言われたのに、またやってしまってる」「次はもっとこう変えないと」。こんな考えが頭に浮かびます。でも、いつまでも自分を変えることを追及しすぎると、常に自分を問題視することになります。自分を変えるということは自分を問題視することと紙一重です。僕がお二人にＳＶやロールプレイをお願いしたので、お二人はそれに合わせて、僕の修正点を指摘してくれました。これ自体はすごくいいことですが、僕が修正を要求すればするほど、お二人も僕の修正をしなくてはならなくなります。

否定的な視点も肯定的な視点も、ドミノのように周囲に広がっていきます。僕のように自分を認められない水準から臨床が始まると、自分の問題点に注目して、その自分を変えるしかありません。でも、ある程度自分を認められる水準から始まっているのなら、自分ができているところに注目しながら勉強したほうが、臨床はもっと早く、もっとうまくなると思います。

そういえば、ＳＶを受け始めたころ東先生に「ここにはできたやつを見せにきて。それを自慢する場にしてや」、黒沢先生からも「できたと思うビデオを見た方がうまくなりやすいよ」と言われたことを思い出しました。ここでもお二人は同じことをおっしゃっていました。あまりに自己否定的な僕を変えようとしてくれていたのだと思います。自分に否定的だと、他の人にまで否定的になります。自分に肯定的だと、他の人にも肯定的になれます。それがそのまま臨床に表れるのだと思います。

どんな精神療法でも、やっている自分に無理がないかです。そこに無理があると、結局治療はうまくいかないし、できたとしても長く続けられません。無理がないと、うまくいくことが多くなるし、長く続けることで臨床力も上がります。

僕とクリニックのシステムの変化

お二人のSVを受ける前の僕でも患者さんが良くなることがあった理由が、今はわかる気がします。自分で言うのも変ですが、僕は目の前の患者さんを何とかしようととにかく一生懸命でした。そんな姿勢を患者さんは見てくれていて、信じて着いて行こうと思ってくれたんじゃないか。そう思えるようになりました。これがSVを受け続けてきた中で、自分のシステムに起きた一番大きな変化です。

システムの変化はクリニックの中にもありました。SVを受ける前は診療時間が後ろに押してしまったり、診療後も気になった患者さんのカルテを読み返してあれこれ考えたり、スタッフたちと話し合ったりしていました。するとスタッフたちの退勤時間も遅くなります。今は診療時間が押すことやスタッフたちと話し合う時間も減り、みんなが以前に比べて早く退勤できるようになりました。

精神科医という仕事がもっと好きになった

僕はもともと精神科医という仕事が好きです。

その理由の1つは、何も道具がなくても対話だけで治療できることがたくさんあるからです。自分の身体一つあれば治療ができる。僕が追い求める「自分が患者さんを治療する」という形で、これ以上シンプルなものはないと思いました。人は自分だけでは問題の解決が難しいとき、まずはじめにするのは自分以外の誰かへの相談です。話を聞いて相談に乗るだけで、なぜかわからないけど相手が楽になってくれた経験は誰にでもあると思います。精神科ではそれを精神療法という対話の技術で、意図を持って可能にします。もちろん、実際の臨床ではその瞬間、瞬間で動くことが必要なので、自分がしていることの意図を、すべてその場で説明するのが難しいことはあります。一瞬の判断の感覚で動いている部分があるからです。ただ、後からその意図を説明しなさいと言われれば、それを説明できるようになりました。うまく行かなかったときも同じです。「こういう意図でやったけど、それはこういう理由でうまくいかなかったんだ。こう動いていればよかったんだ」と説明できるようになりました。それを可能にしてくれたのがシステムズアプローチとソリューションです。

もう1つの理由は、臨床がうまくできたときにただただ嬉しくなってしまうからです。そこに特別な理由はありません。ただただ嬉しくなるその時間は、すごく幸せです。そんな時間を増やしてくれたのが二人の師匠です。

病気になったり、問題が起きることは一般的に辛いことですが、それがいい意味で人生の大きな契機になったという話は精神科臨床ではよく出会います。つまりは、枠組みの変化です。システムズアプローチとソリューションを学んだことで、患者さんやご家族の枠組みが変わっていく姿をたくさん見せてもらえるようになりました。それを通してわかったことは、現実に何かが変わることと人が楽になることは必ずしも同じではないということでした。2つを学んでからは、もしその病気や問題を現実には変えられなかったとしても、精神科ではできることがある、その人が楽になる道を一緒に探せる可能性がある、と思えるようになりました。精神科医という仕事の可能性の大きさを感じ、もっと好きなりました。

臨床をうまくするために最も大切なのは自分のコンディション

お二人は僕に考え方、視点、技術などたくさんのことを教えてくれました。それをうまく使えるかは自分次第です。うまく使うために大切なことは2つあると思います。1つは自分のコンディションです。自分のコンディションが良ければ、心身に余裕が生まれて、自分や周囲に肯定的になり、視野が広がっていろんな視点や発想が湧き、学んだことを生かして自分の力を最大限に出せます。もう1つは、うまくしようとしないことです。かっこよくやりたい、ここまでしなくていいけど自分ができるところを見せたい、そんな下心が働くと、それが邪魔して普段の力が発揮できません(これも自分のコンディションと言えるかもしれません)。普段から自分のコンディションを良い状態に保つことに注力する。これが臨床をうまくする上で最も大切なことだと思います。

おわりに

もっと臨床がうまくなりたい

この本の中で書いてきたことの多くは、あとから振り返って気づいたことです。だからこそ言えることもたくさんあります。それと同じように、人の臨床を評価したり批判したりするのは簡単です。大切なのは口で言うことではなく、それをその場で実際に自分ができるかです。口で言うことと実際にできることは次元が全く違います。僕も院内のカンファレンスでスタッフたちのケースに対して、偉そうにあれこれコメントします。その時いつも自分に思うことがあります。

「言うてるお前はそれができるんやろうな?」

人は他の人の足りない部分はよく見えるようです。正直、できると思える時もありますが、できるかなと思うときもあります。当たり前ですが、毎日「まだまだ」臨床が見えていないと感じています。臨床という山に頂はありませんから、精神科医を続けている限りそれは続くと思います。臨床がもっと見えたらどんな景色が広がってるんだろう、その景色を見てみたい。そんな気持ちです。

重なった幸運

幸運だったのはお二人に出会えたことだけでなく、そのタイミングでした。

東先生に出会ったときの僕は、自分の力ではもうどうしようもない状態でした。逆にそこまで追い込まれていなかったら、東先生から学ぼうとしていなかったと思います。もしかして東先生にとっても別のタイミングなら何か違っていたんじゃないかと思って、実はそれを聞いたことがあります。すると「そらちゃうと思うわ。もし昔の俺やったらもっとテクニックばっかり教えてたと思う」とおっしゃっていました。

黒沢先生のSVが始まったのは、東先生のSVでシステムズアプローチを勉強して、対話で治療することの感覚をつかみ始めていた時期でした。始まるまで一年半待ったおかげで、黒沢先生から言われていることが理解できました。もし僕がシステムズアプローチを学ばず、いきなり診察のビデオを持って行っていたら、受けてもらえなかった自信があります。

しかも、その出会いが同時期でなければ今の僕はありませんでした。決してオーバーな表現ではなく、僕にとって二人の師匠との出会いは啐啄（そったく）であったと思っています。本当に幸運なめぐり合わせでした。その幸運に感謝したいです。

そして最後に

単にSVを受けたというだけでなく、師匠たちが30年以上にわたって臨床をされ、そこで培ってこられた知識、知恵、技術、考え方を惜しみなく教えてくれました。SVは毎回2時間でしたが、お二人は次の予定がなければ2時間を過ぎても、僕が終わりたいと言うまで続けてくれました。その場ではお伝えしきれませんでしたが、SVを受けながらいつもそれを感じていました。今も臨床をしながら、お二人の言葉がその声とともにふと頭に浮かんで「あの時のあの言葉はこういう意味やったんか！」と一人でうなずくことがあります。SVが終わってもまだ教えてもらえている。幸せな瞬間です。これからもそんなことがあると思います。でも、教えてもらったことに感謝や満足するだけでなく、それを生かして自分の臨床の腕を上げて発展させていくことが、師匠たちへの本当の恩返しではないかと考えています。これからが本番だと思っています。

この本を書いているともう一度先生方とお話をしているようで、僕にとって特別な時間でした。そして、この本は僕にとって一冊の大切なアルバムになりました。

東先生、黒沢先生、このような機会をいただき本当にありがとうございました。

お二人以外にも僕に影響を与えてくださった先生がおられます。行動療法をご専門にされている山上敏子先生には、しつこくお願いしてお許しを得て二年間外来を見学させていただきました。僕にはじめて精神療法で患者さんが治ること、それにはきちんと意図があることを教えてくださった方です。システムズアプローチをご専門にされている吉川悟先生には、一年半の間紙ベースでSVをしていただきました。「精神療法を勉強してるドクターは薬を使わずなんとかしようとする傾向が強い。でもそれをすることは1つ大きな武器を捨てることになる」と言ってくださった方です。そのほかにも、ここに挙げきれないくらい多くの先生方の影響のおかげで、今の僕の臨床があります。ありがとうございます。


最後にお詫びとお礼をさせてください。

この本の中で、僕はできなかった自分をたくさん書いてきました。それは同時に、その当時僕が診させていただいた患者さんやご家族に対して、大変失礼に当たることになります。深くお詫び申し上げます。

本を書いていて最後だと思うと、感謝を伝えたい人たちの顔や伝えたい言葉が浮かんできます。これまで診させていただいたすべての患者さんやご家族、その関係者の方々、診療に集中できるようにといつも僕を支えてくれている醫院のスタッフたち、外から醫院を支えてくれている関係者の方々。そして僕をここまで育ててくれた両親、貧困の末に身ひとつで一九四〇年代に朝鮮半島から日本という異国に渡り、糊口をしのぎながら僕の両親を育ててくれた祖父母たち。みなさんのおかげで今の精神科医としての僕があります。みなさんからいただいたものに比べて、僕が気づけているのはほんの一部だと思います。心から感謝しております。

また、この本の出版を承諾いただいた遠見書房の山内俊介社長。山内さんがおられなければ、この本が世に出ることはなかったと思います。本当にありがとうございました。いつも学会発表や論文作成のたびに助けてくれて、この本の挿絵も作ってくれた、友人でもある山田雄太さん。山田さんのおかげで、診療だけでなくその他の仕事ができています。本当にありがとうございます。

最後に、いつも僕に大切なインスピレーションを与えてくれる妻に感謝の気持ちを伝えたいと思います。ありがとう。

最後までお読みいただいた先生方、ありがとうございました。

二〇二〇年十一月　宋　大光

スーパーバイザーの至言

■まずは患者さんの様子を見て、その話に耳を傾ける　264
■まずはその問題の深さを知る　79
■『〜しよう』というの、やめたら？　27
■見立てるときにまずすることは場の把握や　64
■みんな、どうなりたいか？って聞いてるんだけど、結局今の問題を扱うってことに戻ってしまうんだよね。そっちに引っ張られてしまう。しかも、それに自分で気づかない間にそうなってしまう。これは本質的な違いだと思う　258
■目の前で起きてることをもっと見て、それを使え。目の前に来てない人のことを見てどうするんや　100
■目の前に出てきたものを使う　64
■目の前の人に集中しろ　87
■面接はいかに早くこちらの気持ちが楽になれるかが大事　64
■もしその問題が解決したら、今と何か違ってきますか？　294
■問題と解決は関係ない　209
■「問題はない」「問題は作られるもの」とも思える。問題が起こっていない「例外」があると気づくこともできる。（問題からも自由な）「望んでいる未来」「ありたい姿」を問われてありありと語ることができる。それにもつながる「リソース」がたくさんあると感嘆し、それらを生かしていくこともできる。とりあえず小さな一歩をどんなことから進めたらいいのかについてもわかってしまう　326
■問題もリソース　208
■予想がついてるから展開していける　304・305

執筆者略歴

宋　大光（そう・だいこう）
児童精神科医，宋こどものこころ醫院院長。2002年，関西医科大学医学部医学科卒業，2015年，獨協医科大学大学院医学研究科（博士課程）修了。医学博士，精神保健指定医，日本精神神経学会専門医・指導医，日本児童青年精神医学会認定医，日本小児科学会専門医，子どものこころ専門医。

東　豊（ひがし・ゆたか）
龍谷大学文学部臨床心理学科教授。1979年，関西学院大学文学部心理学科卒。公認心理師／臨床心理士，医学博士（鳥取大学）。専門はシステムズアプローチ・家族療法。

黒沢幸子（くろさわ・さちこ）
目白大学大学院心理学研究科特任教授。KIDS カウンセリング・システム チーフコンサルタント。1983年，上智大学大学院文学研究科教育学専攻心理学コース博士前期課程修了。公認心理師／臨床心理士。専門は学校臨床，思春期臨床，解決志向ブリーフセラピー。

もっと臨床（りんしょう）がうまくなりたい
ふつうの精神科医がシステズアプローチと
解決志向ブリーフセラピーを学ぶ

2021年4月 1日　第1刷
2021年9月 10日　第2刷

著　者　宋（そう）　大光（だいこう）・東（ひがし）　豊（ゆたか）・黒沢幸子（くろさわさちこ）

発行人　山内俊介
発行所　遠見書房

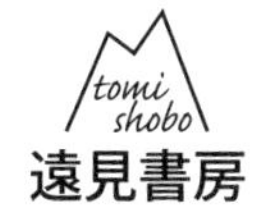

〒181-0002 東京都三鷹市牟礼 6-24-12
三鷹ナショナルコート 004
TEL 0422-26-6711　FAX 050-3488-3894
tomi@tomishobo.com　http://tomishobo.com
遠見書房の書店　https://tomishobo.stores.jp

印刷・製本　モリモト印刷

ISBN978-4-86616-118-1　C3011